H. Berth   F. Balck (Hrsg.)   **Psychologische Tests für Mediziner**

Springer
*Berlin
Heidelberg
New York
Hongkong
London
Mailand
Paris
Tokio*

Hendrik Berth   Friedrich Balck (Hrsg.)

Psychologische Tests für Mediziner

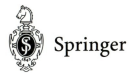

Hendrik Berth, Dipl.-Psych.
Prof. Dr. Friedrich Balck
Universitätsklinikum Carl Gustav Carus
Medizinische Psychologie
Fetscherstr. 74
01307 Dresden

ISBN 3-540-43503-4 Springer-Verlag Berlin Heidelberg New York

Bibliografische Information Der Deutschen Bibliothek
Die Deutsche Bibliothek verzeichnet diese Publikation in der Deutschen
Nationalbibliografie; detaillierte bibliografische Daten sind im Internet
über ⟨http://dnb.ddb.de⟩ abrufbar.

Dieses Werk ist urheberrechtlich geschützt. Die dadurch begründeten Rechte, insbesondere die der Übersetzung, des Nachdrucks, des Vortrags, der Entnahme von Abbildungen und Tabellen, der Funksendung, der Mikroverfilmung oder der Vervielfältigung auf anderen Wegen und der Speicherung in Datenverarbeitungsanlagen, bleiben, auch bei nur auszugsweiser Verwertung, vorbehalten. Eine Vervielfältigung dieses Werkes oder von Teilen dieses Werkes ist auch im Einzelfall nur in den Grenzen der gesetzlichen Bestimmungen des Urheberrechtsgesetzes der Bundesrepublik Deutschland vom 9. September 1965 in der jeweils geltenden Fassung zulässig. Sie ist grundsätzlich vergütungspflichtig. Zuwiderhandlungen unterliegen den Strafbestimmungen des Urheberrechtsgesetzes.

Springer-Verlag Berlin Heidelberg New York
ein Unternehmen der BertelsmannSpringer Science+Business Media GmbH

http://www.springer.de/medizin

© Springer-Verlag Berlin Heidelberg 2003
Printed in Italy

Die Wiedergabe von Gebrauchsnamen, Handelsnamen, Warenbezeichnungen usw. in diesem Werk berechtigt auch ohne besondere Kennzeichnung nicht zu der Annahme, dass solche Namen im Sinne der Warenzeichen- und Markenschutz-Gesetzgebung als frei zu betrachten wären und daher von jedermann benutzt werden dürften.

Produkthaftung: Für Angaben über Dosierungsanweisungen und Applikationsformen kann vom Verlag keine Gewähr übernommen werden. Derartige Angaben müssen vom jeweiligen Anwender im Einzelfall anhand anderer Literaturstellen auf ihre Richtigkeit überprüft werden.

Einbandgestaltung: deblik Berlin
Satz: Fotosatz-Service Köhler GmbH, Würzburg

Gedruckt auf säurefreiem Papier   26/31360 SM – 5 4 3 2 1 0

Inhaltsverzeichnis

1 Die Bedeutung psychologischer Tests im medizinischen Alltag –
  Einführung 1
  Hendrik Berth und Friedrich Balck

2 Grundlagenwissen zu psychologischen Testverfahren 7
  Hendrik Berth und Friedrich Balck

3 Zum Aufbau der Testbeschreibungen 13
  Hendrik Berth und Friedrich Balck

Testbeschreibungen

4 Intelligenz

HAWIE-R (Hamburg-Wechsler-Intelligenztest für Erwachsene) 20
I-S-T 2000R (Intelligenz-Struktur-Test 2000R) 22
KAI (Kurztest für Allgemeine Basisgrößen
  der Informationsverarbeitung) 24
L-P-S (Leistungsprüfsystem) 26
MWT-B (Mehrfachwahl-Wortschatz-Intelligenztest) 28
SPM (Standard Progressive Matrices) 30
WST (Wortschatztest) 32

5 Leistung

Test d2 (Aufmerksamkeits-Belastungs-Test) 34
FWIT (Farbe-Wort-Interferenztest) 36
KVT (Konzentrations-Verlaufs-Test) 38
LGT-3 (Lern- und Gedächtnistest 3) 40

6 Persönlichkeit

16 PF-R (16-Persönlichkeits-Faktoren-Test-Revidierte Fassung) .. 44
BPI (Borderline-Persönlichkeits-Inventar) 46
EPI (Eysenck-Persönlichkeits-Inventar) 48
FAF (Fragebogen zur Erfassung von Aggressivitätsfaktoren) 50
FEPS (Fragebogen zur Erfassung allgemeiner und spezifischer
  Persönlichkeitsmerkmale Schlafgestörter) 52
FPI-R (Freiburger Persönlichkeitsinventar-Revidierte Form) 54
GT (Gießen-Test) 56
IPS (Inventar zur Persönlichkeitsdiagnostik in Situationen) ... 58

NEO-FFI (NEO-Fünf-Faktoren-Inventar) 60
NI (Narzissmusinventar) 62
PSSI (Persönlichkeits-Stil-und-Störungs-Inventar) 66
SAM (Fragebogen zur Erfassung dispositionaler Selbstaufmerksamkeit) 68
TAS-26 (Toronto-Alexithymie-Skala-26) 70
TCI (Temperament- und Charakter-Inventar) 72

7 Lebensqualität

FAP (Fragebogen für Asthmapatienten) 76
FLZ (Fragebogen zur Lebenszufriedenheit) 78
PLC (Profil der Lebensqualität chronisch Kranker) 80
SEL (Skalen zur Erfassung der Lebensqualität) 82
SF-36 (Fragebogen zum Gesundheitszustand) 84
WHOQOL-100, WHOQOL-BREF (WHO Instrumente zur internationalen
  Erfassung von Lebensqualität) 86

8 Psychopathologie

BSI (Brief Symptom Inventory) 90
DIPS (Diagnostisches Interview bei psychischen Störungen) 92
FAPK (Fragebogen zur Abschätzung Psychosomatischen Krankheits-
  geschehens) 94
IDCL-P (Internationale Diagnosen Checkliste
  für Persönlichkeitsstörungen) 96
KÖPS (Fragebogen für körperliche, psychische und soziale Symptome) . 98
PHQ-D (Gesundheitsfragebogen für Patienten) 100
SCL-90-R (Symptom-Checkliste von Derogatis – Deutsche Version) . . . 102
SKID (Strukturiertes Klinisches Interview für DSM-IV) 104
SOMS (Screening für somatoforme Störungen) 106

9 Psychiatrie/Psychotherapie

BVND (Berliner Verfahren zur Neurosendiagnostik) 110
DIB (Diagnostisches Interview für das Borderlinesyndrom) 112
FBB (Fragebögen zur Beurteilung der Behandlung) 114
FBF (Frankfurter Beschwerdefragebogen) 116
FBS (Frankfurter Befindlichkeits-Skala für schizophren Erkrankte) . . . 118
FDS (Fragebogen zu dissoziativen Symptomen) 120
HZI (Hamburger Zwangsinventar) 122
MSS (Manie-Selbstbeurteilungsskala) 124
PD-S, PD-S′, D-S, D-S′ (Paranoid-Depressivitäts-Skala
  und Depressivitätsskala) 126
SBB (Stationsbeurteilungsbogen) 128
SEB (Stations-Erfahrungsbogen) 130
SPG (Skalen zur psychischen Gesundheit) 132

10 Beschwerden/Befindlichkeit

BBS (Basler Befindlichkeitsskala) 136
Bf-S (Befindlichkeits-Skala) 138

B-L (Beschwerden-Liste) 140
EWL (Eigenschaftswörterliste) 142
FBL (Freiburger Beschwerdenliste) 144
GBB (Gießener Beschwerdebogen) 146
KAB (Kurzfragebogen zur aktuellen Beanspruchung) 148
MDBF (Mehrdimensionaler Befindlichkeitsfragebogen) 150

11 Angst und Depression

ABI (Angstbewältigungs-Inventar) 154
ADS (Allgemeine Depressions Skala) 156
AKV (Fragebogen zu körperbezogenen Ängsten, Kognitionen
    und Vermeidung) 158
BDI (Beck-Depressions-Inventar) 160
EDS (Erlanger-Depressions-Skala) 162
FDD-DSM-IV (Fragebogen zur Depressionsdiagnostik nach DSM-IV) . 164
HADS-D (Hospital anxiety and depression scale) 166
H-Skalen (Skalen zur Erfassung von Hoffnungslosigkeit) 168
IAF (Interaktions-Angst-Fragebogen) 170
PAS (Panik- und Agoraphobieskala) 172
STAI (State-Trait-Angstinventar) 174
STAXI (State-Trait-Ärger-Ausdrucks-Inventar) 176

12 Schmerz

FESV (Fragebogen zur Erfassung der Schmerzbewältigung) 180
FSR (Fragebogen zur Schmerzregulation) 182
HSAL (Hamburger Schmerz-Adjektiv-Liste) 184
KSI (Kieler Schmerz-Inventar) 186
SES (Schmerzempfindungs-Skala) 188

13 Gesundheits-/Krankheitsverhalten

BEFO (Berner Bewältigungsformen) 192
EBF (Erholungs-Belastungs-Fragebogen) 194
FEG (Fragebogen zur Erfassung des Gesundheitsverhaltens) 196
FKV (Freiburger Fragebogen zur Krankheitsverarbeitung) 198
FMP (Fragebogen zur Messung der Psychotherapiemotivation) . . . 200
KKG (Fragebogen zur Erhebung von Kontrollüberzeugungen
    zu Krankheit und Gesundheit) 202
PATEF (Patiententheoriefragebogen) 204
SVF (Stressverarbeitungsfragebogen) 206
TSK (Trierer Skalen zur Krankheitsbewältigung) 208
UBV (Fragebogen zum Umgang mit Belastungen im Verlauf) 210
VEV (Veränderungsfragebogen des Erlebens und Verhaltens) 212

14 Alkoholismus

FFT (Fragebogen zum Funktionalen Trinken) 216
KFA (Kurzfragebogen für Alkoholgefährdete) 218

LAST (Lübecker Alkoholabhängigkeits- und -Missbrauchs-
   Screening-Test) 220
MALT (Münchner Alkoholismus-Test) 222
TAI (Trierer Alkoholismusinventar) 224

15 Körperbild/Körpererleben

FBeK (Fragebogen zur Beurteilung des eigenen Körpers) 228
FKB-20 (Fragebogen zum Körperbild) 230

16 Essverhalten/-störungen

FEV (Fragebogen zum Eßverhalten) 234
IEG (Inventar zum Eßverhalten und Gewichtsproblemen) 236
SIAB (Strukturiertes Inventar für Anorektische
   und Bulimische Eßstörungen) 238

17 Neuropsychologie

AAT (Aachener Aphasie Test) 242
BT (Benton-Test) 245
MMST (Mini-Mental-Status-Test) 246
NET (Neglect-Test) 248
RBMT (Rivermead Behavioural Memory Test) 250
TAP (Testbatterie zur Aufmerksamkeitsprüfung) 254
TT (Token Test) 258
WMS-R (Wechsler Gedächtnistest – Revidierte Fassung) 260
ZVT (Zahlen-Verbindungs-Test) 262

18 Diabetes

DWT Typ-1 (Diabetes-Wissens-Test: Typ-1) 266
IPC-D1 (IPC-Diabetes-Fragebogen) 268

19 Tinnitus

TBF-12 (Tinnitus-Beeinträchtigungs-Fragebogen) 272
TF (Tinnitus-Fragebogen) 274

20 Weitere Verfahren

FB (Familienbögen) 278
FBH (Fragebogen zur Bewältigung von Hautkrankheiten) 280
FEE (Fragebogen zum erinnerten elterlichen Erziehungsverhalten) . . 284
FIE (Fragebogen irrationaler Einstellungen) 286
FIMEST (Fragebogeninventar zur mehrdimensionalen Erfassung
   des Erlebens gegenüber Sterben und Tod) 288
FPD (Fragebogen zur Partnerschaftsdiagnostik) 290
F-SOZU (Fragebogen zur sozialen Unterstützung) 292
HPS (Häusliche Pflege-Skala) 294

IIP-D (Inventar zur Erfassung interpersonaler Probleme) 296
S-S-G (Fragebogen zur Messung von Einstellungen zu Sexualität,
    Schwangerschaft und Geburt) 298

Literatur 301

**Weiterführende Literatur zu psychologischer Diagnostik
und Testverfahren** 319
Hendrik Berth

Sachverzeichnis 323

Autorenverzeichnis

Balck, Friedrich, Prof. Dr. Dipl.-Psych., Universitätsklinikum
Carl Gustav Carus, Medizinische Psychologie, Fetscherstr. 74, 01307 Dresden

Berth, Hendrik, Dipl.-Psych., Universitätsklinikum Carl Gustav Carus,
Medizinische Psychologie, Fetscherstr. 74, 01307 Dresden

Daumann, Ulrich, Dipl.-Psych., Dörenberg-Klinik, Am Kurgarten 7,
49186 Bad Iburg

Dinkel, Andreas, Dipl.-Psych., Universitätsklinikum Carl Gustav Carus,
Medizinische Psychologie, Fetscherstr. 74, 01307 Dresden

Jentzsch, Rajko, Dipl.-Psych., Ambulanz und Beratungsstelle
für autistische Menschen und deren Angehörige –
Außenstelle des St. Marien Krankenhauses –, Dornblüthstr. 28,
01277 Dresden

Krause, Andreas, Dr. Dipl.-Psych., Albert-Ludwigs-Universität Freiburg,
Institut für Psychologie, Arbeitsgruppe Arbeits- und Organisationspsychologie, Engelberger Str. 41, 79085 Freiburg

Lehmann, Heike, Dipl.-Psych., Universitätsklinikum Carl Gustav Carus,
Klinik und Poliklinik für Hals-, Nasen- und Ohrenheilkunde, Fetscherstr. 74,
01307 Dresden

Niehaus, Susanna, Dr. Dipl.-Psych., Universität Potsdam, Institut
für Psychologie, Abteilung für Sozialpsychologie, Postfach 60 15 53,
14415 Potsdam

Oeste, Thorsten, Dipl.-Psych., Klinik Bavaria, Abt. Neuropsychologie,
An der Wolfsschlucht 1/2, 01731 Kreischa

Ostermann, Frank, Klinischer Linguist (BKL), Klinik Bavaria, Sprachtherapie,
An der Wolfsschlucht 1/2, 01731 Kreischa

Preier, Michael, Dipl.-Psych., Klinik Bavaria, Abt. Neuropsychologie,
An der Wolfsschlucht 1/2, 01731 Kreischa

Romppel, Matthias, Dipl.-Psych., Universität Bielefeld,
Fakultät für Gesundheitswissenschaften, Postfach 10 01 31, 33501 Bielefeld

Schmitz-Peiffer, Henning, Dipl.-Psych., Klinik Bavaria,
An der Wolfsschlucht 1/2, 01731 Kreischa

Soeder, Ulrich, Dipl.-Psych., Universitätsklinikum Carl Gustav Carus,
Medizinische Psychologie, Löscherstr. 18, 01309 Dresden

Tchitchekian, Gerard, Dipl.-Psych., Universitätsklinikum Carl Gustav Carus,
Medizinische Psychologie, Löscherstr. 18, 01309 Dresden

Ulbrich, Carina, Dipl.-Psych., Universitätsklinikum Carl Gustav Carus,
Medizinische Psychologie, Fetscherstr. 74, 01307 Dresden

Weißhahn, Guido, Dipl.-Psych., Zentrum für Angewandte Psychologie,
Stollestr. 15, 01159 Dresden

1 Die Bedeutung psychologischer Tests im medizinischen Alltag – Einführung

Hendrik Berth und Friedrich Balck

„Ein psychologischer Test kann als spezifisches Experiment gekennzeichnet werden, das der Erkundung und Beschreibung individueller psychischer Merkmale dient. Es besteht im wesentlichen darin, dass unter standardisierten Bedingungen eine Informationsstichprobe über den Probanden (Pb) erhoben wird, die einen wissenschaftlich begründeten Rückschluss auf die Ausprägung eines oder mehrerer psychischer Merkmale gestattet" (Michel & Conrad, 1982, S. 1, zitiert nach Testkuratorium, 1996, S. 178). Oder „Ein Test ist ein wissenschaftliches Routineverfahren zur Untersuchung eines oder mehrerer empirisch abgrenzbarer Persönlichkeitsmerkmale mit dem Ziel einer möglichst quantitativen Aussage über den relativen Grad der individuellen Merkmalsausprägung" (Lienert & Raatz, 1998, S. 1).

Warum ist es nun wichtig, Wissen über solche primär psychologischen Methoden im vorliegenden Buch für Mediziner zur Verfügung zu stellen?

Wir wurden durch unsere Tätigkeit als Medizinpsychologen an einem großen Universitätsklinikum zur Herausgabe dieses Werkes inspiriert. Nahezu täglich wurden und werden durch unsere ärztlichen KollegInnen aus allen klinischen Bereichen Anfragen an uns herangetragen, wie etwa: „Welches Verfahren nutze ich denn zur Messung der Lebensqualität bei meinen Patienten?", „Ist der XY ein guter Test?", „Gibt es ein kurzes Verfahren zur Messung von Intelligenz?", „Was misst eigentlich der XY nun ganz genau?"

Diese Nachfragen zeigten uns zwei Dinge: Zum einen besteht ein großer Bedarf an testpsychologischem Know-how in medizinischer Praxis und Forschung und andererseits besteht hier auch ein Wissensdefizit. Mit Hilfe dieses Buches möchten wir einiges basales Grundwissen über ausgesuchte wichtige psychologische Testverfahren für unsere spezielle Zielgruppe – Humanmediziner – zur Verfügung stellen.

Dabei sei einleitend ausdrücklich klargestellt: Psychologische Tests sollten – wie ihr Name schon sagt – ausschließlich von Psychologen ausgewählt, eingesetzt, ausgewertet und interpretiert werden. Nur Diplompsychologen verfügen über das dazu nötige umfangreiche – und weit über den Rahmen dieses Buches hinausgehende – Wissen. Oder andersherum: In einem Klinikum würde niemand auf die Idee kommen, von Psychologen medizinische Aufgaben wie etwa das Verabreichen von Injektionen, die Auswertung bildgebender Verfahren oder das Verschreiben von Medikamenten zu verlangen.

Ein Test ist auch immer nur *ein* Bestandteil einer psychologischen Diagnostik. Die Auswahl von geeigneten und „guten" Verfahren, deren oft zeitaufwendige und viel Erfahrung voraussetzende Durchführung und Auswertung bedarf einer gründlichen Einarbeitung und Expertise, die nur in einem entsprechenden Studium erworben werden kann. Und nicht zuletzt muss das Ergebnis eines Tests eingeordnet werden in die Gesamtpersönlichkeit des

Patienten, in dessen Lebensgeschichte, den psychosozialen Hintergrund und die Ergebnisse anderer diagnostischer Verfahren, wie etwa einem entscheidungsorientierten (geplanten) Gespräch.

Die Ergebnisse eines Tests bedürfen weiterhin der Klassifikation in Bezug auf die Güte des Tests (eine sog. „zufallskritische Einzelfallauswertung"). Denn ein Testscore ist nie ein wahrer Wert, sondern immer mit einer gewissen, durch seine Gütekriterien bedingte, Unsicherheit behaftet, die zu erkennen, zu minimieren und zu interpretieren nur ausgebildete Psychologen mächtig sind. Die Motivation eines Patienten zu einer psychologischen Testdiagnostik, zu Auskünften über innere, vielleicht peinliche oder verletzende Gefühle oder zum Erkennen von etwa schwerwiegenden und vielleicht irreversiblen kognitiven Defiziten verlangt ein hohes Maß an Einfühlungsvermögen und fundierte Kenntnisse in Gesprächsführung. Insbesondere für das letztere sind Psychologen in besonderem Maß qualifiziert. Auch wenn die Rolle der Sprache in der Medizin stetig ernster genommen wird, sind es doch die Psychologen, denen hier im Alltag auch ganz praktisch mehr entsprechende zeitliche Freiräume eingeräumt sind. Und auch die über das eigentliche Testen hinausgehende Betreuung der Patienten, z. B. die Durchführung einer entsprechenden Therapie, sollte ausgehend von den Testwerten nur durch geschulte Psychologen vorgenommen werden. Diese Einschätzung der Kompetenzen wird auch von vielen Ärzten geteilt, wie eine Befragung zeigen konnte (Burghofer, 1999).

Jedoch ist es so, dass in vielen Fällen der praktische Arzt zuerst auch bei psychischen Problemen konsultiert wird, bzw. diese im Rahmen von somatischen Konsultationen zur Sprache kommen. Ein neuer Trend ist daher, Testverfahren zum besseren Erkennen psychischer Störungen speziell für Ärzte anzubieten. Ein Beispiel dafür ist der Patientengesundheitsfragebogen PHQ-D (Spitzer et al., 1999; vgl. auch Johnson et al., 2002), ein im amerikanischen Sprachraum verbreitetes, in mehreren Versionen existierendes, gut erprobtes und ökonomisches Instrument, das seit kurzem auch in deutscher Sprache vorliegt (Löwe et al., 2001, vgl. S. 100). Seit langer Zeit bereits gibt es Verfahren wie etwa den KAI (Lehrl et al., 1993, vgl. S. 24) oder den MMST (Kessler et al., 1990, vgl. S. 246) die vordergründig für den medizinischen Alltag konstruiert wurden, um praktischen Ärzten die Einschätzung bestimmter kognitiver Merkmale, z. B. das Leistungsvermögen oder die Defizite des Kurzzeitgedächtnisses, zu erleichtern.

Im Sinne einer optimalen Patientenversorgung als Kriterium, das Ärzten und Psychologen gleichermaßen am Herzen liegt, wird es zukünftig sicher mehr solcher (Screening-)Verfahren speziell für Mediziner geben. Wir plädieren aber – unter Beachtung der o.g. Gründe – dafür, dass umfassende psychodiagnostische (Test-)Untersuchungen die Aufgabe von ausgebildeten Psychologen ist und bleiben sollte. Nur damit ist die Einhaltung der entsprechenden Standards für das psychologische Testen (vgl. Häcker et al., 1998) sicher gewährleistet. Dies verstehen wir auch als wesentlichen Bestandteil der Qualitätssicherung in der medizinischen Versorgung.

Wenn nun aber psychodiagnostische Verfahren primär die Sache von Diplompsychologen sein sollten, wozu braucht dann ein Mediziner Wissen über psychologische Tests? Diese Wissen ist u. E. unverzichtbar z. B. für

- das Erhalten von Informationen über Patienten, die durch medizinische Diagnostik (wie z. B. bildgebende Verfahren) oder durch ein ärztliches Gespräch nicht zu ermitteln sind,

- die einfachere, standardisierte, strukturierte und abgesicherte Gewinnung bestimmter Patientendaten,
- das Vertiefen oder Verifizieren von vorhandenen oder angenommenen Informationen über Patienten (z. B. Leistungseinschränkungen in Folge eines Unfalls),
- die Gewinnung von Informationen aus subjektiver Sicht des Patienten bei gleichzeitig hoher Objektivität und Vergleichbarkeit dieser Angaben (z. B. das subjektive Schmerzerleben),
- das Verständnis und die Einschätzung von psychologischen/psychosomatischen Publikationen,
- das Verständnis und die Einschätzung von psychologischen Gutachten,
- das Verständnis von psychologischen Konsilberichten u. ä.,
- die Planung eigener Forschungsaktivitäten (z. B. Dissertationen, klinische Studien),
- die (Sekundär-)Auswertung entsprechender Daten,
- die Qualitätskontrolle psychologischer Zuarbeiten,
- die Planung des Einsatzes von psychologischem Fachpersonal.

Und dies gilt nicht nur für die Vertreter von Disziplinen wie etwa Psychosomatik oder Psychiatrie, die der Psychologie inhaltlich nahe stehen, sondern auch für die Vertreter der stärker somatisch orientierten Fächer. Nicht umsonst sind daher Tests neben anderen Erhebungsmethoden seit Jahren Bestandteil der methodischen Grundlagen im Rahmen der Ausbildung von Humanmedizinern im Fach Medizinische Psychologie und Medizinische Soziologie an deutschen Universitäten. Und – auch dies ist zu betonen – hier sind praktisch tätige Kliniker und universitär arbeitende Forscher gleichermaßen angesprochen. In diesem Buch stellen wir daher einige Testverfahren zielgruppenspezifisch vor.

Testhandbücher als solches existieren in großer Zahl. Diese möchten wir nicht ersetzen oder als „Konkurrenz" betrachten. Das wohl umfassendste und bekannteste ist der „Brickenkamp" (Brähler et al., 2002), der unlängst in einer neuen überarbeiten Auflage erschien, in der mehr als Tausend psychologische Testverfahren beschrieben sind. Dieses und die meisten anderen Handbücher (z. B. Fay, 1996, 1999, 2000) richten sich jedoch an ausgebildete Psychologen. Sie setzen sehr spezifisches Wissen etwa über Gütekriterien voraus und vernachlässigen andererseits auch bestimmte, für den Nutzerkreis nicht vordergründig relevante, Informationen. Des Weiteren ist das Ziel der bereits vorliegenden Arbeiten oft eine Vollständigkeit aller in dem speziellen Bereich existierenden Testverfahren ohne Rücksicht auf die Relevanz oder Nützlichkeit der aufgeführten Tests für die Praxis. Außer acht gelassen wird u. E. oft der Nutzen von psychologischen Tests auch für die medizinischen „Nicht-Psych-Disziplinen" (etwa für Innere Medizin, Onkologie, Ophthalmologie usw.), während es für Neurologie, Psychiatrie oder Psychotherapie einige vergleichbare Werke gibt (z. B. Brähler, Schumacher & Strauß, 2002).

Mit diesem Buch möchten wir eine Lücke schließen zwischen den vorliegenden Arbeiten und dem Bedarf des medizinischen Alltags. Das heißt zunächst, dass sich die Darstellung der Tests in z. B. Gütekriterien auf das Notwendigste und unbedingt Wichtigste beschränkt, dafür das Verfahren umfassender allgemein beschrieben und vor allem durch Beispielitems bzw. Aufgaben illustriert wird. Viel Wert gelegt haben wir auf die Nennung von möglichen bzw. bereits erfolgten Anwendungen (insbesondere Forschungsstudien) in medizinischen Settings. Gleichzeitig haben wir versucht, die Beschreibungen bei großer Lesbarkeit so knapp wie nur irgend möglich zu halten, um so das entsprechende Informationsbedürfnis in kürzester Zeit zu stillen. Und die hier dargestellten Verfahren sollen das gesamte Spektrum der möglicherweise für den medizinischen Alltag relevanten Tests umfassen (von Persönlichkeit über Leistung bis hin zu psychischen Störungen) und somit nicht nur auf einen Indikationsbereich beschränkt sein.

Um den Handbuchcharakter zu wahren, haben wir eine subjektive Auswahl uns wichtig erscheinender Testverfahren vorgenommen. Die nachfolgend beschriebenen Verfahren sollten

- deutschsprachige Tests sein,
- Tests sein, die in Deutschland normiert und psychometrisch überprüft wurden,
- praktisch erprobte und bekannte Verfahren sein,
- den Mindestansprüchen der psychologischen Gütekriterien genügen,
- einen deutlichen Bezug zur Medizin haben,
- als Test publiziert sein (d.h. nicht ausschließlich in Zeitschriften beschrieben, als Publikation in Vorbereitung oder nur als „graue Literatur" verfügbar sein),
- keine Schul- oder Berufstests sein (vgl. Sarges & Wottawa, 2001),
- keine Tests ausschließlich für Kinder- und/oder Jugendliche sein (einen Überblick dazu bietet Rauchfleisch, 2001),
- keine ausschließlich am Computer durchzuführenden Tests sein,
- standardisierte Verfahren sein (d.h. keine projektiven Verfahren, wie etwa der sehr bekannte „Rorschach-Test" (Rorschach, 1921) sein),
- keine reinen Interviewverfahren sein (da diese in der Regel umfassende Trainings und entsprechende Kenntnisse in Gesprächsführung voraussetzen),
- Selbstbeurteilungsverfahren (meistens Fragebogen) sein.

Schwerpunkt unserer klientenzentrierten Auswahl bilden dementsprechend die medizin- und gesundheitspsychologischen Verfahren, etwa zur Erfassung von Lebensqualität oder zur Beschreibung der psychischen Belastung eines Patienten. Einige unlängst neuerschienene Tests, mit denen bislang keine Anwendungsstudien vorgenommen wurden, haben wir aufgenommen, wenn sie entweder Übersetzungen/Abwandlungen bedeutender internationaler Verfahren oder aus unserer Sicht in ihrer Anlage, von ihrem Messgegenstand her bislang einzigartig sind und Relevanz für die Medizin haben.

Zu betonen ist nochmals der Auswahlcharakter. Mehr und ausführlichere Informationen für den erfahreneren Nutzer bieten die entsprechenden bereits erwähnten Handbücher wie etwa Brickenkamp (Brähler et al., 2002) und natürlich auch das Internet z.B. die Testzentrale des Hogrefe-Verlags (www.testzentrale.de) oder die Datenbank Psytkom (www.zpid.de), die von vielen Universitäten aus für den Endnutzer kostenfrei zugänglich ist.

Die Beschreibungen der Verfahren wurden durch die jeweils aufgeführten AutorInnen eigenverantwortlich verfasst. Diese haben sich bemüht, Subjektivität größtmöglich auszublenden und nur die Fakten für oder gegen einen Test sprechen zu lassen. Wir als Herausgeber sehen uns außer Stande, die Korrektheit der gemachten Angaben für jeden einzelnen Test zu prüfen. Einwendungen gegen die ein oder andere Darstellung bitten wir daher an die verantwortlichen AutorInnen zu richten.

Diese lange Vorrede war uns wichtig, um unsere grundlegende Motivation zum Schreiben dieses Buches zu verdeutlichen und einige Einschränkungen bezüglich der psychologischen Tests im medizinischen Alltag zu thematisieren.

Im zweiten einführenden Teil bieten wir kurzgefasst die wesentlichen Fakten zum Verständnis psychologischer Testdiagnostik dar. Der dargestellte Wissensstand reflektiert in etwa das, was heute im Rahmen der Ausbildung von Humanmedizinern im Fach Medizinische Psychologie gelehrt und geprüft wird. Gleichzeitig ist dieser anwendungsorientiert gestaltet. Die dort vermittelten Fakten sind wichtig für das Verständnis der nachfolgend vorgestellten Verfahren. Und diese Informationen ermöglichen das Verständnis auch, ohne dass weitere Literatur (etwa Lehrbücher der Medizinischen Psychologie) zu den Basisfragen hinzugezogen werden muss. Schwerpunkt bilden dabei die Gütekriterien, die in jeder Testvorstellung genannt werden.

Bevor dann der eigentliche Hauptteil des Bandes mit insgesamt 121 Testvorstellungen folgt, ist ein kurzer Abschnitt zum Aufbau der Testbesprechungen eingeschoben. Wir bevorzugen die Begriffe „Besprechung" oder „Vorstellung" gegenüber dem Wort „Rezension", da wir ausschließlich Verfahren vorstellen, die einen gewissen Mindeststandard an Gütekriterien erfüllen. Auf kritische Aspekte eines Tests, wie bei einer Rezension erforderlich, wird zumeist nicht eingegangen. Natürlich gibt es eine ganze Reihe weiterer Verfahren, die ebenfalls in ihren psychometrischen Eigenschaften hervorragend sind, die wir aber auf Grund des Auswahlcharakters hier nicht diskutieren können.

Den Abschluss des Buches bildet das Literaturverzeichnis (für alle Abschnitte des Buches), einige ausgewählte Hinweise zu weiterführender Literatur (Werke mit grundlegenden allgemeinen Informationen über psychologische Diagnostik und insbesondere Tests) und ein umfangreiches Sachverzeichnis. Das Sachverzeichnis enthält die Testnamen, Abkürzungen und zahlreiche im Text vorkommende Stichwörter – es ist somit der schnellste Weg für einen Zugriff auf alle Informationen des Buches.

Mit „Psychologische Tests für Mediziner" wagen wir ein Experiment, vom dem wir hoffen, dass es viele Leser findet. Wir möchten ausdrücklich darum bitten, kritische Stimmen und Vorschläge an uns heranzutragen, um unserem Anspruch, zielgruppenspezifisch Wissen zu vermitteln, zukünftig noch besser gerecht werden zu können.

Abschließend zur Einleitung möchten wir den zahlreichen KollegInnen für Ihre Mitarbeit an diesem Buch danken. Stellvertretend seien Herrn Dipl.-Psych. Andreas Dinkel für kritische Rückmeldungen, Frau Sabine Rummelt für wiederholtes Korrekturlesen, unseren Lektorinnen Frau Dipl.-Med. Renate Scheddin und Frau Dr. Svenja Wahl vom Springer-Verlag für Betreuung, Geduld und Austausch über ärztliches Wissen und last but not least den AutorInnen der Beschreibungen für Ihre Mitarbeit, das geduldige Korrigieren und den wohl unvermeidlichen Terminstress gedankt.

Dresden, Frühjahr 2003   Hendrik Berth und Friedrich Balck

2 Grundlagenwissen zu psychologischen Testverfahren

Hendrik Berth und Friedrich Balck

Was unter einem psychologischen Test zu verstehen ist, hatten wir mit zwei Definitionen am Beginn des vorherigen Kapitels hervorgehoben. Ein Test ist demnach ein standardisiertes Verfahren zur Erfassung bestimmter definierter Merkmale. Die individuellen Ergebnisse einer Person werden in den allermeisten Fällen den Werten einer Vergleichsstichprobe gegenübergestellt und ermöglichen Aussagen zum Grad der Ausprägung des Merkmals bei der jeweiligen Person.

Ein Test ist jedoch – auch darauf waren wir bereits eingegangen – nur *eine* Möglichkeit, um etwas über die Psyche eines Individuums zu erfahren. Weitere Möglichkeiten sind z. B. die Beobachtung oder die Befragung (Interviews in unterschiedlichen Standardisierungsgraden).

Testdiagnostik – und hierbei insbesondere die Einordnung der Ergebnisse in die Gesamtpersönlichkeit – ist ein sehr wichtiges Arbeitsfeld für PsychologInnen und somit auch ein stark diskutiertes und beforschtes Gebiet. Seit langem existieren daher allgemein akzeptierte Gütemaßstäbe und Richtlinien zur Einschätzung von Testverfahren. Das Testkuratorium der deutschen Psychologenverbände (1996) hat eine Übersicht mit Kriterien zur Beurteilung von Tests vorgegeben (Tabelle 1). Diese Kriterien waren, neben der Relevanz für den medizinischen Alltag, maßgeblich für die Auswahl der in diesem Band vorgestellten Verfahren.

In dieser Aufstellung (Tabelle 1) finden sich – um einige Punkte erweitert – auch die sogenannten **Haupt- und Nebengütekriterien** von Tests (Lienert & Raatz, 1998), auf die wir nachfolgend schwerpunktmäßig eingehen möchten, da unsere Erfahrungen zeigen, dass diese Grundlagen von den Medizinstudierenden oft falsch verstanden werden. Sie sind jedoch sehr wichtig für das Verständnis und die Einschätzung der in diesem Buch versammelten Verfahren.

Hauptgütekriterien sind **Objektivität**, **Reliabilität** und **Validität**. Diese drei Merkmale bauen aufeinander auf, d. h. Objektivität ist Voraussetzung für Reliabilität und diese wiederum Voraussetzung für die Validität.

Als Nebengütekriterien werden **Normierung**, **Vergleichbarkeit**, **Ökonomie** und **Nützlichkeit** betrachtet.

Normierung. Als Norm werden Angaben verstanden, die als Rahmen für die Einordnung von individuellen Werten dienen können. Tests sollten eine Normierung haben, sofern diese sinnvoll ist. Nicht unbedingt sinnvoll sind Normwerte wenn es sich um Verfahren handelt, bei denen eine Diagnose nach einem der Klassifikationssysteme DSM oder ICD getroffen werden soll, wie z. B. bei dem PHQ-D (Löwe et al., 2001, vgl. S. 100). Hier genügt es, individuell zu entscheiden, ob eine bestimmte Anzahl von Merkmalen (in bestimmten Ausprägungen) vorliegt, um eine Diagnoseentscheidung zu fällen.

Tabelle 1. Kriterien für Testbeurteilung. (Aus Testkuratorium, 1996, S. 358f.)

1. Testgrundlage
1.1. Diagnostische Zielsetzung
1.2. Theoretische Grundlage
1.3. Nachvollziehbarkeit der Testkonstruktion (detaillierte Angabe der einzelnen Konstruktionsschritte)
2. Testdurchführung
2.1. Durchführungsobjektivität
2.2. Transparenz (für Anwender)
2.3. Zumutbarkeit für den Diagnostizierten (ökonomischer und psychischer Aufwand in Relation zum Nutzen)
2.4. Ausmaß der Verfälschbarkeit
2.5. Störanfälligkeit, d.h. Empfindlichkeit von Traitverfahren gegenüber aktuellen Zuständen der Person und situativen Momenten
3. Testverwertung
3.1. Auswertungsobjektivität
3.2. Zuverlässigkeit (Reliabilität)
3.3. Gültigkeit (Validität)
3.4. Normierung
3.5. Bandbreite, d.h. Ausmaß an möglichen Fragestellungen
3.6. Informationsausschöpfung, d.h. aus dem Test abgeleitete Indikatoren in Relation zur Ausgangsinformation
3.7. Änderungssensitivität
4. Testevaluation
4.1. Ökonomie
4.2. Fairness, d.h. Ausmaß der systematischen Diskriminierung einzelner Personengruppen aufgrund spezifischer soziodemographischer Merkmale im Hinblick auf Kriteriumswerte
4.3. Akzeptanz durch Benutzer (Testleiter, Probanden) und Sozietät
4.4. Vergleichbarkeit, d.h. Relation zu vergleichbaren Verfahren (Novität)
4.5. Bewährung, d.h. Bilanz aus der Anwendung
5. Äußere Testgestaltung (u.a. Verständlichkeit, probandenfreundliche Gestaltung)

Bei den meisten Verfahren ist es jedoch wichtig, den erzielten Punktwert einer Person mit denen Anderer zu vergleichen. Die Normierung sollte dabei möglichst aktuell sein, und sie sollte an einer möglichst umfangreichen Personengruppe vorgenommen worden sein, die zudem eine Repräsentativität besitzt. Repräsentativität kann zum einen deutschlandweite Repräsentativität bedeuten, wenn es z.B. um einen Intelligenz- oder Persönlichkeitstest geht, der bei allen Personen eingesetzt werden soll. Bei einem Verfahren, das jedoch nur für eine Subgruppe z.B. Schizophrene gedacht ist, ist es wichtig, eine Normierungsstichprobe zu gewinnen, die für die Population der an Schizophrenie Erkrankten aussagefähig ist. Bei vielen Verfahren werden auch Normen für unterschiedliche Populationen bzw. Subgruppen angegeben, z.B. geschlechts- oder altersspezifisch.

Daher ist vor dem Einsatz eines Verfahrens bei einer Person oder Gruppe zu prüfen, ob die im Manual oder anderweitig vorliegenden Normwerte es überhaupt erlauben, den oder die durch den Test ermittelten Rohwerte mit an ähnlichen Personen erhobenen Referenzwerten zu vergleichen.

Der einfachste Maßstab, der zu Vergleichen herangezogen werden kann, sind Mittelwert (MW) und Standardabweichung (SD) einer Vergleichsgruppe. Der

Rohwert, den eine Person in einem Test erreichte, kann dann innerhalb der Spanne −1 SD < MW < +1 SD (Normalbereich) oder darüber bzw. darunter liegen. Ist der Testwert niedriger als eine SD unter dem MW der Vergleichsgruppe kann man von einem „unterdurchschnittlichen" Ergebnis ausgehen, liegt er mehr als eine SD darüber, spricht man von „überdurchschnittlich". Bei Normwerten, denen Mittelwerte zugrunde liegen, spricht man von Äquivalenznormen.

Gebräuchliche Normwerte sind z. B. die z-Norm (MW = 0, SD = 1), die T-Norm (MW = 50, SD = 10), die Stanine-Skala (MW = 5, SD = 2) und die IQ-Norm (MW = 100, SD = 15). Diese Werte beruhen auf Annahme einer Normalverteilung, d. h. entsprechend einer Gauss-Verteilung liegen 68 % der Rohwerte in einem Bereich von +/− 2 SD um den MW, je 16 % liegen darunter bzw. darüber (vgl. Lienert & Raatz, 1998). Auch die Schulnoten lassen sich so als Normwerte verstehen: Bei einem fünfstufigen Notensystem ist die Note 3 der Mittelwert und die Standardabweichung beträgt 1. Bei der sogenannten Prozentrangnorm wird angeben, wie viel Prozent der Vergleichsgruppe einen gleich hohen bzw. einen niedrigeren Testwert erreicht haben.

Da kein Verfahren absolut zuverlässig (reliabel) ist, ist der erreichte Rohwert eines Probanden nie der wahre Wert. Daher wird, ausgehend von den angegebenen Werten der Reliabilität und der Standardabweichung eines Verfahrens, in der psychologischen Diagnostik stets derjenige Bereich ermittelt, in dem der wahre Testwert mit einer gewissen Wahrscheinlichkeit (zumeist 95 %) liegt. Diesen Bereich nennt man Konfidenzintervall.

Vergleichbarkeit. Vergleichbarkeit ist dann gegeben, wenn ein Paralleltest verfügbar ist oder sogenannte „validitätsähnliche" Tests existieren. Ein Beispiel dafür sind die Parallelformen bei PD-S und PD-S' (Zerssen, 1976, vgl. S. 126). Hier geht es darum, den Test quasi mit sich selbst zu vergleichen. Die Bezüge zur Validität (vgl. S. 11) sind deutlich.

Ökonomie. Ein Test muss ökonomisch sein. Ökonomisch bedeutet, dass er „eine kurze Durchführungszeit beansprucht, wenig Material verbraucht, einfach zu handhaben, als Gruppentest durchführbar, schnell und bequem auszuwerten ist" (Lienert & Raatz, 1998, S. 12). Ökonomisch bedeutet jedoch nicht billig. Auch Tests, die nur im Einzelversuch anzuwenden sind, die relativ teuer sind und viel Zeit brauchen, können als ökonomisch gelten, wenn der Messgegenstand/das Ergebnis den Materialeinsatz rechtfertigt. So ist z. B. der HAWIE-R (Tewes, 1991, vgl. S. 20), der viel kostet und mehr als eine Stunde Versuchszeit im Face-to-Face-Gespräch braucht, durchaus als ökonomisch einzuschätzen, da er zu den elaboriertesten Intelligenzmessverfahren zählt und viel Information über den zu Testenden erbringt.

Nützlichkeit. Ein Testverfahren kann hervorragende Hauptgütekriterien aufweisen und dennoch keine Anwendung finden. Nämlich dann, wenn es nicht nützlich ist. Das kann z. B. der Fall sein, wenn sich das interessierende Merkmal auf anderem Wege viel einfacher messen lässt; es bereits zahlreiche Tests gibt, die dasselbe Konstrukt messen, oder es vielleicht gar keinen Bedarf gibt, den betreffenden Sachverhalt standardisiert zu quantifizieren. In der Praxis bestehen viele Tests nicht, weil sie nur sehr spezielle Eigenschaften messen oder nur für eine sehr kleine Subgruppe von Menschen anwendbar sind.

Wichtiger sind jedoch die Hauptgütekriterien:

Objektivität. Unter Objektivität wird die Unabhängigkeit vom Testleiter verstanden. Das heißt unabhängig davon, welche Person den Test durchführen lässt, sollte er bei demselben Probanden zum selben Ergebnis führen. Unterscheiden lassen sich Durchführungs-, Auswertungs- und Interpretationsobjektivität. Die **Durchführungsobjektivität** wird erreicht durch standardisierte Instruktionen, eine vorgeschriebene Testvorgabe, wörtlich ausformulierte Fragen, vorgegebene Antwortraster und genaue Anweisungen für den Versuchsleiter. Bei Fragenbogenverfahren ist dies zumeist gegeben. **Auswertungsobjektivität** wird erreicht, indem die Auswertungsprozedur detailliert beschrieben ist. Zu sehr vielen Tests werden Auswertungsschablonen und/oder Computerprogramme zur Verfügung gestellt, die mögliche Fehler minimieren. Die **Objektivität der Interpretation** wird erreicht, indem man z. B. durch die Normwerte vorgibt, was der erreichte Testscore bedeutet. Bei persönlichkeitsdiagnostischen Verfahren werden oft Interpretationsbeispiele gegeben, die helfen, das Profil des Individuums einzuordnen. Objektivität ist das Merkmal, das die meisten Tests heute problemlos erreichen.

Reliabilität. Reliabilität bedeutet Zuverlässigkeit. Angegeben wird damit, wie genau der Test misst (unabhängig davon, was er eigentlich misst). Ein Test, der ein relativ stabiles, zeitlich überdauerndes Merkmal erfasst (z. B. Intelligenz), sollte, wenn eine Person diesen mehrfach mit zeitlichem Abstand ausfüllt, stets zu demselben Ergebnis kommen. Diese Art heißt **Retestreliabilität**. Sie wird tatsächlich so bestimmt, dass eine Gruppe von Menschen mehrfach den selben Test bearbeitet und die Ergebnisse dann korreliert werden.

Diese Möglichkeit bietet sich jedoch nicht, wenn es sich um einen Test handelt, der Veränderungen messen soll. Ein Verfahren, das z. B. die momentane Angst einer Person erfasst, sollte bei wiederholten Anwendungen zwangsläufig zu anderen Ergebnissen kommen. Hier können verschiedene andere Arten der Reliabilitätsbestimmung zum Einsatz kommen. Wenn von einem Verfahren mehrere vom Messgegenstand her identische Versionen existieren, kann man deren (an einer Stichprobe gewonnene) Ergebnisse vergleichen, man spricht dann von einer **Paralleltestreliabilität**. Da dies bei den meisten Verfahren jedoch nicht der Fall ist, wird es oft so gemacht, das die Items eines Test in etwa zwei gleich große Gruppen geteilt werden (entweder in der Mitte des Tests oder nach ungeraden und geraden Items). Die Ergebnisse der beiden Hälften werden dann verglichen (**Split-Half-Reliabilität**, Testhalbierungsreliabilität). Sie sollten in etwa zu ähnlichen Aussagen kommen. Voraussetzung ist natürlich, dass der gesamte Test ein einheitliches Merkmal erfasst.

Ein weiteres Maß, das sehr oft angewendet wird, ist die **Interne Konsistenz**, die mit Cronbachs Alpha angegeben wird. Dieser Wert kann zwischen 0 und 1 liegen. Je näher an 1, um so höher die Reliabilität. Bestimmt wird hiermit der Grad der Übereinstimmung von den Messwerten der Testitems mit dem Gesamtscore.

Allgemein wird oft vorgeschlagen, dass der Wert für die Reliabilität eines Verfahrens zwischen .70 und .95 liegen sollte (Buschmann-Steinhage & Traxler, 1994).

Validität. Die Validität („Gültigkeit") ist das wichtigste Gütekriterium eines Tests. Misst der Test das, was er vorgibt zu messen? Als wichtigstes Kriterium ist es gleichzeitig oft am schwierigsten sicher zu bestimmen. Eine erste Methode ist die der *Augenschein- oder Inhaltsvalidität*: Haben die Items des Tests augenscheinlich etwas mit der zu messenden Eigenschaft zu tun? Eine Frage wie etwa: „Machen Sie sich Sorgen über ihr Körpergewicht?" steht augenscheinlich sicher in Zusammenhang mit dem Konstrukt „Essstörungen". Die Inhaltsvalidität lässt sich z. B. durch Expertenbeurteilungen einschätzen.

Als *Kriteriumsbezogene Validität* werden die *Übereinstimmungsvalidität* und die prädiktive Validität zusammengefasst. Ein Test sollte mit den Ergebnissen eines anderen Tests, der dasselbe Merkmal oder etwas ganz ähnliches misst, hoch übereinstimmen (*konkurrente Validität*). Gleichzeitig sollten sich kaum Bezüge zu anderen Verfahren finden lassen, die ganz andere Sachverhalte messen (*diskriminante Validität*). Ein Intelligenztest sollte also mit anderen Intelligenztests korrelieren, jedoch nicht mit einem Verfahren zur Depressionsdiagnostik.

Prädiktive Validität bezieht sich auf die Vorhersagekraft eines Tests. Hier wird zum Beispiel bestimmt, wie sehr die Ergebnisse eines Schulleistungstests mit den später tatsächlich erreichten Noten übereinstimmen.

Die *Konstruktvalidität* wird bestimmt, indem theoretisch angenommene Merkmalsausprägungen mit den Testergebnissen verglichen werden. Annahme könnte z. B. sein, dass der Depressivitätsscore eines entsprechenden Tests in einer Stichprobe von stationär wegen Depression behandelten Patienten höher ist als der Testwert in der Allgemeinbevölkerung; oder dass Personen mit Abitur in einem Intelligenztest besser abschneiden als Menschen ohne Schulabschluss.

Als akzeptabel werden Validitätsscores zwischen .39 und .65 erachtet (Buschmann-Steinhage & Traxler, 1994).

Abschließend zu diesem Kapitel ist hervorzuheben, dass psychologische Tests auch vielfältiger *Kritik* ausgesetzt waren und sind. Zunächst ist zu betonen, dass Tests nie eine 100%ige Reliabilität und Validität aufweisen können.

Ein Einwand betrifft die *Verfälschbarkeit*. Wer die Fragen eines Tests versteht, die Intention des Verfahrens erkennt, ist in der Regel auch in der Lage, die Antworten in die gewünschte Richtung (z. B. „soziale Erwünschtheit") zu beeinflussen. Den Probanden über die Ziele eines Tests im unklaren zu lassen, wäre jedoch die falsche Reaktion. Im Gegenteil sollte eine umfassende Aufklärung die Person zu einem ehrlichen Antwortverhalten motivieren. In einigen Persönlichkeitsverfahren sind sogenannte „Lügenitems" eingebaut, die – ebenfalls sehr umstritten – erkennbar machen sollen, ob ein Proband wahrheitsgemäß antwortet. Die Tatsache, einen Test ausfüllen zu müssen, beobachtet zu werden, kann alleine schon zu Verhaltensänderungen führen.

Ein weiterer Kritikpunkt betrifft die *Scheingenauigkeit* von Tests: (Geringfügig) höhere Werte einer Person im Vergleich zu anderen Getesteten implizieren eine höhere Ausprägung des gemessenen Konstrukts, z. B. eine höhere Intelligenz oder eine stärkere Neurotizismusneigung. Die ist jedoch aufgrund der Ungenauigkeit eines jeden Verfahrens oft keine zulässige Schlussfolgerung.

Die Annahme eines Tests, dass dieser bei jeder in Frage kommenden Person dasselbe Merkmal misst, ist ebenfalls schwer zu beweisen. Testfragen können auch missverstanden und fehlinterpretiert werden. Dies kann auch in Zusammenhang mit *Sprachverständnis* und *Sprachbeherrschung* gesehen werden. Die meisten Tests – auch die in diesem Band präsentierten – verlangen eine sichere Beherrschung der deutschen Sprache.

Test sind trainierbar: Wenn ein Proband mehrfach z. B. einen identischen Gedächtnistest absolviert, wird er sich die Lösungen merken und so seine gemessene Gedächtnisleistung steigern. Dies kann willentlich und unwillentlich geschehen. Aber auch eine allgemeine Geübtheit beim Umgang mit Tests – wie sie z. B. bei PsychologInnen anzunehmen ist – kann zu Abweichungen in den Ergebnissen führen. Es gibt mittlerweile eine recht umfangreiche Anzahl Bücher, die darstellt, wie man in psychologischen Tests „gute" Ergebnisse erzielt (z. B. Siewert, 1997; Rieh, 2001).

Diese Kritikpunkte, die sich noch weiter ergänzen ließen, lassen sich auch durch gut konstruierte, standardisierte und normierte Tests nie ganz ausschalten, weshalb die notwendige Einordnung von Testergebnissen in die Gesamtpersönlichkeit nochmals zu unterstreichen ist.

3 Zum Aufbau der Testbeschreibungen

Hendrik Berth und Friedrich Balck

Alle Testbeschreibungen dieses Buches sind nach einem einheitlichen und übersichtlichen Muster gestaltet. Die AutorInnen der einzelnen Besprechungen wurden dazu entsprechend angeleitet. Diese Einheitlichkeit und das Layout des Buches ermöglichen ein schnelles Navigieren und eine gute Orientierung in den verschiedenen inhaltlichen Bereichen.

Wert gelegt wurde beim Aufbau der einzelnen Testdarstellung auf größtmögliche Transparenz, Lesbarkeit und deutlichen Bezug zur praktischen Handhabbarkeit des Tests. Die Informationen entsprechen im Aufbau und Informationsumfang zunächst im Wesentlichen denen der psychologischen Testhandbücher bzw. anderen Publikationen rund um das Thema Testverfahren. Sie sind jedoch auf für Mediziner bzw. auf für in medizinischen Settings Tätige wesentliche Aspekte reduziert. Und gleichzeitig wurde das Spektrum um wichtige Informationen ergänzt: So findet sich in allen Beschreibungen mindestens ein Beispielitem. Diese sind in anderen Publikationen sonst meist nicht Standard von Testbeschreibungen. Wir halten sie jedoch für das Verständnis, für das Gewinnen eines Eindrucks von einem Verfahren für sehr wesentlich. Viel Wert gelegt haben wir auch auf die Nennung möglichst konkreter Anwendungsbeispiele für das jeweilige Verfahren in der Medizin.

Jeder Test wird nach folgendem Muster vorgestellt:
Nach der Abkürzung des Testtitels, die meist durch die Testautoren vorgegeben ist, folgt der Langname und die Quelle (Literaturangabe), die wichtig sind für das korrekte Zitieren des Verfahrens oder auch dessen Erwerb, wobei wir auf die Angaben von Preisen verzichtet haben. Nicht dargestellt ist auch das zum Test gehörende Material wie etwa die Anzahl der Fragebogen, das Handbuch, Auswertungsschablonen usw. Da es sich bei den meisten Tests um sog. Paper- und-Pencil-Tests handelt, ist zur Bearbeitung zusätzlich ein Schreibgerät erforderlich. Bei einigen Verfahren findet sich ein Hinweis, wenn eine Computerversion verfügbar ist. Bei Fragebogenverfahren ist zumeist eine Gruppentestung möglich. Wenn Verfahren nur in Einzelsitzungen durchführbar sind, ist dies an geeigneter Stelle in der Besprechung erwähnt.

Die Testart folgt in etwa der unter Psychologen verbreiteten Gliederung in Leistungstest, Persönlichkeitstest, klinische Verfahren, wobei hier auch Neuropsychologische Verfahren und Medizinpsychologische Verfahren genannt werden. Diese Angabe kann dazu dienen, weitere Informationen zum Verfahren schneller in anderen Testverzeichnissen aufzufinden.

Den Hauptteil einer jeden Rezension bildet die eigentliche Testbeschreibung. Hier finden sich in der Regel Informationen zum genauen Messgegenstand, den zugrundeliegenden psychischen Konstrukten und Modellen, dem Aufbau eines Verfahrens (z. B. die Einteilung in verschiedene Skalen, teilweise mit Angabe der Anzahl der Items), aber auch zur Entwicklung (etwa Vorläufer- oder fremdsprachige Versionen).

Unter **Beispielitem** sind ein oder mehrere Aufgaben aus dem Verfahren zumeist wörtlich wiedergegeben. Dies ermöglicht u. E. einen sehr guten Eindruck vom Verfahren selbst und erlaubt auch Rückschlüsse auf die Zumutbarkeit der Aufgaben für die zu untersuchende Personengruppe.

Zielgruppe sind, dies hatten wir einleitend erwähnt, zumeist ausschließlich Erwachsene. Da es jedoch z. B. aufgrund der Normierungsstichprobe (Alters- oder Geschlechterzusammensetzung, Patienten- oder Bevölkerungskollektiv?) bei vielen Verfahren Einschränkungen gibt, ist hier die Angabe aus dem Handbuch aufgenommen. Tests, die etwa für den Altersbereich von 18–50 gedacht sind, sollten nicht bei Jugendlichen oder Älteren eingesetzt werden. Es macht meist auch keinen Sinn, einen Fragebogen etwa speziell für psychosomatische Patienten an Personen mit Diabetes mellitus einzusetzen.

Der **Zeitbedarf** für Durchführung und Auswertung ist ein sehr wichtiger Aspekt, um den Aufwand (und die Zumutbarkeit) sowohl für den zu Testenden als auch den Testleiter abschätzen zu können. Das ist etwa für die Planung von Therapiesitzungen oder Forschungsstudien von großer Wichtigkeit. Da nicht alle Testhandbücher dazu Aussagen treffen, wurden die erforderlichen Zeiten einige Male in Versuchen erprobt. Zu beachten ist auch, dass es bei Tests, die es in verschiedenen Formen oder Versionen gibt, oft einen deutlich unterschiedlichen Zeitbedarf gibt, der teilweise aufgegliedert dargestellt ist. Die Durchführungszeit kann aber erheblich variieren, je nach Leistungsvermögen des Probanden.

Die Angaben zur **Validität** und **Reliabilität** sind unverzichtbar, um die Qualität eines Tests einschätzen zu können. Hier sind Angaben aus dem Handbuch bzw. aus nachfolgenden Publikationen aufgeführt, die Belege für die Güte des Verfahrens enthalten. Bei allen in diesem Band aufgeführten Verfahren – dies war eines unserer Auswahlkriterien – sind Reliabilität und Validität zumindest grundlegend gegeben. Unter Reliabilität sind meist die Angaben zur internen Konsistenz (Cronbachs Alpha) der Skalen zu finden. Wenn Retest- u. a. Werte verfügbar sind, wurden auch diese genannt. Bei Validität – dem wichtigsten Gütekriterium – sollten sich Hinweise auf konkurrente, diskriminante und prädiktive Validität finden. In vielen Beschreibungen ist auch angegeben, an welcher Personengruppe (Art, Umfang) die Werte erhoben wurden.

Um einschätzen zu können, ob der Test für die jeweilige Fragestellung adäquat ist, ist es wichtig zu wissen, an welchen/welcher Personengruppe(n) eine **Normierung** durchgeführt wurde. Nur so können individuelle Testergebnisse richtig ausgewertet werden. Ein Test etwa, für den Normwerte nur für Frauen existieren, sollte nicht an einer männlichen Stichprobe eingesetzt werden. Hier wird meist die Größe und Zusammensetzung der Normierungsstichprobe und die Art der vorgelegten Normwerte dargestellt.

Die **Einsatzmöglichkeiten** enthalten zumeist Hinweise darauf, inwiefern das Verfahren zur Individualdiagnostik eingesetzt werden kann und sollte, etwa im Praxis- oder Klinikalltag. Ein wichtiger und daher ggf. dargestellter Aspekt ist, ob das Verfahren neben der Statusbestimmung zur Verlaufs- oder Änderungsmessung tauglich ist. Weiterhin wird, sofern verfügbar, auf Möglichkeiten und bereits erfolgte Anwendungen in medizinischen und/oder psychologischen Forschungsstudien verwiesen.

Am Anfang jeder Rezension finden Sie einen Hinweis auf den jeweils verantwortlichen **Autor** bzw. Autorin. Die zitierte Literatur jedes Beitrags ist im gemeinsamen Literaturverzeichnis am Ende des Bandes aufgeführt.

Die Tests wurden zur besseren Orientierung in 17 Oberkategorien gegliedert, die einer Erweiterung des Standards der allgemein verbreiteten Testgliederungen entsprechen. Der Testkatalog der Testzentrale (www.testzentrale.de) – um nur ein bekanntes Beispiel zu nennen – listet die dort erhältlichen Tests in folgenden Kategorien: Berufsbezogene Verfahren, Intelligenztests, Leistungstests, Persönlichkeitstests, Entwicklungstests, Schultests, Klinische Verfahren (Kinder/Erwachsene), Neuropsychologische Verfahren und Medizinpsychologische Verfahren. Da berufsbezogene Verfahren und Tests speziell für Kinder und Jugendliche (Entwicklung, Schule) nicht Gegenstand unseres Bandes sind, haben wir die Gliederung etwas anders vorgenommen und folgende Oberkategorien definiert, die unserer Meinung nach eine bessere und schnellere Orientierung ermöglichen. In unseren Kategorien sind stets mindestens zwei Tests besprochen.

Intelligenz (7 Tests)
Leistung (4 Tests)
Persönlichkeit (14 Tests)
Lebensqualität (6 Tests)
Psychopathologie (9 Tests)
Psychiatrie/Psychotherapie (12 Tests)
Beschwerden/Befindlichkeit (8 Tests)
Angst und Depression (12 Tests)
Schmerz (5 Tests)
Gesundheits-/Krankheitsverhalten (11 Tests)
Alkoholismus (5 Tests)
Körperbild/Körpererleben (2 Tests)
Essverhalten/-störungen (3 Tests)
Neuropsychologie (9 Tests)
Diabetes (2 Tests)
Tinnitus (2 Tests)
Weitere Verfahren (10 Tests)

Im Einzelfall ist die Zuordnung schwierig, so kann z. B. ein Persönlichkeitsmessverfahren durchaus auch für Fragestellungen in der Psychiatrie relevant sein. Die Gliederung wurde dann eher subjektiv durch die Herausgeber vorgenommen. Daher sei ausdrücklich nochmals auf das Sachverzeichnis des Buches verwiesen, das schnell hilft, die entsprechenden Beziehungen zwischen den Kategorien herzustellen. Nicht verzichten konnten wir leider auf die Kategorie „Weitere Verfahren". Hier handelt es sich um Tests, die jeweils deutlich unterschiedliche Eigenschaften erfassen und sich nicht eindeutig den anderen Gebieten zuordnen ließen. Mit dieser unüblichen Gliederung haben wir u. E. eine größtmögliche Übersichtlichkeit geschaffen und das Buch anwendungsorientierter und zielbezogener gestaltet.

In den einzelnen Kategorien sind die Tests in alphabetischer Reihenfolge nach der allgemein gebräuchlichen bzw. durch die Autoren vorgeschlagenen Testabkürzung aufgelistet. Die Reihenfolge der Tests in diesem Buch stellt somit keinerlei Wertung dar.

Testbeschreibungen

4	Intelligenz	19
5	Leistung	33
6	Persönlichkeit	43
7	Lebensqualität	75
8	Psychopathologie	89
9	Psychiatrie/Psychotherapie	109
10	Beschwerden/Befindlichkeit	135
11	Angst und Depression	153
12	Schmerz	179
13	Gesundheits-/Krankheitsverhalten	191
14	Alkoholismus	215
15	Körperbild/Körpererleben	227
16	Essverhalten/-störungen	233
17	Neuropsychologie	241
18	Diabetes	265
19	Tinnitus	271
20	Weitere Verfahren	277

4 Intelligenz

HAWIE-R (Hamburg-Wechsler-Intelligenztest für Erwachsene) 20
I-S-T 2000R (Intelligenz-Struktur-Test 2000R) 22
KAI (Kurztest für Allgemeine Basisgrößen
der Informationsverarbeitung) 24
L-P-S (Leistungsprüfsystem) 26
MWT-B (Mehrfachwahl-Wortschatz-Intelligenztest) 28
SPM (Standard Progressive Matrices) 30
WST (Wortschatztest) 32

Rezension: **HAWIE-R**
H. Berth

Langname und Quelle Hamburg-Wechsler-Intelligenztest für Erwachsene. Revision 1991. Tewes, U. Bern: Huber. 1991.

Testart Intelligenztest

Beschreibung Der HAWIE-R bzw. dessen Vorgänger sind seit Jahrzehnten der sog. Goldstandard der Intelligenzdiagnostik im deutschen und amerikanischen Sprachraum. Eine erste Version des Test datiert zurück bis ins Jahr 1939 (Wechsler, 1939). „Intelligenz… ist die zusammengesetzte oder globale Fähigkeit des Individuums, zielgerichtet zu handeln, rational zu denken und sich wirkungsvoll mit seiner Umwelt auseinanderzusetzen" (Matarazzo, 1982, S. 121, zitiert nach Manual, S. 5). Der 1991 vorgestellte HAWIE-R ist mehr eine Neuübersetzung der amerikanischen WAIS-R (Wechsler, 1981) als eine Verbesserung des vorherigen deutschen HAWIE (vgl. Satzger et al., 1996). Die aktuellen Versionen des amerikanischen und deutschen Instruments sind damit direkt vergleichbar. Anders als bei manch anderen Intelligenzmessverfahren werden im HAWIE-R – entsprechend des Verständnisses von Intelligenz – auch praktische Aufgaben vorgegeben. Die Teile des Test gliedern sich in einen Verbal- und einen Handlungsteil. Der Verbalteil umfasst die Aufgaben: Allgemeines Wissen (24 offene Fragen zu sog. allgemeinen Wissen), Zahlennachsprechen (7 Aufgaben, bei denen Reihen aus 3–9 Zahlen vorwärts oder rückwärts nachgesprochen werden sollen), Wortschatz-Test (32 Wörter müssen in ihrer Bedeutung erklärt werden), Rechnerisches Denken (14 mündlich vorgegebene Rechenaufgaben sind ohne Hilfsmittel zu lösen), Allgemeines Verständnis (13 Fragen aus verschiedenen Bereichen), Gemeinsamkeitenfinden (16 Aufgaben, bei denen jeweils die Gemeinsamkeiten zwischen genannten Dingen beschrieben werden sollen). Der Handlungsteil besteht aus den Aufgaben: Bilderergänzen (17 Bilder, auf denen jeweils ein bedeutendes Detail fehlt, das durch den Proband benannt werden soll), Bilderordnen (10 Serien mit kleinen Bildgeschichten, die unter Messung der dafür benötigten Zeit geordnet werden müssen), Mosaik-Test (9 vorgegebene Muster müssen unter Zeitbegrenzung mittels 4–9 farbigen Würfeln nachgebaut werden), Figurenlegen (4 Aufgaben, bei denen unter Bestimmung des Zeitbedarfs aus verstreut präsentierten Einzelteilen eine Figur (Mann, Profil, Hand, Elefant) zu legen ist), Zahlen-Symbol-Test (in 90 Sekunden müssen nach einem vorgegeben Schlüssel verschiedene Symbole zu verschiedenen Zahlen zugeordnet werden). Innerhalb eines Aufgabenblocks werden die einzelnen Items aufsteigend schwieriger. Die Aufgaben der beiden Teile werden gemischt vorgeben. Es wird ein Verbal-, ein Handlungs- und ein Gesamt-IQ errechnet. Eine Kurzform des HAWIE-R wurde von Schäuble & Gorlicki (1998) vorgeschlagen.

Beispielitem „Wie heißt die Hauptstadt der Türkei?" (Allgemeines Wissen)
„Was bedeutet vehement?" (Wortschatz-Test)
„Zwei Bananen kosten 31 Pfennige. Wieviel müssen Sie für ein Dutzend Bananen bezahlen?" (Rechnerisches Denken)
„Warum gibt es ein gesetzliches Arbeitsverbot für Kinder?" (Allgemeines Verständnis)

Zielgruppe

Erwachsene von 16–74 Jahren
Für Kinder (HAWIK-III, Tewes et al., 2000) bzw. Kinder im Vorschulalter (HAWIVA, Schuck & Egger, 1975) gibt es eigene Versionen.

Zeitbedarf

Durchführung: ca. 90 Minuten
Auswertung: ca. 15 Minuten

Validität

Kennwerte für Validität und Reliabilität wurden an der Normierungsstichprobe (N=2.000) bestimmt. Angeführt sind (nach Altergruppen unterteilt und für die Gesamtstichprobe) die Interkorrelationen der einzelnen Aufgaben und Teile. Handlungs- und Verbalteil korrelieren .63 (Gesamtgruppe). Eine Faktorenanalyse (Hauptachsenmethode, rechtwinklige Rotation, Eigenwerte > 1) mit 56.3% Varianzaufklärung konnte die beiden postulierten Faktoren (Verbal- und Handlungsteil) exakt replizieren. Gezeigt werden auch (ohne Angaben von Signifikanzen) Unterschiede in den Mittelwerten der einzelnen Aufgaben des Verbal- und Handlungsteils in Abhängigkeit vom besuchten Schultyp, wobei erwartungsgemäß Abiturienten besser abschnitten als Real- und Hauptschüler. Beziehungen zu anderen Intelligenzmessverfahren sind im Manual nicht beschrieben.

Reliabilität

Die interne Konsistenz (Cronbachs Alpha) der einzelnen Aufgaben liegt zwischen .71 und .95. Sie beträgt für den Verbalteil .96, den Handlungsteil .90 und den gesamten Test .96. Die Werte sind auch nach Altergruppen gesplittet aufgeführt. Eine Retestreliabilität wird im Handbuch nicht berichtet.

Normierung

Normwerte wurden an einer nach Alter und Geschlecht geschichteten Stichprobe von N=2.000 Personen ermittelt, die auch nach dem Bildungsgrad repräsentativ ist (Hauptschule, Realschule, Gymnasium). Im Manual sind die IQ-Scores nach 9 verschiedenen Altergruppen unterteilt (von 16–17-Jährigen bis 70–74-Jährigen). Die mögliche IQ-Spanne reicht dabei von 23–150.

Einsatzmöglichkeiten

Der HAWIE sollte/kann nur im Einzelversuch durchgeführt werden. Er ist das Instrument zur Bestimmung des individuellen Intelligenzniveaus. Interessante differentialdiagnostische Möglichkeiten eröffnen sich durch die differenzierte Auswertung nach Handlungs- und Verbalteil und der Option zur Bildung eines individuellen Intelligenzprofils. Der HAWIE soll nicht zur differenzierten Untersuchung von Hochbegabten (IQ > 130) herangezogen werden. Aufgrund des hohen Aufwandes bei Durchführung und Auswertung liegen Studien meist nur mit kleinen Fallzahlen oder nur unter Verwendung einzelner Subtests vor. Beschrieben wurden in letzter Zeit u.a. Forschungen mit Schizophrenen (Vauth et al., 2001), Essgestörten (Walitza et al., 2001), Depressiven (Höping et al., 2000) oder Patienten mit Cochlear-Implantat (Kropp et al., 2000).

Rezension: H. Lehmann

I-S-T 2000R

Langname und Quelle Intelligenz-Struktur-Test 2000R. Amthauer, R., Brocke, B., Liepmann, D. & Beauducel, A. Göttingen: Hogrefe. 2001.

Testart Intelligenztest

Beschreibung Der I-S-T 2000R ist ein Verfahren zur differenzierten Erfassung intelligenter Fähigkeiten, welches eine Weiterentwicklung des I-S-T 70 (Amthauer, 1973) und des I-S-T 2000 (Amthauer et al., 1999) darstellt. Es zeichnet sich im Vergleich zu seinen Vorgängern durch erweiterte Normen sowie die Modifikation und Erweiterung verschiedener Aufgabengruppen aus. Auf der Grundlage eines theoretisch sowie empirisch begründeten Strukturkonzeptes werden mit dem Verfahren die Generalfaktoren fluide und kristallisierte Intelligenz sowie spezifische Intelligenzbereiche erfasst. Insgesamt handelt es sich um die folgenden Fähigkeiten: verbale Intelligenz, figural-räumliche Intelligenz, rechnerische Intelligenz, verbale Merkfähigkeit, figurale Merkfähigkeit, schlussfolgerndes Denken, verbales Wissen, figural-bildhaftes Wissen, numerisches Wissen, Wissen (Gesamt), fluide und kristallisierte Intelligenz. Jede dieser Fähigkeiten wird wiederum durch mehrere Aufgabentypen beschrieben um zu vermeiden, dass eine Fähigkeit mit nur einer einzelnen Aufgabe gleichgesetzt wird. Der I-S-T 2000R besteht aus mehreren Modulen, denen verschiedene Aufgabengruppen zugeordnet sind und die entsprechend der Untersuchungsziele variabel eingesetzt werden können.

Beispielitem Wald: Bäume = Wiese: ?
a) Gräser b) Heu c) Futter d) Grün e) Weide (Analogien)

Zielgruppe Jugendliche und Erwachsene im Alter von 15–60 Jahren

Zeitbedarf Durchführung: 130 Minuten (gesamter Test), 77 Minuten (Grundmodul)
Auswertung: ca. 15 Minuten

Validität Die Kriteriumsvalidität wird durch Korrelationen einzelner Fähigkeitsbereiche mit anderen Testverfahren (HAWIE-R, vgl. S. 20, Test d2, vgl. S. 34, MWT-B, vgl. S. 28, CFT 20 und FRT) sowie mit Schulnoten belegt. Zur Prüfung der faktoriellen Validität wurden verschiedene Aufgabengruppen (verbale, numerische und figurale Intelligenz sowie der Generalfaktor kristallisierte und fluide Intelligenz) einer Faktorenanalyse unterzogen. Die Faktorenstruktur konnte auch für verschiedene Altersgruppen bestätigt werden.

Reliabilität Die interne Konsistenz (Cronbachs Alpha) liegt für die einzelnen Skalen zwischen .87 und .97. Die Split-Half-Reliabilität liegt im Bereich von .88 und .97.

Normierung

Es liegen Standardwert-Normen (IQ) für Jugendliche und Erwachsene im Alter von 15–60 Jahren vor, die bei mehr als 3.400 Personen erhoben wurden.

Einsatzmöglichkeiten

Das Instrument lässt sich im Bereich der Schulleistungsdiagnostik, bei der Studien- und Berufsberatung sowie bei der Bewerberauswahl einsetzen. Forschungsstudien mit dem I-S-T 2000R wurden bislang nicht beschrieben.

Rezension: H. Berth

KAI

Langname und Quelle	Kurztest für Allgemeine Basisgrößen der Informationsverarbeitung. Theorie und Messung der biologischen Intelligenz mit dem Kurztest KAI. Lehrl, S., Gallwitz, A. & Blaha, L. 3. Aufl. Ebersberg: Vless. 1993.
Testart	Intelligenztest, Leistungstest
Beschreibung	Der KAI wurde ursprünglich als „Kurztest für Allgemeine Intelligenz" vertrieben, woraus sich die Abkürzung erklärt. Er ist u. a. auch Bestandteil des „Demenz-Test-System für Praxen" (Lehrl & Burkhard, 1994), des „EDV-Checksystem Hirnleistungsstörungen" (Bülau et al., 1998) und des „Basis-System für Demenzmessung" (Lehrl, 1999). Der KAI wurde ausdrücklich zur Anwendung im medizinischen Bereich, insbesondere auch in hausärztlichen Praxen, entwickelt, um bestimmte kognitive Einschränkungen, die mit verschiedenen Syndromen (z. B. Demenz) einhergehen können, zu erfassen und ggf. auch deren Änderung quantitativ beschreiben zu können. Der KAI erfasst die momentane geistige Leistungsfähigkeit des Kurzzeitgedächtnisses (Informationsfluss und Gegenwartsdauer). Der Test besteht aus 2 Aufgaben: Buchstabenlesen (20 Buchstaben auf einer Testkarte müssen so schnell wie möglich gelesen werden) und Zeichennachsprechen (zwischen 2 und 9 Zahlen oder Buchstaben werden dem Probanden vorgelesen und müssen wiederholt werden). Die Ergebnisse der beiden Aufgaben werden nach einer Formel zu einem Wert für die Kurzspeicherkapazität verrechnet. Eine Tabelle ermöglicht die ungefähre Zuordnung des KAI-Scores zu IQ-Punkten. Der KAI muss im Einzelversuch durchgeführt werden, eine Gruppentestung ist nicht möglich.
Beispielitem	Nachsprechen der durch den Versuchsleiter vorgelesenen Buchstaben: K F X T P M R V G
Zielgruppe	Erwachsene von 17–65 Jahren
Zeitbedarf	Durchführung: ca. 5 Minuten Auswertung: ca. 1 Minute
Validität	Der KAI wurde mit zahlreichen anderen Intelligenzmessverfahren in Beziehung gesetzt, z. B. dem MWT-B (Lehrl, 1977, vgl. S. 28) oder dem Zahlen-Verbindungstest (Oswald & Roth, 1997, vgl. S. 262). Bei N=331 psychiatrisch auffälligen Patienten betrug die Korrelation MWT-B/KAI .67, bei unauffälligen Personen (N=341) .57. Weitere Belege im Handbuch unterstreichen die Gültigkeit des Verfahrens.
Reliabilität	Im Manual sind zahlreiche Werte aufgeführt, die für die Zuverlässigkeit des KAI sprechen. Die Wiederholungs-Reliabilität (N=149, Aufgabe Buchstabennachsprechen) wird z. B. mit .98, die Retestreliabilität (N=130, 14 Monate Intervall, Aufgabe Buchstabennachsprechen) mit .70 angegeben.

Normierung Die Normierung erfolgte bei N=341 psychiatrisch unauffälligen und N=331 psychiatrisch auffälligen Personen Ende der 70er Jahre. Die Stichproben wurden konsekutiv gewonnen und beanspruchen keine Repräsentativität.

Einsatzmöglichkeiten Als primär individualdiagnostisches Verfahren sind mit dem KAI kaum Anwendungen in der Forschung beschrieben. Durchgeführt wurden mehrfach Studien zum Vergleich verschiedener Demenzmessinstrumente (vgl. Gräßel, 1993; Pausch & Wolfram, 1997). Der KAI ist ein sehr ökonomisches Instrument, das die Status- und Verlaufskontrolle der momentanen geistigen Leistungsfähigkeit ermöglicht. Er kann z.B. zur Abschätzung des Verlaufs von Demenzerkrankungen oder zur Wirksamkeit bestimmter Therapien auf geistige Abbauprozesse eingesetzt werden.

Rezension: S. Niehaus

L-P-S

Langname und Quelle	Leistungsprüfsystem. Horn, W. 2., erweiterte Aufl. Göttingen: Hogrefe. 1983.
Testart	Intelligenztest, auch als Computerversion im Hogrefe Testsystem (HTS) bzw. Leistungsdiagnostischen Labor (LEILA) erhältlich
Beschreibung	Das L-P-S dient der Erfassung der Begabungsstruktur eines Probanden. Mit Hilfe des L-P-S soll nach Horn sowohl ein Leistungsprofil erstellt als auch das allgemeine Intelligenzniveau bestimmt werden können. Der additive Gesamtwert soll dem „second order general factor" von Thurstone entsprechen. Das Testsystem besteht aus 14 Untertests zu je 40 Aufgaben, welche folgende 6 Primärfaktoren der Intelligenz erfassen sollen: „Allgemeinbildung", „Denkfähigkeit", „Worteinfall", „Technische Begabung" (gedankliches Bewegen von Symbolen, räumliche Vorstellung, Erkennen des Wesentlichen trotz ablenkender Einzelheiten), „Ratefähigkeit" (Umfang und schnelle Verfügbarkeit visueller Gedächtnisvorstellungen, Erkennen von Unvollständigem) sowie „Wahrnehmungstempo". Zudem soll mittels eines aus 10 Spalten mit je 40 Aufgaben bestehenden Rechentests die individuelle Arbeitskurve ermittelt werden. Dieser Subtest soll zusätzliche Informationen zur Rechenfähigkeit liefern und wird nicht zum Gesamtwert gezählt.
Beispielitem	„Was müsste beim Wort ‚NSTIR' umgestellt werden, damit ein bekanntes Wort entsteht?" (Worteinfall) „In jedem Wort ist ein Druckfehler; dieser eine falsche Buchstabe ist in jedem Wort durchzustreichen!" (Allgemeinbildung)
Zielgruppe	Probanden ab 9 Jahren
Zeitbedarf	Durchführung: Langversion (Untertests 1–14; Arbeitskurve, alle Reihen): ca. 2 Stunden, Normalversion (Untertests 1–14; Arbeitskurve, 1. und 2. Reihe): ca. 90 Minuten sowie der Kurzversionen: 40 Minuten (Untertests 1, 2, 4, 6, 9, 12, 14; Arbeitskurve, 1. Reihe) bzw. 20 Minuten (Untertests 1, 2, 4, 12) Auswertung: ca. 15 Minuten
Validität	Der Handanweisung sind Befunde zur Kriteriumsvalidität zu entnehmen, z.B. führt Horn für eine Stichprobe von Volks- und Mittelschülern (N=354) eine Korrelation von .47 zwischen dem Gesamtpunktwert im L-P-S und dem Urteil des Klassenlehrers bezüglich der Intelligenz der Schüler an. Bei einem Vergleich des L-P-S mit dem I-S-T (vgl. S. 22) konnte für eine Stichprobe von Studenten (N=37) für die Gesamttests eine Korrelation der Standardwerte von .72 nachgewiesen werden. In faktorenanalytischen Untersuchungen konnten Horns Zuordnungen weitgehend bestätigt werden (Handanweisung, S. 24ff.). Es liegen jedoch auch Untersuchungen vor, die eine andere Faktorenstruktur nahe legen (z.B. Langfeldt, 1975).

Horn gibt für erwachsene Probanden (N = 200) Split-Half-Reliabilitätswerte (Spearman-Brown-korrigiert) an, die für einzelne Subtests zwischen .90 und .99 sowie für den Gesamtwert bei .99 liegen (Handanweisung, S. 20). Ferner wird auf eine Stichprobe von Kindern des vierten Schuljahres (N = 100) von Tent (1969) verwiesen, für die bezüglich einzelner Subtests Werte zwischen .88 und .97 vorliegen, für den Gesamtwert wird ein Split-Half-Reliabilitätswert von .98 angegeben.

Reliabilität

Die Eichstichproben für Probanden bis zu 18 Jahren bildeten 100 Jungen und 100 Mädchen (Handanweisung S. 32), wobei der Beruf der Eltern berücksichtigt wurde. Zu Umfang und Repräsentativität der Normierungsstichprobe für Probanden, die älter als 18 Jahre sind, macht Horn keine klaren Angaben. Sowohl für die Gesamtleistung als auch für einzelne Subtests werden im Handbuch altersbezogene Centil-Werte angegeben. Die Altersnormierung erfolgt zwischen 9 und 18 Jahren in Jahresabständen, wobei für 9-Jährige nur Gesamttestnormen angegeben werden. Ältere Probanden werden nach Altersgruppen (19–20, 21–29, 30–39, 40–49, 50 und älter) zusammengefasst.

Normierung

Das L-P-S ist als differentieller Fähigkeitstest in erster Linie für die Bildungs- und Berufsberatung vorgesehen. Horn empfiehlt es darüber hinaus für die Auswahl von Berufsbewerbern und den Einsatz in der Forschung. Sturm und Büssing (1982) empfehlen das L-P-S für die psychometrische Einzelfalldiagnostik im klinischen Bereich. Das Verfahren kann als Individual- oder Gruppentest angewendet werden. Für Probanden im Alter von 50–90 Jahren wurde als gesondertes Testverfahren das L-P-S 50+ (Sturm, Willmes & Horn, 1993) entwickelt.

Einsatzmöglichkeiten

Rezension: **MWT-B**
H. Berth

Langname und Quelle	Mehrfachwahl-Wortschatz-Intelligenztest. Lehrl, S. 4. Aufl. Ballingen: Spitta. 1999.
Testart	Intelligenztest
Beschreibung	Der MTW-B dient zur Erfassung der sog. kristallinen Intelligenz (Cattel, 1963) einer Person, d.h. dem eher erfahrungsabhängigen Intelligenzbestandteil. Erfasst wird strenggenommen die Fähigkeit zur Wiedererkennung und Differenzierung von Worten. Der MWT-B umfasst 37 in der Schwierigkeit fortlaufend zunehmende Items, die jeweils aus 5 verschiedenen, aber ähnlich lautenden Worten bestehen, von denen nur eines wirklich ein richtiges Wort ist. Dieses eine Wort gilt es zeilenweise zu erkennen und anzustreichen. Die Summe der richtig gelösten Aufgaben wird als Gesamtwert für die Intelligenzbestimmung herangezogen, Subskalen gibt es nicht. Der MWT-B ist somit ein sehr ökonomisches Verfahren. Es existiert eine Parallelform MWT-A (Lehrl et al., 1991). Ähnlich aufgebaut ist der WST (vgl. S. 32).
Beispielitem	Adept – Padet – Edapt – Epatt – Taped
Zielgruppe	Erwachsene im Alter von 20–64 Jahren
Zeitbedarf	Durchführung: ca. 10 Minuten (keine Zeitbegrenzung) Auswertung: ca. 2 Minuten
Validität	Die Gütekriterien des MWT-B, der bereits seit 1971 in Anwendung ist, wurden vielfach überprüft. Er besitzt inhaltlich-logische Gültigkeit. Bei Vergleichen mit Verfahren, die ebenfalls kristalline Intelligenz zu messen beanspruchen, wurden durchgängig mittlere bis hohe Korrelationen gefunden, so betrug der Zusammenhang zum HAWIE-Gesamt-IQ (vgl. S. 20) .81.
Reliabilität	Die Retestreliabilität (N=55, 1–2 Stunden Intervall) betrug .95. Paralleltestreliabilitäten lagen bei verschiedenen Stichproben um .90. Die Interne Konsistenz wurde nicht bestimmt.
Normierung	Die Normierung wurde an einer repräsentativen Stichprobe von N=1.952 Personen im Alter von 20–64 Jahren vorgenommen. Angegeben sind (ausschließlich für die Gesamtgruppe) Prozentrang-, z- und IQ-Werte. Letztere umfassen den Bereich von 61–145 IQ-Punkten.

**Einsatz-
möglichkeiten**

Der MWT-B ist ein sehr ökonomisches Instrument zur Erfassung des allgemeinen (prämorbiden) Intelligenzniveaus einer Person. Er soll laut Manual unabhängig von ungünstigen äußeren Einflüssen wie etwa Bettlägerigkeit oder Psychopharmakawirkung sein, eignet sich somit besonders für den Einsatz in eher schwierigen klinischen Umgebungen. Für Wiederholungsmessungen ist der MWT-B nicht geeignet, insbesondere wenn die Probanden über die Ergebnisse/Fehler informiert wurden, hierfür könnte die Parallelform MWT-A angewandt werden. Voraussetzung für den Einsatz ist die Beherrschung der deutschen Sprache und die Fähigkeit zu lesen. Forschungsstudien liegen aufgrund der Kürze des Instruments zahlreich vor, so z. B. aus der Schizophrenie- (Vauth et al., 2001) oder Suchtforschung (Beiglböck et al., 1999), der Neuropsychologie (Halsband et al., 2001) oder Gerontologie (Kügler, 1999).

Rezension: SPM
S. Niehaus

Langname und Quelle	Standard Progressive Matrices. Raven, J.C., Court, J. & Raven, J. Jr. Deutsche Version: Heller, K. A., Kratzmeier, H. & Lengfelder, A. Göttingen: Beltz. 1998.
Testart	Intelligenztest, im Wiener Testsystem auch als Computerversion erhältlich
Beschreibung	Die SPM dienen als sprachfreies Testverfahren der Erfassung der allgemeinen Intelligenz im Sinne des g-Faktors (Spearman), wobei die Ergebnisse unabhängig von Nationalität, Ausbildung und Gesundheitszustand sein sollen. Die SPM umfassen 5 Testteile (A–E) mit je 12 Aufgaben ansteigenden Schwierigkeitsgrades. Bei den insgesamt 60 Aufgaben handelt es sich um unvollständige geometrische Figuren oder Muster, die nach dem Multiple-choice-Prinzip aus einer Auswahl von 6–8 Teilen dem Muster entsprechend ergänzt werden sollen. Teil A besteht aus einem durchgängigen Muster mit fehlendem Segment, in Teil B werden 3 Figuren vorgegeben und die 4. soll aus den Antwortalternativen gefunden werden. In Teil C wird eine Grundfigur progressiv weiterentwickelt, bei Teil D müssen Prinzipien der Anordnung und Kombination von Figuren verstanden werden. In Teil E müssen Figuren in Teile zerlegt werden, welche additiv oder subtraktiv verändert werden sollen.
Beispielitem	Die Instruktion lautet: „Welches ist das Teilstück, das genau richtig ist, um das Muster zu ergänzen?"
Zielgruppe	Kinder ab 6 Jahren, Jugendliche und Erwachsene
Zeitbedarf	Durchführung: ca. 45 Minuten Auswertung: ca. 5 Minuten
Validität	Faktorenanalysen auf Grundlage der Testteile A–E konnten den angenommenen g-Faktor nachweisen, auf Basis der Testteile wurden in den Normierungsstichproben von Schülern 90.1 % und von Studenten 98.2 % der Varianz durch einen Faktor aufgeklärt. Faktorenanalysen auf Itemebene erbrachten jedoch keine eindeutigen Belege für die Eindimensionalität. Die postulierte Unabhängigkeit von verbalen mentalen Prozessen und der Kulturzugehörigkeit muss nach vorliegenden Untersuchungsergebnissen in Frage gestellt werden (z.B. Owen, 1992; Taschinski, 1985). Die Kriteriumsvalidität wurde in erster Linie über Zusammenhänge mit anderen Tests zur Erfassung allgemeiner Intelligenz (u.a. HAWIE, HAWIK-R, vgl. S. 20, CFT 20) nachgewiesen, so ergab sich bei einem Vergleich mit dem WISC-R eine Korrelation von .70 (N=45; Zhang & Wang, 1989). In der Normierungsstichprobe zeigte sich ein deutlicher Zusammenhang zwischen SPM-Wert und Mathematiknote von .41.
Reliabilität	Die interne Konsistenz (Cronbachs Alpha) liegt für die Gesamttestwerte in den Normierungsstichproben mit .75 bis .96 im oberen Bereich, für einzelne Testteile liegen geringere Koeffizienten vor. Zudem sind für die Normierungsstich-

probe die Split-Half-Reliabilitätswerte dokumentiert (Handbuch, S. 14 ff.), die Retestreliabilität einiger Teilstichproben liegt nach 3 Monaten zwischen .72 und .91. Insgesamt kann sowohl für klinische als auch für Normalpopulationen von einer guten Messgenauigkeit ausgegangen werden.

Normierung

Aus einer Repräsentativerhebung (u. a. 2.134 Schüler aus Haupt-, Realschulen und Gymnasien, sowie 1.101 Grundschüler) der Jahre 1996/97 liegen Prozentrangnormen vor, die in T-Werte umgerechnet werden können; die Daten stammen überwiegend aus Bayern, ergänzt durch Daten aus Nordrhein-Westfalen und Berlin. Vorhanden sind alters- und klassenstufenbezogene Normen (Klasse 1–12, Alter 6–19 Jahre) für Schüler verschiedener Schularten. Zudem liegen Altersnormen für lernbehinderte Schüler einer Förderschule, Klassenstufennormen gehörloser und schwerhöriger Schüler sowie studentische Normen vor. Außerdem werden statistische Kennwerte für eine Stichprobe von 60- bis 90-Jährigen angegeben. Für erwachsene, nicht-studentische Personen (19–60 Jahre) liegen nur internationale Normierungsstichproben (USA und Großbritannien) vor. Für die Computerversion liegen eigene Normen vor.

Einsatzmöglichkeiten

Die SPM dienen der Einschätzung der Intelligenz im Normalbereich. Sie können u. a. auf dem Gebiet der klinischen Diagnostik eingesetzt werden. Durch die Möglichkeit der sprachfreien Testung ist ein Einsatz auch bei Personen angezeigt, deren Sprachverständnis z. B. durch Gehörlosigkeit oder semantische Aphasie in Folge einer Hirnschädigung beeinträchtigt ist. Für klinische Anwendungen wird von Raven, Court und Raven (1996) die Durchführung der SPM ohne Zeitlimit (Powerversion) empfohlen. Für eine Differenzierung im hohen Leistungsbereich sind die APM (Advanced Progressive Matrices) und für eine Differenzierung im unteren Leistungsbereich die CPM (Coloured Progressive Matrices) zu verwenden.

Rezension: WST
A. Dinkel

Langname und Quelle	Wortschatztest. Schmidt, K.-H. & Metzler, P. Weinheim: Beltz. 1992.
Testart	Intelligenztest
Beschreibung	Der Wortschatz einer Person ist als Teil des allgemeinen Sprachverständnisses anzusehen, welches einen Primärfaktor der Intelligenz darstellt. Das Wiedererkennen von Wörtern ist dabei weniger abhängig von altersbedingten oder pathologischen Hirnabbauprozessen als das Reproduzieren von Wörtern. Dadurch ist dieses Vorgehen für die klinisch-diagnostische Praxis und hier insbesondere zur Abschätzung des prämorbiden Intelligenzniveaus geeignet. Der WST stellt einen solchen Test der Wiedererkennung von Wörtern dar. Er folgt einem spezifischen testtheoretischen Konstruktionsprinzip, dem Rasch-Modell. Die Aufgaben des WST sind zeilenweise angeordnet. Jede Zeile enthält ein sinnhaftes Zielwort, das erkannt werden soll, und 5 sinnleere wortähnliche Konstruktionen. Die Aufgaben sind nach steigender Schwierigkeit geordnet. Der Proband soll bei der Bearbeitung des Tests nicht raten. Der Test ist beendet, wenn der Proband angibt, keine Lösung mehr zu finden. Zur Auswertung wird die Zahl der richtig beantworteten Items bestimmt (vgl. auch MWT-B, S. 28).
Beispielitem	inspizieren – pikistieren – negosieren – inklenieren – imaltieren – invigieren
Zielgruppe	Jugendliche ab 16 Jahren und Erwachsene
Zeitbedarf	Durchführung: 10 – 15 Minuten Auswertung: ca. 5 Minuten
Validität	Der WST zeigt erwartungsgemäß keinen Zusammenhang mit dem Alter und ebenso erwartungsgemäß einen signifikanten Zusammenhang mit der Schulbildung. Weitere Validitätsbelege liefern Gorlicki & Schäuble (1997).
Reliabilität	Die verschiedenen Reliabilitätsmaße liegen bei .95.
Normierung	Die Normen basieren auf einer nicht-repräsentativen Stichprobe von N = 573 Personen. Es werden Standard- und IQ-Werte angegeben.
Einsatzmöglichkeiten	Der WST ist in erster Linie für die Diagnostik in der klinischen Psychologie, Neuropsychologie und Psychiatrie entwickelt worden. Er erlaubt eine schnelle Abschätzung des prämorbiden Intelligenzniveaus bei leichter bis mittelschwerer hirnorganischer Beeinträchtigung. Somit kann er auch als Screening dienen, um die Möglichkeit einer weiteren umfangreicheren Diagnostik zu klären. Daneben ist auch der Einsatz in klinischen und epidemiologischen Studien möglich.

5 Leistung

Test d2 (Aufmerksamkeits-Belastungs-Test) 34
FWIT (Farbe-Wort-Interferenztest) 36
KVT (Konzentrations-Verlaufs-Test) 38
LGT-3 (Lern- und Gedächtnistest 3) 40

Rezension: A. Dinkel

Test d2

Langname und Quelle
Test d2. Aufmerksamkeits-Belastungs-Test. Brickenkamp, R. 9. überarbeitete und neu normierte Aufl. Göttingen: Hogrefe. 2002.

Testart
Leistungstest

Beschreibung
Der Test d2 ist ein Leistungstest, der darauf abzielt, allgemeine Voraussetzungen zur Erzielung von kognitiven u.a. Leistungen zu erfassen. Diese sollten mittels Tätigkeiten erhoben werden, „die ein hohes Maß an Aufmerksamkeit und Konzentration, aber möglichst keine speziellen Fähigkeiten und Fertigkeiten erfordern" (Manual, S. 6). Daran anschließend handelt es sich bei dem Test d2 um einen Durchstreichtest, der eine visuelle Diskriminationsleistung erfordert. In dem Sinne, dass Aufmerksamkeit eine Selektionsleistung ist, handelt es sich bei dem Test d2 um einen Aufmerksamkeitstest. Da der Test d2 eine leistungsbezogene, kontinuierliche Reizselektion verlangt (Ablenkung gegenüber irrelevanten, Hinwenden zu relevanten Reizen), erfasst er die Konzentrationsleistung (im Sinne des Testautors) in Bezug auf externe visuelle Reize. Konkret besteht der Testbogen aus 14 Zeilen à 47 Zeichen. Diese sind verschiedene Kombinationen aus einem d oder einem p mit insgesamt jeweils 1–4 Strichen, die über oder unter dem Buchstaben angeordnet sind. Die Aufgabe besteht darin, in der gemischten Abfolge der verschiedenen Zeichenkombinationen alle d mit insgesamt 2 Strichen durchzustreichen. Die Standardinstruktion sieht 20 Sekunden Zeit pro Zeile vor. Durch Auszählung der bearbeiteten Zeichen können u.a. folgende Messwerte gewonnen werden: Gesamtzahl aller bearbeiteten Zeichen (GZ; relevante und irrelevante Zeichen), Fehlerprozentwert (F %; Fehleranteil innerhalb des bearbeiteten Testteils), Gesamtleistung (GZ-F; einfach fehlerkorrigierte Leistungsmenge), Konzentrationsleistungswert (KL; richtig bearbeitete Zeichen abzüglich Verwechslungsfehler). Die verschiedenen Kennwerte gewichten in unterschiedlichem Maße Tempo und Sorgfalt der Leistung.

Beispielitem
Die praktische Durchführung verlangt eine Instruktion durch den Testleiter. Die Standardinstruktion für Erwachsene und Kinder, für die eine eigene Testanweisung vorliegt, sieht vor, dass der Testleiter deutlich darauf hinweist, dass so schnell wie möglich, aber auch möglichst fehlerfrei gearbeitet werden soll. Nach 20 Sekunden sagt der Testleiter: Halt, nächste Zeile. Daraufhin wechselt die Testperson in die nächste Zeile und beginnt vorne mit der Bearbeitung dieser Zeile.

Zielgruppe
Kinder und Erwachsene von 9–80 Jahren

Zeitbedarf
Durchführung: (ohne Instruktion) 4 Minuten und 40 Sekunden
Auswertung: ca. 15 Minuten

Validität

Im Handbuch wird eine Vielzahl von Studien angeführt, die die Konstruktvalidität (vor allem konvergente) sowie die konkurrente und prädiktive Validität des Tests belegen. Diese stammen aus so unterschiedlichen Bereichen wie Verkehrspsychologie, Pädagogische Psychologie, Klinische und Medizinische Psychologie sowie Pharmakopsychologie.

Reliabilität

Die interne Konsistenz für die verschiedenen Testmesswerte sowie die Split-Half-Reliabilitäten liegen alle > .95 für die Gesamtstichprobe (N=3.176). Differenziert nach Alter liegt die interne Konsistenz für die verschiedenen Messwerte bei mindestens .82.

Normierung

Die deutsche Eichstichprobe, die 1999/2000 gewonnen wurde und in der 9. Auflage des Tests dargestellt wird, umfasst N=3.176 Personen zwischen 9 und 60 Jahren. Aufgrund der geringen Anzahl an Personen über 60 Jahren wurde auf die Angabe von Normwerten für Personen, die älter als 60 Jahre sind, verzichtet. Die Normwerte sind nach folgenden Altersgruppen gegliedert: 9–10, 11–12, 13–14, 15–16, 17–19, 20–39, 40–60. Mit der 9. Auflage liegen erstmals für alle zu berechnenden Testwerte Normen (Prozentrang, Standardwert) vor.

Einsatzmöglichkeiten

Da der Test d2 eine basale psychologische Leistung erfasst, die Voraussetzung für viele weitere Leistungen ist, ergibt sich ein weit gefächertes Anwendungsfeld. Dies reicht von der Beurteilung der Fahreignung bis zur Beurteilung der Nebenwirkungen von Psychopharmaka. Beispielsweise untersuchten Vauth et al. (2001) die Wirkung eines kognitiven Strategietrainings auf die Aufmerksamkeit bei schizophrenen Patienten. Hier diente der Test d2 als Erfolgskriterium. In der Studie von Höping et al. (2000) kam der Test bei depressiven Patienten zum Einsatz.

Rezension: R. Jentsch

FWIT

Langname und Quelle: Farbe-Wort-Interferenztest nach J. R. Stroop. Bäumler, G. Göttingen: Hogrefe. 1985.

Testart: Leistungstest, Klinischer Test, Neuropsychologischer Test

Beschreibung: Das Verfahren ist ein sensumotorischer Speed-Leistungstest, in dem mit Hilfe von 9 Testtafeln das Lesen von Farbwörtern, das Benennen der Farben von Farbstrichen und der Farben von Farbwörtern (Interferenzversuch) überprüft werden. Dadurch lassen sich Aussagen über die „Fähigkeiten der Informationsverarbeitung (der Auswahl, Codierung und Decodierung) im optisch verbalen Funktionsbereich…" (Handbuch, S. 7) ableiten. So entsteht ein Grundleistungsprofil, das die 3 Subtests Farbwörterlesen, Farbstrichbenennen und Interferenzversuch enthält. Zusätzlich ergibt sich ein dreidimensionales Leistungsprofil, dass die Kennwerte Benennungsfähigkeit („Nomination"), konzentrativer Widerstand gegenüber dominierenden Reaktionstendenzen („Interferenzneigung") und sensumotorische Grundgeschwindigkeit der Informationsverarbeitung („Aktionstempo") beinhaltet.

Beispielitem: Lesen der Wörter: „gelb, rot, grün, gelb, blau…" (Übungstafel 1).
Benennen der farbigen Wörter: „rot, blau, rot, grün, gelb…" (Übungstafel 3).

Zielgruppe: Für Kinder ab 10 Jahren und Erwachsenen bis zu 85 Jahren

Zeitbedarf: Durchführung: ca. 15 Minuten
Auswertung: ca. 15 Minuten

Validität: Das Verfahren „… grenzt sich … durch seinen Inhalt (Lesen, Benennen und Interferenz) deutlich von anderen Tests ab…" (Handbuch, S. 11). Faktorenanalytisch lassen sich der Generalfaktor („Aktionstempo"), der Benennungsfaktor („Nomination"), der Interferenzfaktor sowie ein allgemeiner und spezifischer Lesefaktor reproduzieren. Außerdem ergeben sich zahlreiche positive Zusammenhänge zu anderen Intelligenztests (z. B. HAWIE, vgl. S. 20, RAVEN SPM, vgl. S. 30), kognitiven Leistungstests (z. B. Buchstabenreihen, Händetest), Merkfähigkeitstests (z. B. LGT-3, vgl. S. 40), Konzentrations- und Aufmerksamkeitstests (z. B. Paulitest, d2, vgl. S. 34), Sensumotorik-Tests (z. B. Punkte tippen), Schulleistungen, Lehrerurteilen für intellektuelle Gewandtheit und Persönlichkeitseigenschaften wie Selbstunsicherheit.

Reliabilität: Die Wiederholungszuverlässigkeit der Subtests Farbwörterlesen, Farbstrichbenennen und Interferenzversuch lag bei heterogener Population bei .96 und bei homogener Population (z. B. nur Studenten) bei .93.

Normierung

Es liegen allgemeine Normen (T-Werte, Medianwerte) für Personen von 16–84 Jahren vor. Darüber hinaus existieren altersspezifische Normen für Erwachsene (16–84 Jahre), Jugendliche (10–20 Jahre), Angestellte im einfachen und mittleren Dienst (16–45 Jahre), Studenten (19–30 Jahre), Akademiker (19–50 Jahre) und Testwiederholungsversuche bei Studenten (19–30 Jahre).

Einsatzmöglichkeiten

Das Verfahren eignet sich besonders zum Einsatz in Forschung und Diagnostik. Dabei ist der Test sowohl in der Grundlagenforschung der Psychologie als auch der angewandten Forschung auf den Gebieten Neuropsychologie, Psychopathologie und Leistung- und Eignungspsychologie anwendbar. In der Diagnostik ist der FWIT zur Prüfung der allgemeinen kognitiven Leistungsvoraussetzungen geeignet. Hervorzuheben sind Gebiete, in denen ein hohes Maß an kognitiver Funktionstüchtigkeit und Informationsverarbeitungsfähigkeit (z. B. Verkehr und Wirtschaft) notwendig sind. Der Test kann für die Entwicklungs- (z. B. hirnorganische Störungen, Legasthenie), Altersdiagnostik (z. B. Abbauprozesse) sowie die Zustandsdiagnostik in der Rehabilitation, Prävention und dem Sonderschulwesen eingesetzt werden.

Rezension: H. Schmitz-Peiffer

KVT

Langname und Quelle	Konzentrations-Verlaufs-Test. Abels, D. 2. verbesserte Aufl. Göttingen: Hogrefe. 1974.
Testart	Leistungstest
Beschreibung	Der KVT, bei dem 60 Karten mit je 36 zweistelligen Zahlen nach 4 Kriterien sortiert werden müssen, dient zur Diagnostik der Konzentration (Verhältnis der Fehlerzahl zur Arbeitszeit) und des Arbeitsvorganges (Qualität der Fehler). Es ergibt sich eine Arbeits-Verlaufskurve.
Beispielitem	Vor die Probanden wird ein Auswertungsblatt, ein Arbeitsblatt und ein mit Gummiring verschnürtes Kartenpäckchen hingelegt: „Mit dieser Aufgabe wird Ihre Sorgfalt bei der Durchführung einer Arbeit untersucht. Sie bekommen eine kleine Sortierprobe. Solche Aufgaben erfordern eine besondere Aufmerksamkeit und Konzentration bei der Arbeit. Sie werden die Karten des Päckchens, das vor Ihnen liegt, nach bestimmten Regeln sortieren müssen."
Zielgruppe	Jugendliche und Erwachsene, 14–60 Jahre
Zeitbedarf	Durchführung: ca. 15 Minuten Auswertung: ca. 1–2 Minuten
Validität	Niedrige Korrelationen mit der Intelligenzleistung (.026) bzw. einer Tempoprobe (.04) belegen die Unabhängigkeit der Sorgfaltsleistung (Abels, 1974).
Reliabilität	Die Testhalbierungsmethode ergab eine Konstanz von .67 (N = 157).
Normierung	Es liegen Standardwerte für Fehler, Zeit und eine Kombination aus Zeit und Fehlerwerten (Abels, 1974) vor.
Einsatzmöglichkeiten	Einzel- und Gruppenversuch. Industrie, Klinik, Schulen und Berufsberatung.

Rezension: **LGT-3**
G. Weißhahn

Langname und Quelle	Lern- und Gedächtnistest 3. Bäumler, G. Göttingen: Hogrefe. 1974.
Testart	Leistungstest, Lern- und Gedächtnistest, Intelligenztest
Beschreibung	Mit dem LGT-3 sollen die individuelle Lernfähigkeit („wie schnell kann etwas eingeprägt werden") und das Gedächtnis („wie gut kann etwas über einen kurzen Zeitraum behalten werden") geprüft werden. Er besteht aus 6 hinsichtlich des Lernmaterials unterscheidbaren Subtests: (1) Weg auf einem Stadtplan, (2) deutsch-türkische Wortpaare, (3) Gegenstände auf Bildern, (4) Telefonnummern, (5) Bau eines Gebäudes und (6) Zeichen. Diese Inhalte werden jeweils gelernt und anschließend wiedergegeben. Dabei finden verschiedene Formen des Lernens (assoziativ, ganzheitlich u.a.) und der Wiedergabe Anwendung (freie oder gebundene Reproduktion, Mehrfachwahl u.a.), beides erfolgt unter Zeitbegrenzung. Für die Bewältigung der Subtests werden Punkte vergeben. Die Auswertung erfolgt hinsichtlich eines Gesamtwertes, der 6 Subtests und der beiden Subtestgruppen „figurales Gedächtnis" und „verbales Gedächtnis", in denen jeweils mehrere Subtests zusammengefasst werden. Die Konstruktion des Verfahrens ist an der klassischen Testtheorie orientiert. Es liegen 2 Parallelformen vor.

Beispielitem	keine Angaben

Zielgruppe	Erwachsene ab 18 Jahren, Jugendliche ab 16 Jahren, vorzugsweise mit höherer Bildung

Zeitbedarf	Durchführung: ca. 40 Minuten Auswertung: ca. 5 Minuten

Validität	Aufgrund der theoretischen Verankerung des Verfahrens in klassischen Gedächtnismodellen kann ausreichende inhaltliche Validität angenommen werden. Die Kriteriumsvalidität wurde anhand von Korrelationen mit zahlreichen schulischen Außenkriterien und anderen Gedächtnis- und Intelligenz-Maßen geprüft. Dabei fanden sich nur niedrige bis mittelhohe Korrelationen zu Intelligenzmaßen, höhere mit Leistungsmaßen (wie z.B. Schulnoten). Faktorenanalytische Untersuchungen ergaben die Existenz von zwei Faktoren (Liepmann, 1976), auf denen die Bildung der beiden Subtestgruppen für verbales und figurales Gedächtnis gründet.
Reliabilität	Für den Gesamttest wird eine Reliabilität von .94, für figurales Gedächtnis .79 und verbales Gedächtnis .85 berichtet. Für die auf Subtests bezogene Interraterreliabilität wurde ein Durchschnittswert von .94 ermittelt. Die Split-Half-Reliabilitäten der Subtests liegen zwischen .57 und .78, Retestreliabilitäten

zwischen .47 und .71 (3–4 Wochen) und Paralleltestreliabilitäten zwischen .51 und .69.

Normierung

An einer Stichprobe von 1.150 Personen (Abiturienten und Personen mit Hoch- und Fachschulreife) wurden vom Testautor T-Wert-Normen und umgerechnete IQ-Angaben für Gesamttest, beide Subtestgruppen und alle sechs Subtests ermittelt. Liepmann (1976) ermittelte an N = 1.935 Berufsschülern Normen für diese Gruppe, die im Mittel unter denen der ersten Stichprobe liegen. Dieser Befund wurde von Marschner (1981) an N = 357 Facharbeitern bestätigt.

Einsatzmöglichkeiten

Der LGT-3 eignet sich zur Klassifikation von Personen hinsichtlich ihres Gedächtnisniveaus, differenzierbar nach einzelnen Aspekten wie verbalem oder bildhaftem Gedächtnis. Er kann daher als Eignungstest bei Selektionsentscheidungen eingesetzt werden.

6 Persönlichkeit

16 PF-R (16-Persönlichkeits-Faktoren-Test-Revidierte Fassung) 44
BPI (Borderline-Persönlichkeits-Inventar) 46
EPI (Eysenck-Persönlichkeits-Inventar) 48
FAF (Fragebogen zur Erfassung von Aggressivitätsfaktoren) 50
FEPS (Fragebogen zur Erfassung allgemeiner und spezifischer
Persönlichkeitsmerkmale Schlafgestörter) 52
FPI-R (Freiburger Persönlichkeitsinventar-Revidierte Form) 54
GT (Gießen-Test) 56
IPS (Inventar zur Persönlichkeitsdiagnostik in Situationen) 58
NEO-FFI (NEO-Fünf-Faktoren-Inventar) 60
NI (Narzissmusinventar) 62
PSSI (Persönlichkeits-Stil-und-Störungs-Inventar) 66
SAM (Fragebogen zur Erfassung dispositionaler Selbstaufmerksamkeit) 68
TAS-26 (Toronto-Alexithymie-Skala-26) 70
TCI (Temperament- und Charakter-Inventar) 72

Rezension: **16 PF-R**
S. Niehaus

Langname und Quelle	Der 16-Persönlichkeits-Faktoren-Test-Revidierte Fassung. Deutsche Ausgabe des 16 PF (fifth edition. Conn, S. R. & Rieke, M. L., 1994). Schneewind, K. A. & Graf, J. Bern: Huber. 1998.
Testart	Persönlichkeitstest
Beschreibung	Mit dem 16 PF-R soll die individuelle Persönlichkeitsstruktur von Probanden mehrdimensional erfasst werden. Das Verfahren geht zurück auf theoretische Überlegungen von R. B. Cattell. Die Grundlage für die Entwicklung der deutschsprachigen revidierten Fassung des 16 PF bildete die neueste englischsprachige Ausgabe des 16 PF (5th edition; Conn & Rieke, 1994; Russel & Karol, 1994). Der 16 PF-R besteht aus 184 Items, die 16 Primärdimensionen, 3 Anwortstilskalen und 5 Globaldimensionen der Persönlichkeit zuzuordnen sind. Bei den 16 Primärdimensionen handelt es sich um „Wärme", „Logisches Schlussfolgern", „Emotionale Stabilität", „Dominanz", „Lebhaftigkeit", „Regelbewusstsein", „Soziale Kompetenz", „Empfindsamkeit", „Wachsamkeit", „Abgehobenheit", „Privatheit", „Besorgtheit", „Offenheit für Veränderung", „Selbstgenügsamkeit", „Perfektionismus" und „Anspannung". Mit Ausnahme der dichotom zu beantwortenden Items der Skala B (Logisches Schlussfolgern) handelt es sich bei den Items der übrigen Skalen um Multiple-choice-Aufgaben mit 3 Antwortmöglichkeiten, die verschiedene Ausprägungsgrade der im Hintergrund stehenden Dimension abbilden. Die 16 Primärdimensionen bilden die 5 Globaldimensionen (Sekundärfaktoren) „Extraversion", „Unabhängigkeit", „Selbstkontrolle", „Ängstlichkeit" und „Unnachgiebigkeit". Die 3 Skalen „Impression Management", „Akquieszenz" und „Infrequenz" dienen der Erfassung von Antwortstilen. Gegenüber früheren Ausgaben wurden die Items des 16 PF-R zeitgemäß und geschlechtssensitiv formuliert, das Antwortformat wurde verbessert, das logische Schlussfolgern wird am Ende des Tests separat erfasst. Die 3 Antwortstilskalen wurden einbezogen, um eine Verzerrung der Testergebnisse durch sozial erwünschte Antworten oder andere Antworttendenzen abschätzen zu können. Zudem wurden die Skalen zur besseren Handhabung unipolar und leicht verständlich benannt (Testmanual, S. 10).
Beispielitem	„Ich gehöre zu den Leuten, die sich nicht so leicht etwas gefallen lassen" (Skala „Dominanz") (a) stimmt, ich lasse mir nicht so leicht etwas gefallen (b) ? (c) stimmt nicht.
Zielgruppe	Erwachsene ab 18 Jahren
Zeitbedarf	Durchführung: ca. 40 Minuten Auswertung: ca. 15 Minuten

Validität

Mit Hilfe von Faktorenanalysen wurde die faktorielle Validität des 16 PF-R belegt. In zahlreichen Vergleichen mit anderen Instrumenten mehrdimensionaler Persönlichkeitsdiagnostik (z. B. FPI-R, vgl. S. 54, TPF-2 oder NEO-FFI, vgl. S. 60) konnte die Konstruktvalidität des Verfahrens nachgewiesen werden. Bezüglich der Validität der Globaldimensionen zeigte sich z. B. bei einem Vergleich mit dem NEO-FFI eine Korrelation der Extraversion-Skalen von .67. Im Manual wird die Äquivalenz von 16 PF und 16 PF-R mit Koeffizienten zwischen .42 und .86 angegeben und als ausreichend groß bezeichnet.

Reliabilität

Die interne Konsistenz der Primärskalen liegt für die Normstichprobe (N = 1.209) zwischen .66 und .89, bei einem mittleren Wert von .74. Bei einem Zeitintervall von einem Monat (Studentische Stichprobe, N = 111) ergeben sich für die Primärskalen Retestreliabilitäten zwischen .60 und .92, wobei eine mittlere Retestreliabilität von .83 angegeben wird. Die interne Konsistenz der Globalfaktoren liegt durchschnittlich bei .81 (zwischen .73 und .87), die durchschnittliche Retestreliabilität liegt für die Globalfaktoren bei .86 (zwischen .78 und .90).

Normierung

Aus einer Repräsentativerhebung von 1998 (N = 1.209) liegen alters- und geschlechtsdifferenzierte Normen (Stenwerte) vor (44% Männer, 56% Frauen; 20% 18–29 Jahre, 41% 30–49 Jahre, 39% 50 Jahre und älter). 42% der Probanden wiesen einen Volks- oder Hauptschulabschluss auf, 43% besuchten eine weiterführende Schule ohne Abitur, 8% hatten Abitur und 7% einen Hochschulabschluss. Die Eichstichprobe besteht zu 78% aus westdeutschen und zu 22% aus ostdeutschen Probanden (Testmanual, S. 12).

Einsatzmöglichkeiten

Einsatzmöglichkeiten ergeben sich im Bereich der individual- und differentialpsychologischen Abklärung unterschiedlicher psychischer Krankheitsbilder und Störungsformen. Des weiteren kann der 16 PF-R zur Eingangsdiagnostik und Erfolgskontrolle im Rahmen klinisch-psychologischer Beratungs-, Therapie- und Rehabilitationsbemühungen angewendet werden. Im Rahmen der Pädagogischen Psychologie ist der 16 PF-R zur Erfassung persönlichkeitspsychologischer Aspekte des Lern- und Leistungsverhaltens sowie zur Evaluation persönlichkeitsrelevanter Wirkungen von Bildungsmaßnahmen einsetzbar. Darüber hinaus wird das Verfahren von den Autoren für Fragestellungen der Sozialisations- und Altersforschung, der klinisch-experimentellen Forschung (z. B. Bonaguidi et al., 2001), der Erforschung interpersonaler und gruppendynamischer Prozesse sowie der kulturvergleichenden Forschung empfohlen.

Rezension: H. Lehmann

BPI

Langname und Quelle: Borderline-Persönlichkeits-Inventar. Leichsenring, F. Göttingen: Hogrefe. 1997.

Testart: Persönlichkeitstest, Klinischer Test

Beschreibung: Das BPI dient der Erfassung der Borderlinestörung, orientiert an Kernbergs psychoanalytisch-strukturellem Konzept der Borderline-Persönlichkeitsorganisation. Demzufolge werden in das Verfahren die Kriterien Realitätsprüfung, Identitäts-Diffusion, frühe Abwehrmechanismen, primitive Formen verinnerlichter Objektbeziehungen einbezogen. Zusätzlich werden noch die Bereiche Impulskontrolle und affektive Symptome erfasst. Der Fragebogen besteht aus 53 Items von denen 33 den 4 faktorenanalytisch ermittelten Subskalen (I) Identitäts-Diffusion, (II) Angst vor Nähe, (III) Primitive Abwehrmechanismen und (IV) Mangelhafte Realitätsprüfung zugeordnet sind. Mit Hilfe eines Cut-off-Wertes kann eine Unterscheidung von Borderline und Neurosen sowie Schizophrenie vorgenommen werden.

Beispielitem: „Es kommt mir öfters so vor, als würden die anderen über mich reden und lachen."
„Manchmal fühle ich mich selbst unwirklich."

Zielgruppe: Erwachsene

Zeitbedarf: Durchführung: 20 Minuten
Auswertung: 10 Minuten

Validität: Die differentielle Validität wurde geprüft, indem die Summenwerte verschiedener diagnostischer Gruppen (N=20 Borderline-Patienten, N=23 Patienten mit neurotischen Störungen, N=200 Nicht-Patienten) mit Hilfe von t-Tests verglichen wurden. Während Borderline-Patienten signifikant höhere Summenwerte als Nicht-Patienten aufweisen, unterschieden sich diese nicht von Patienten mit neurotischen Störungen. Die Konstruktvalidität konnte durch signifikante Korrelationen zwischen dem BPI und anderen diagnostischen Verfahren (HIT, DQ, ABS, BSI, vgl. S. 90) bei Borderline-Patienten (N=20) und Patienten mit neurotischen Störungen (N=23) nachgewiesen werden.

Reliabilität: Die inneren Konsistenzen (Cronbachs Alpha), ermittelt an einer Stichprobe von N=495, lagen zwischen Alpha=.68 und Alpha=.91. Die Retestreliabilität wurde an einer Studentenstichprobe N=40 (Retest nach 5 Monaten) und an Psychotherapiepatienten N=101 (Retest nach einer Woche) ermittelt. Die Reliabilitätswerte liegen hier für die Skalen sowie für die Gesamtform zwischen .73 und .88.

Normierung

Die Normierung erfolgte an einer Gesamtstichprobe von 538 Personen verschiedener diagnostischer Gruppen (Borderline-Patienten, Nicht-Patienten, Schizophrene und Patienten mit neurotischen Störungen). Es liegen Prozentränge und T-Normen für die 4 Skalen, den Gesamtindex des BPI sowie für den Cut-off-Wert vor.

Einsatzmöglichkeiten

Das BPI eignet sich zur klinischen Diagnostik in psychiatrischen und psychotherapeutischen Kliniken, Beratungsstellen und ambulanten Praxen. Es ist weiterhin zum Einsatz in epidemiologischen Studien und zur Therapieevaluation geeignet.

Rezension: **EPI**
H. Lehmann

Langname und Quelle	Eysenck-Persönlichkeits-Inventar. Eysenck, H. J., Deutsche Übersetzung und Bearbeitung: Eggert, D. unter Mitarbeit von Ratschinski, G. 2. überarbeitete und ergänzte Aufl. Göttingen: Hogrefe. 1983.
Testart	Persönlichkeitstest
Beschreibung	Der EPI ist eine Weiterentwicklung des Maudsley Personality Inventory von Eysenck (1959). Mit dem Verfahren werden Persönlichkeitseigenschaften, aufbauend auf dem Persönlichkeitsmodell von Eysenck (1960), erfasst. „Für ihn zählen Extraversion und Neurotizismus zu den Hauptdimensionen der Persönlichkeit" (Handbuch, S. 9) und bilden entsprechend die faktorenanalytisch fundierten Skalen des Testverfahrens. Die Beschreibung einer Person auf der Neurotizismusskala reicht von stabil bis unstabil. Nach Eysenck (1960) steht Neurotizismus im Zusammenhang mit Stabilität des autonomen Nervensystems. Die zweite Dimension Extraversion beschreibt Personen in einem Spektrum von introvertiert bis extrovertiert und ist eng mit Erregungs- und Hemmungsmechanismen im zentralen Nervensystem verbunden. Mit einer Lügenskala werden zusätzlich Selbstdarstellungstendenzen im Sinne sozialer Erwünschtheit erfasst. Der Test existiert in 2 Parallelformen (A und B) mit je 57 Items, welche dichotom mit ja oder nein zu beantworten sind.
Beispielitem	„Folgen sie oft ihren spontanen Einfällen?" „Sind ihre Gefühle verhältnismäßig leicht zu verletzen?"
Zielgruppe	Jugendliche ab 14 Jahren, Erwachsene
Zeitbedarf	Durchführung: 10 – 20 Minuten Auswertung: 10 – 20 Minuten
Validität	Die konvergente Validität wurde durch Korrelationen mit Fragebögen gleichen Gültigkeitsanspruches (MPI, MMQ, E-N-NR) geprüft. Für die Neurotizismusskala zeigen sich mittlere bis hohe Korrelationen mit den entsprechenden Skalen dieser Verfahren (.42 bis .80). Die Extraversionsskala korreliert mit dem MPI beziehungsweise dem E-N-NR von .55 bis .70. Die Lügenskala von MMQ und EPI weisen für die beiden Parallelformen Zusammenhänge von .64 und .49 auf. Im Handbuch finden sich außerdem Angaben zur divergenten Validität. Hierzu wurden Korrelationen zwischen dem EPI und Intelligenz, Sozialstatus, Alter, Geschlecht sowie der Bereitschaft Wunschphantasien mitzuteilen erhoben.
Reliabilität	Die innere Konsistenz der Neurotizismusskala liegt für N = 1.034 Jugendliche in beiden Formen zwischen .74 bis .78. Die entsprechenden Werte für die Extraversionsskala liegen bei .55 bis .75. Für die Lügenskala wurden die geringsten

Zuverlässigkeitswerte ermittelt, wobei auch der geringe Umfang dieser Skala (9 Items) einen Einfluss auf den Reliabilitätskoeffizienten hat. Die Retestreliabilität an einer Stichprobe von N = 207 Jugendlichen, nach 89 Tagen ergab für Neurotizismus .66, für Extraversion .55 sowie für die Lügenskala einen Wert von .32. Für N = 165 Erwachsene ergaben sich bei Testwiederholung höhere Werte (Neurotizismus: .54 bis .89, Extraversion: .62 bis .68, Lügenskala: .47 bis .75). Bei Individualentscheidungen auf der Basis des Fragebogens wird empfohlen, beide Formen A und B durchzuführen, um die Reliabilität zu erhöhen.

Normierung

Es liegen Vergleichswerte für mehrere normale und klinische Stichproben (u. a. Alkoholiker, Depressive, Schizophrene) vor. Von einer umfangreichen Vergleichsgruppe normaler Personen liegen auch geschlechtsspezifische Stanine-Werte vor.

Einsatzmöglichkeiten

Das Verfahren kann in der Beratung sowie auch in der klinischen und pädagogischen Praxis eingesetzt werden.

Rezension: A. Dinkel	**FAF**
Langname und Quelle	Fragebogen zur Erfassung von Aggressivitätsfaktoren. Hampel, R. & Selg, H. Göttingen: Hogrefe. 1975.
Testart	Persönlichkeitstest, Klinischer Test
Beschreibung	Der FAF hat, wie die Autoren betonen (Handanweisung, S. 5), ein sehr eng gefasstes Ziel. Das Verfahren soll Aussagen über die Bereitschaft zu aggressiven Verhaltensweisen liefern. Es beinhaltet 77 Items, die zum Teil auch im Freiburger Persönlichkeitsinventar (FPI, vgl. S. 54) vertreten sind. Die Mehrzahl der Items sind als Ich-Aussage formuliert, die Antwort darauf erfolgt mit „ja" oder „nein". Das erste Item stellt ein „Warming-up"-Item dar. Zehn Items sind einer Offenheitsskala zugeordnet, die eine Kontrollskala für die Bereitschaft zur offenen Fragebogenbeantwortung darstellt. Die weiteren Items verteilen sich auf 5 Aggressionsskalen: Spontane Aggression, Reaktive Aggression, Erregbarkeit, Selbstaggression, Aggressionshemmung. Die ersten 3 Skalen werden zur Bildung eines Summenwertes, Summe der Aggressivität, herangezogen.
Beispielitem	„Es macht mir offen gestanden manchmal Spaß, andere zu quälen". (Spontane Aggression) „Ich fühle mich oft wie ein Pulverfaß kurz vor der Explosion". (Erregbarkeit)
Zielgruppe	Jugendliche ab 15 Jahren und Erwachsene
Zeitbedarf	Durchführung: 10–20 Minuten Auswertung: ca. 5 Minuten
Validität	In der Handanweisung werden mehrere Studien aus verschiedenen Entwicklungsstadien des FAF mitgeteilt. Es zeigten sich signifikante Unterschiede zwischen Straftätern und Kontrollpersonen in den FAF-Werten. Daneben unterschieden sich verschiedene Patientengruppen im FAF. Weiterhin liefern soziodemographische Merkmale Hinweise auf die Validität. Vor allem auf den ersten beiden Skalen wiesen Männer höhere Werte auf als Frauen, Personen der Unterschicht hatten höhere Werte als Personen der Mittelschicht.
Reliabilität	Die interne Konsistenz der 5 Aggressivitätsskalen liegt zwischen .65 und .79. Für die Gesamtskala Aggressivität ergibt sich ein Wert von .85. Die Skala Offenheit weist ein Alpha von .61 auf.
Normierung	Die Normen basieren auf der Normierungsstichprobe des Freiburger Persönlichkeitsinventars von 1970 (N = 630). Es werden alters- und geschlechtsspezifische T-, Stanine- und Prozentrangnormen mitgeteilt. Ferner werden für die

Normierungsstichprobe und für Straftäter, Psychotherapie- sowie Psychosomatikpatienten Mittelwerte und Standardabweichungen als Vergleichswerte angegeben.

> **Einsatzmöglichkeiten**
> Die Autoren weisen als Anwendungsgebiet die Grundlagenforschung zu aggressivem Verhalten sowie den klinischen Einsatz z.B. bei Status- und Verlaufsdiagnostik in der Psychotherapie aus. Daneben ist der Einsatz in der klinischen und forensischen Forschung möglich (vgl. Herpertz et al., 1997; Ille et al., 2001; Wolters, 1994).

Rezension: H. Berth	**FEPS**
Langname und Quelle	Fragebogen zur Erfassung allgemeiner und spezifischer Persönlichkeitsmerkmale Schlafgestörter. Hoffmann, R. M., Rasch, T., Schnieder, G. & Heyden, T., Göttingen: Hogrefe. 1996.
Testart	Klinischer Test, Persönlichkeitstest
Beschreibung	FEPS-I und -II wurden entwickelt, da keine speziellen Verfahren zur psychologischen Diagnostik im Bereich der Insomnien existierten. Sie sind nach wie vor die einzigen Instrumente speziell für dieses Anwendungsgebiet. Die Autoren verstehen den Test dabei mehr als klinisches Verfahren denn als Persönlichkeitstest. Persönlichkeitsmerkmale haben jedoch für den Mechanismus von Schlafstörungen eine bedeutende Funktion. Der FEPS-I misst dabei die allgemeinen Persönlichkeitsmerkmale (Skalen: Lebensgefühl, Selbstbewusstsein, Psychische Erregung, Physische Erregung, Aggressionsverhalten, Körperbeachtung). Mit Hilfe des FEPS-I ist eine diagnostische Unterscheidung zwischen Schlafgestörten und Schlafgesunden möglich, mit Hilfe der Skale „Subjektive Schlafqualität" auch eine Verlaufsmessung. Die mittels des FEPS-II erfassten spezifischen Persönlichkeitsmerkmale „Grübeln" (gedanklich-besorgte Überaktivität) und „Focussing" (intensive Beschäftigung mit dem Schlaf) erwiesen sich in Studien als bedeutsame kognitive Aspekte im Erleben schlafgestörter Patienten. Der FEPS-II wurde aus einem Vorläufer (Heyden, Schmeck-Kessler & Schreiber, 1984) abgeleitet.
Beispielitem	„Oft erwache ich nachts schweißgebadet", „Ich mache keinen Hehl daraus, wenn ich mich über etwas ärgere" (FEPS-I) „Ich achte nicht darauf, wie lange es dauert, bis ich einschlafe", „Über Vergangenes mache ich mir keine Sorgen" (FEPS-II)
Zielgruppe	Erwachsene Patienten mit Schlafstörungen
Zeitbedarf	Durchführung: FEPS-I: ca. 10 Minuten, FEPS-II: ca. 3 Minuten Auswertung: FEPS-I: ca. 10 Minuten, FEPS-II: ca. 5 Minuten
Validität	Sowohl für FEPS-I als auch FEPS-II sind im Handbuch Belege zur faktoriellen Validität (Interkorrelationen der Skalen), Vergleiche zu Skalen anderer Tests (u.a. FPI, vgl. S. 54, GBB, vgl. S. 146, STAI, vgl. S. 174) und Korrelationen mit Ergebnissen von Polysomnographien (Schlaflatenz, Gesamtschlafzeit, Schlafeffizienz bzw. Schlaferholsamkeit) und Angaben aus Schlaftagebüchern aufgeführt, die die Validität belegen.

Reliabilität

Die Interne Konsistenz (Cronbachs Alpha) der Skalen von FEPS-I und -II bei Schlafgesunden betrug zwischen .70 und .91, bei Schlafgestörten zwischen .78 und .91. Retestreliabilitäten bei Schlafgestörten und -gesunden (Intervalle zwischen 2 und 14 Monaten) sind zwischen .49 und .93 angegeben.

Normierung

Die Normierungsstichproben bestanden aus 131 Schlafgestörten und 152 Schlafgesunden (FEPS-I), bzw. 322 Schlafgestörten und 346 Schlafgesunden (FEPS-II). Normwerte in Form von Stanine-Werten sind aufgeschlüsselt nach Geschlecht und 2 Altersgruppen (jünger bzw. älter als 44 Jahre) für Schlafgesunde und Schlafgestörte aufgeführt.

Einsatzmöglichkeiten

Der FEPS ist ausschließlich im Bereich Schlafforschung, Schlafstörung einsetzbar. Er ist sowohl zur Anwendung in klinischer Praxis (z.B. als Screeninginstrument in Schlafambulanzen) und für die Forschung geeignet. Mit dem FEPS ist die diagnostische Unterscheidung von Schlafgesunden und -gestörten, bedingt auch die Unterscheidung verschiedener Arten von Schlafstörungen möglich. Er kann auch zur Verlaufsmessung oder zur Kontrolle der Wirksamkeit von Behandlungen gegen Schlafstörungen eingesetzt werden. In Becker-Carus (1994, 1995) sind zu den genannten Einsatzgebieten verschiedene Studien mit dem FEPS dokumentiert.

Rezension: **FPI-R**
S. Niehaus

Langname und Quelle
Das Freiburger Persönlichkeitsinventar-Revidierte Form. Fahrenberg, J., Hampel, R. & Selg, H. 7., überarbeitete und neu normierte Aufl. Göttingen: Hogrefe. 2001.

Testart
Persönlichkeitstest, Klinischer Test, auch als Computerversion im Rahmen des Hogrefe Testsystems (HTS) erhältlich

Beschreibung
Das FPI-R soll als eines der im deutschen Sprachraum am weitesten verbreiteten klinischen Persönlichkeitsverfahren eine interindividuell vergleichbare Beschreibung von Individuen hinsichtlich der Ausprägung wichtiger Persönlichkeitsdimensionen ermöglichen. Die Autoren haben sich bei der Entwicklung weniger an theoretischen Persönlichkeitsmodellen als vielmehr an pragmatischen Überlegungen (Literaturanalysen, persönliche Erfahrungen) orientiert und das FPI-R faktorenanalytisch begründet. Die revidierte Fassung des Inventars umfasst 138 Items, die den 10 Standardskalen „Lebenszufriedenheit", „Soziale Orientierung", „Leistungsorientierung", „Gehemmtheit", „Erregbarkeit", „Aggressivität", „Beanspruchung", „Körperliche Beschwerden", „Gesundheitssorgen" und „Offenheit" sowie den beiden Zusatzskalen „Extraversion" und „Emotionalität" zuzuordnen sind. Einige Skalen sind unipolar (z.B. wenige vs. viele körperliche Beschwerden), andere eher bipolar (z.B. Lebenszufriedenheit vs. Lebensunzufriedenheit) zu interpretieren.

Beispielitem
„Im Krankheitsfall möchte ich Befund und Behandlung eigentlich von einem zweiten Arzt überprüfen lassen" (Skala 9: „Gesundheitssorgen")
„Manchmal habe ich Gedanken, über die ich mich schämen muss" (Skala 10: „Offenheit")
„Oft rege ich mich zu rasch über jemanden auf" (Skala 5: „Erregbarkeit")

Zielgruppe
Jugendliche ab 16 Jahren und Erwachsene

Zeitbedarf
Durchführung: 10–30 Minuten
Auswertung: ca. 8 Minuten

Validität
Im Rahmen der Reanalyse für die 7. Auflage des Verfahrens konnte die Faktorenstruktur eindeutig reproduziert werden. Die Autoren führen an, dass „die Testwerte des FPI-R unter Berücksichtigung der verhältnismäßig geringen Anzahl von Items in einer für viele Anwendungszwecke ausreichenden Weise die individuelle Ausprägung dieser Persönlichkeitseigenschaften erfassen" (S. 122). Zahlreiche empirische Validitätsbelege im Manual beziehen sich u.a. auf den Vergleich von Selbst- und Fremdeinstufungen und den Vergleich mit anderen Persönlichkeitsfragebögen. Beispielsweise korrelieren die Skalen „Grundstimmung" (GT, Gießentest, vgl. S. 56) und „Lebenszufriedenheit" (FPI-R) zu -.59.

Reliabilität

Die Zuverlässigkeit der FPI-R-Skalen wurde als interne Konsistenz (Cronbachs Alpha) bestimmt, welche für die Normierungsstichprobe zwischen .73 und .83 liegt. Stabilitätskoeffizienten aus einer Untersuchung mit drei Messzeitpunkten bei Herz-Kreislauf-Patienten (N = 103 bzw. 80) nehmen Werte zwischen .47 und .85 an (Manual, S. 31).

Normierung

Es liegen aufgrund einer bevölkerungsrepräsentativen Erhebung aus dem Jahr 1999 Normen von 3.740 Personen in den alten und neuen Bundesländern vor. Die neuen Bundesländer wurden zur intensiveren Analyse in der Eichstichprobe wesentlich stärker berücksichtigt, als es ihrem Anteil an der Gesamtbevölkerung entspricht (44% statt 20%). Die Normierungsstichprobe umfasste 1.997 Frauen und 1.743 Männer, Verteilungen der wichtigsten soziodemographischen Merkmale sind im Testmanual (S. 50ff.) dokumentiert. Dem Manual sind nach Alter (16–19 Jahre, 20–29 Jahre, 30–39 Jahre, 40–49 Jahre, 50–59 Jahre, 60–69 Jahre, 70 Jahre und älter) und Geschlecht differenzierte Normwerte (Stanine) sowie Mittelwerte und Standardabweichungen zu entnehmen.

Einsatzmöglichkeiten

Das FPI-R kann zur vergleichenden Beschreibung von Individuen und Kollektiven im normalen und klinischen Bereich herangezogen werden, wird jedoch nicht empfohlen für Phänomene aus dem engeren Bereich der Psychiatrie wie beispielsweise Halluzinationen, hochgradig pathologische Persönlichkeitszüge oder sehr spezielle Persönlichkeitsmerkmale wie Kontrollüberzeugungen und „Coping-Dispositionen", die bei der Testkonstruktion nicht berücksichtigt wurden (Manual, S. 19). Des weiteren geben die Autoren die Möglichkeit der Identifikation typischer auffälliger Persönlichkeitsprofile an. In der Forschung wurde das FPI-R beispielsweise im Bereich der Wirksamkeit verschiedener Therapieformen (z.B. Teusch, Böhme & Finke, 2001), der Rehabilitation von Herz-Kreislauf-Erkrankungen und psychosomatischen Erkrankungen, im Bereich chronischer Krankheit (z.B. Driessen & Balck, 1991) oder der Epidemiologie psychischer und psychosomatischer Krankheiten in Kohortenstudien (Angst, Degonda & Ernst, 1992) eingesetzt. FPI-R-Skalen sind nicht nur deskriptiv einsetzbar, um mögliche Abweichungen vom bevölkerungsrepräsentativen Durchschnittsprofil zu erfassen, sondern werden auch prädiktiv eingesetzt, z.B. zur Vorhersage von Wiederanpassung, Rehabilitation oder Gesundung (Manual, S. 117).

Rezension: **GT**
U. Soeder

Langname und Quelle
Der Gießen-Test (GT). Ein Test für Individual- und Gruppendiagnostik. Beckmann, D., Brähler, E. & Richter, H. E. Bern: Huber. 1991.

Testart
Persönlichkeitstest

Beschreibung
Der Gießen-Test ist ein Persönlichkeitsfragebogen, in dem die Probanden aufgefordert werden, ein Selbst-, Fremd- oder Idealbild zu skizzieren. Die Items beziehen sich teilweise auf die emotionale Grundbefindlichkeit wie z. B. Depressivität oder Ängstlichkeit, teilweise auf „fundamentale Ich-Qualitäten wie Introspektion, Phantasie, Durchhaltevermögen, Selbstkritik, Durchlässigkeit" (Beckmann et al., 1991, S. 10). In diesen Test gehen psychoanalytische und sozialpsychologische Konzepte ein. Er stellt eine Ergänzung zu denjenigen Persönlichkeitstests dar, die am Konzept des Neurotizismus orientiert sind. Die Merkmale werden jeweils im Vergleich zu anderen Menschen auf einer polaren Skala mit einem Mittelwert von 0 und Ausprägungen von 1–3 zu den Polen hin eingeschätzt. Aus den Items werden die Skalen Soziale Resonanz (1), Dominanz (2), Kontrolle (3), Grundstimmung (4), Durchlässigkeit (5) und Soziale Potenz (6) gebildet. Hohe Skalenwerte bedeuten, dass jemand im Vergleich zu anderen eine hohe positive Resonanz erfährt (1), sich in zwischenmenschlichen Beziehungen eher als dominant erlebt (2), sich eher als zwanghaft (3), depressiv (4), verschlossen (5) und als ungesellig und wenig bindungsfähig (6) einschätzt.

Beispielitem
Ich halte mich für sehr wenig/besonders ängstlich.
Ich glaube, ich habe im Vergleich zu anderen eher besonders viel/besonders wenig Phantasie.

Zielgruppe
Erwachsene im Alter zwischen 18 und 75 Jahren und einem IQ > 80

Zeitbedarf
Durchführung: 10–15 Minuten
Auswertung: 10 Minuten (manuell)

Validität
Interkorrelationen zwischen den Skalen des GT und dem MMPI fallen mit maximalen Werten um .39 (GT-Grundstimmung/MMPI-Psychasthenie) eher gering aus. Teilweise gute Übereinstimmungen finden sich für einzelne Skalen des GT mit der entsprechenden Skalen für den FPI (vgl. S. 54). So korreliert etwa die Skala Grundstimmung des GT mit der Depressivitätsskala des FPI mit .61 (Holling & Liepmann, 1979). Bei Beckmann & Richter (1979) werden Studien zur Konstruktvalidität vorgestellt. Die differentielle Validität wurde für eine Vielzahl klinischer Stichproben nachgewiesen.

Reliabilität

Bei Testwiederholung nach 6 Wochen ergaben sich Retestkorrelationen für die Skalen zwischen .65 und .76. Für die innere Konsistenz nach Spearman-Brown wird ein mittlerer Wert von .86 berichtet.

Normierung

Der Gießen-Test ist an einer Bevölkerungsstichprobe normiert (Brähler et al., 1999). Es liegen nach Alter, Geschlecht und Bildung normierte T-Werte vor. Statistische Vergleichswerte liegen außerdem für diverse klinische Gruppen vor.

Einsatzmöglichkeiten

Der GT kann als Einzel- oder als Gruppentest durchgeführt werden. Durch die Möglichkeit, Selbst- und Fremdbilder zu erheben, wird er vielfach auch in der Paar- und Gruppendiagnostik eingesetzt.

Rezension: H. Lehmann

IPS

Langname und Quelle
Inventar zur Persönlichkeitsdiagnostik in Situationen. Schaarschmidt, U. & Fischer, A. W. Frankfurt am Main: Swets Test Services. 1999.

Testart
Persönlichkeitstest

Beschreibung
Das IPS ist ein Persönlichkeitsdiagnostisches Verfahren, bei dem eine Selbsteinschätzung des wahrscheinlichen Erlebens und Verhaltens in verschiedenen Situationen verlangt wird. „Mit diesem Design orientiert sich das IPS am Modell der so genannten S-R-(Stimulus-Reaction-) Fragebögen, das, hervorgegangen aus der Interaktionismusdebatte, die stark generalisierende Eigenschaftsdiagnostik zu überwinden sucht, indem es das Zusammenwirken von Person und Situation in den Mittelpunkt stellt." (Handbuch S. 9) Die vorgegebenen Situationen werden dabei als Prototypen für relevante Lebensanforderungen verstanden. Es werden eingehend die drei Anforderungsbereiche sozial-kommunikatives Verhalten, Leistungsverhalten und Gesundheits- und Erholungsverhalten erfasst. Die Items jedes Anforderungsbereiches werden zu Skalen zusammengefasst, deren Auswertung und Interpretation einerseits gesondert, besonders aber auch in ihrem Zueinander möglich ist. Letzteres ist durch die Ermittlung von Profilen, also Verhaltens- und Erlebensmustern für die drei Anforderungsbereiche und deren Gegenüberstellung zu vorliegenden Referenzprofilen möglich. Darüber hinaus werden in der Selbsteinschätzung Zufriedenheitsurteile mit dem Verhalten in den entsprechenden Situationen eingeholt.

Beispielitem
„Mir werden Aufgaben übertragen, bei denen ich ständig mit anderen Menschen zu tun habe und Verantwortung für diese Menschen wahrnehmen muß...
Wahrscheinlich werde ich in solch einer Situation...
viel Verständnis zeigen
die nötigen Forderungen durchsetzen
tolerant sein
bestimmend auftreten
mit allen gut auskommen"

Zielgruppe
Erwachsene, vorrangig im Arbeits- und Ausbildungsprozess

Zeitbedarf
Durchführung: ca. 15–20 Minuten
Auswertung: 5–15 Minuten

Validität
Eine Prüfung der konvergenten sowie der diskriminanten Validität erfolgte mit Hilfe von Korrelationsanalysen an verschiedenen Stichproben. So ließen sich für die Skalen und Profile, entsprechend des jeweiligen Gültigkeitsanspruches,

Zusammenhänge mit dem FPI-R (vgl. S. 54) sowie mit dem AVEM nachweisen. Außerdem fanden sich Beziehungen zu Selbst- und Fremdeinschätzungen in entsprechenden Anforderungssituationen.

Reliabilität

Die innere Konsistenz (Cronbachs Alpha) der Skalen liegt für eine Stichprobe von N=721 Personen aus Deutschland und Österreich bei Alpha=.71 bis Alpha=.91. Die Retestreliabilitäten (nach 4 Wochen) betrugen zwischen .70 und .88 (N=59 Personen). In der Retest-Stichprobe (N=59) zeigten 90% der Personen nach 4 Wochen die gleiche Profilzugehörigkeit.

Normierung

Bezüglich der Skalenwerte werden Normen einer Eichstichprobe (N=712) von 18- bis 63-jährigen Frauen und Männern angegeben, die aktiv im Arbeits- oder Ausbildungsverhältnis stehen und insbesondere im sozialen Bereich tätig sind. Grob werden noch einige spezifische Stichprobennormen dargestellt. Die Normen sind als Stanine-Werte und (in der Computerform) auch als T-Werte aufgeführt. Weiterhin gelten die für verschiedene Anforderungsbereiche aufgestellten Referenzprofile als Normen nach denen eine speziell auf Interventionsbedarf ausgerichtete Beurteilung der aufgefundenen Verhaltens- und Erlebensmuster möglich ist.

Einsatzmöglichkeiten

Das Verfahren kann für verschiedene persönlichkeitsdiagnostische Fragestellungen herangezogen werden. Besonders geeignet ist es für den Einsatz im Bereich der Personalentwicklung, Gesundheitsförderung sowie der Berufs- und Studienberatung.

Rezension: **NEO-FFI**
G. Tchitchekian

Langname und Quelle NEO-Fünf-Faktoren-Inventar (NEO-FFI) nach Costa und McCrae. Borkenau, P. & Ostendorf, F. Göttingen: Hogrefe. 1993.

Testart Persönlichkeitstest

Beschreibung Bei diesem Verfahren handelt es sich um einen faktorenanalytisch konstruierten Fragebogen, der individuelle Merkmalsausprägungen in den Bereichen „Neurotizismus", „Extraversion", „Offenheit für Erfahrung", „Verträglichkeit" und „Gewissenhaftigkeit" erfasst. Diese 5 Merkmalsbereiche des NEO-Fünf-Faktoren Inventars haben sich als diejenigen Dimensionen individueller Unterschiede erwiesen, welche sich bei allen sonstigen Differenzen in den Persönlichkeitsmodellen als gemeinsame basale Faktorenstruktur herauskristallisiert haben (John, Angleitner & Ostendorf, 1988). Auf der Grundlage des Fünf-Faktoren-Modells entwickelten Costa und McCrae (1985) das Inventar, wobei NEO für Neurotizismus (N), Extraversion (E) und Offenheit für Erfahrung (O) steht. Der Fragebogen umfasst insgesamt 60 Items, die sich gleichmäßig auf die 5 Merkmalsbereiche (Skalen) verteilen: (1) Neurotizismus: Gefühle der Ängstlichkeit, Traurigkeit, Entrüstung, Verlegenheit; unrealistische Ideen und eine geringe Bedürfniskontrolle sind vorherrschend. (2) Extraversion: Geselligkeit, Aktivität, Herzlichkeit, Optimismus und Heiterkeit sind hervortretende Eigenschaften. (3) Offenheit für Erfahrung: Probanden mit hohen Werten zeichnen sich durch Wertschätzung für neue Erfahrungen aus, bevorzugen Abwechslung, sind wissbegierig, kreativ, phantasievoll und unabhängig in ihrem Urteil. (4) Verträglichkeit (agreeableness): Kennzeichnet eine altruistische, mitfühlende, verständnisvolle und wohlwollende Haltung mit zwischenmenschlichem Vertrauen und starkem Harmoniebedürfnis. (5) Gewissenhaftigkeit: Bezeichnet ordentliche, zuverlässige, disziplinierte, pünktliche und ehrgeizige Personen. Jedes Item wird fünfstufig zwischen „starker Ablehnung" (0 Punkte) und „starker Zustimmung" (4 Punkte) skaliert, die Auswertung erfolgt durch Addition der Punktwerte separat für jede Skala.

Beispielitem „Ich habe gern viel Leute um mich herum" (Skala „Extraversion")
„Manche Leute halten mich für kalt und berechnend" (Skala „Verträglichkeit")

Zielgruppe Erwachsene (ausdrücklich auch ältere Probanden bis ca. 70 Jahre)

Zeitbedarf Durchführung: ca. 10 Minuten
Auswertung: ca. 5 Minuten

Validität

Die Autoren (Borkenau & Ostendorf, 1993, S. 20f.) führen einige Untersuchungen an, die das Fünf-Faktoren-Modell bestätigen. So konnten in einer gemeinsamen Faktorenanalyse des NEO-FFI mit Skalen anderer Messinstrumente u. a. des Freiburger Persönlichkeitsinventars (FPI, Fahrenberg, Hampel & Selg, 1984, vgl. S. 54) und des Eysenck-Persönlichkeitsinventars (EPI, Eggert, 1974, vgl. S. 48) fünf Faktoren mit einer Gesamtvarianzaufklärung von fast 60% extrahiert werden, was für die Angemessenheit des Modells spricht. Zur Konstruktvalidität werden Korrelationen der NEO-FFI-Skalen mit Fremdratings (Bekanntenratings auf einer Adjektivskala) berichtet, die mit .27 bis .45 allerdings nicht sehr hoch ausfallen, was daran liegen könnte, dass die Bekannten mitunter weniger nahestehende Personen waren.

Reliabilität

Die Reliabilitätswerte (Cronbachs Alpha) für die Subskalen liegen zwischen .71 und .85, die durchschnittliche Retestreliabilität nach 2 Jahren ist mit .77 ebenfalls zufriedenstellend (Borkenau & Ostendorf, 1993, S. 13–15).

Normierung

Es liegt keine Normierung im Handbuch vor, noch ist eine geplant, da insbesondere für die Skala „Offenheit für Erfahrung" durch die Teilnahme an einer Normierungsuntersuchung mit Selbstselektionseffekten („Teilnahme" bedeutet bereits mit großer Wahrscheinlichkeit einen hohen Wert auf dieser Skala!) zu rechnen ist. Angegeben werden im Manual lediglich Mittelwerte und Standardabweichungen der Subskalen für die Gesamtstichprobe von N=2.112 (Borkenau & Ostendorf, 1993, S. 22). Neuere bevölkerungsrepräsentative Werte (Mittelwerte, Standardabweichungen) haben Körner et al. (2002) vorgelegt.

Einsatzmöglichkeiten

Es ist vor allem eine Anwendung zu Forschungszwecken denkbar, wenn individuelle Differenzen von Persönlichkeitsmerkmalen ökonomisch erfasst werden sollen. Der von den Autoren ebenfalls vorgeschlagene Einsatz zu individualdiagnostischen Zwecken im Bereich der klinischen, Schul- und Beratungs- sowie Organisationspsychologie erscheint wegen der fehlenden Normierung weniger ratsam.

Rezension: G. Tchitchekian

NI

Langname und Quelle
Das Narzissmusinventar. Deneke, F.-W. & Hilgenstock, B. Bern: Huber. 1989.

Testart
Persönlichkeitstest, Klinischer Test

Beschreibung
Die Autoren beabsichtigen ein Instrument bereitzustellen, das möglichst umfassend Phänomene der Regulation und des Erlebens im Bereich des Selbst evaluiert, wobei darin sowohl positive, befriedigende als auch subjektiv quälende, bedrohliche Aspekte eingeschlossen sind. Gemäß psychoanalytischen Vorstellungen (Kohut, 1976) umfasst das System des Selbst intern repräsentierte seelische und motorische Aktivitäten, bewusste und unbewusste Erinnerungen, Gedanken und Phantasien. Veränderungen einzelner Teile wirken dabei auf das gesamte System. Als Regulationsgrößen dienen die beiden übergeordneten Prinzipien von „Streben nach Ruhe- und Gleichgewichtszuständen" und dem entgegengesetzten Pol „sensorisch-affektiver Stimulierung", der neuartige Erfahrungen und Phantasien sucht. Aus der Balance der beiden konträren Bereiche resultieren psychische Gesundheit, Wohlbefinden und Zufriedenheit mit sich selbst. Unausgewogenheit und einseitige Ausrichtung eines der Pole führt zu Desorganisationstendenzen des narzisstischen Systems mit einem drohenden Zusammenbruch der Kontroll- und Abwehrtätigkeit, Überflutung des Selbst mit Ohnmachtsgefühlen und dem Aufkommen intensiver Ängste. Das Inventar besteht aus 163 Selbstaussagen, die fünfstufig skaliert sind (trifft „nicht zu" bis „völlig zu"). Faktorenanalytisch wurden den 4 gewonnenen Dimensionen 18 Subskalen zugeordnet. I. Bedrohtes Selbst (hochgradige Instabilität des Selbst): (1) Ohnmächtiges Selbst (OHS): Fragilität des Selbst, Ängste, depressive Gefühle, destruktive Impulse (2) Affekt/Impulskontrollverlust (AIV): Diskontinuierliche Sprunghaftigkeit in der Regulation des Selbstsystems (3) Derealisation/Depersonalisation (DRP): Durch Dissoziation und Abspaltung Distanzierung zu bedrohlichen Vorgängen im eigenen Selbst. (4) Basales Hoffnungspotential (BAH): Vertrauen auf eine Wendung zum Besseren, Mobilisierung der eigenen Kraft- und Widerstandsreserven. (5) Kleinheitsselbst (KLS): Zweifel am Wert der eigenen Person, Selbstunsicherheit. (6) Negatives Körperselbst (NEK): Das Unwerterleben der ganzen Person wird auf die körperlichen Repräsentanzen gerichtet. (7) Soziale Isolierung (SOI): Schutz vor zusätzlichen narzisstischen Kränkungen bzw. Gefährdungen. (8) Archaischer Rückzug (ARR): Sehnsüchte nach unendlicher Ruhe. II. „Klassisch" narzisstisches Selbst (Selbstbezogenheit, Kränkbarkeit, Selbstüberschätzung, Funktionalisierung von Objekten für eigene Zwecke und Bedürfnisse): (9) Größenselbst (GRS): Grandiositäts- und Attraktivitätsphantasien. (10) Sehnsucht nach idealem Selbstobjekt (SIS): Teilhabe an Macht und Glanz des idealisierten Objekts. (11) Gier nach Lob und Bestätigung (GLB): Wünsche nach unmittelbarer narzisstischer Gratifikation. (12) Narzisstische Wut (NAW): Ausgleich der narzisstischen Bedrohung und der Selbstwerteinbrüche durch Wut- und Racheimpulse. III. Idealistisches Selbst (latente oder manifeste Angst, in Objektbeziehungen enttäuscht oder verletzt zu werden): (13) Autarkie-Ideal (AUI): Eigenverantwortlichkeit und Selbstbestimmung. (14) Objektabwertung (OBA): Herabset-

zung anderer Personen, um das Selbst vor Zurückweisung, Kränkung oder Erniedrigung zu schützen. (15) Werte-Ideal (WEI): Stolz auf die eigenen Wertmassstäbe, Aufwertung der eigenen Person. (16) Symbiotischer Selbstschutz (SYS): Sehnsucht nach einem Objekt, das die eigene Person dupliziert. IV. Hypochondrisches Selbst (Fokussierung der Aufmerksamkeit auf den eigenen Körper). (17) Hypochondrische Angstbindung (HYA): hypochondrisch-ängstliche Sorge um die körperliche Gesundheit und Integrität. (18) Narzisstischer Krankheitsgewinn (NAK): Körperliche Störungen werden für das persönliche Versagen verantwortlich gemacht. Die Items werden zur Auswertung für jede Skala separat aufaddiert. In Anbetracht des erheblichen Umfangs des Inventars wurde kürzlich (Schöneich et al., 2000) eine Verringerung auf 90 Items vorgeschlagen (Narzissmusinventar-90, NI-90), wobei die Skalen beibehalten und lediglich die Itemzahl pro Skala ohne Qualitätsverlust hinsichtlich statistischer Kenndaten auf 5 reduziert wurde.

Beispielitem

„Es könnte mir schon gefallen, einmal so richtig im Mittelpunkt zu stehen" (GLB)
„Ich habe manchmal furchtbare Angst, schwer krank werden zu können" (HYA)

Zielgruppe

Jugendliche und Erwachsene (15–65 Jahre)

Zeitbedarf

Durchführung: 45–60 Minuten, NI-90: ca. 30–40 Minuten
Auswertung: ca. 10 Minuten

Validität

Die faktorielle Validität ist durch die zur Testkonstruktion durchgeführte Faktorenanalyse als gegeben anzusehen. Mit dem Freiburger Persönlichkeitsinventar (FPI, Fahrenberg, Hampel & Selg, 1984, vgl. S. 54) wurden auf Skalenebene einige von den Autoren als inhaltlich bedeutsam angesehenen Korrelationen (r > .40) gefunden und als psychologisch „schlüssig" bewertet. Insgesamt scheinen die beiden Verfahren jedoch überwiegend spezifische Persönlichkeitsaspekte zu erfassen (Deneke & Hilgenstock, 1989, S. 80). Im Sinne der Konstruktvalidität sind auch die Ergebnisse anzusehen, wonach im Vergleich mit anderen Instrumenten und einem Interview bei gesunden Männern die Dimension des „bedrohten Selbst" im NI wesentlich durch Angst, Insuffizienzgefühle und aggressive Spannungen geprägt ist, während die übrigen Skalen offensichtlich Persönlichkeitsaspekte erfassen, die von den anderen Instrumenten nicht abgebildet werden (Rauchfleisch, Nil & Perini, 1995). In einer weiteren Validierungsstudie entsprachen Patienten mit diagnostizierten narzisstischen Neurosen im wesentlichen den von den Testautoren untersuchten Patienten mit narzisstischen Persönlichkeitsstörungen (Horlacher, Battegay & Rauchfleisch, 1991).

Reliabilität

Interne Konsistenz und Cronbachs Alpha weisen für die einzelnen Skalen Werte von je .71 bis .94 auf.

Normierung	Es stehen zahlreiche Vergleichswerte zur Verfügung, so für alle Subskalen alters- und geschlechtsbezogene T-Werte für eine Stichprobe von N=1.277 Patienten (Deneke & Hilgenstock, 1989). Außerdem liegen Referenzwerte für unterschiedliche Diagnosegruppen vor.
Einsatzmöglichkeiten	Das Inventar kann in der Einzelfalldiagnostik, in psychotherapeutisch-psychiatrischen Einrichtungen zur Basis- oder Verlaufsdokumentation und in der Forschung eingesetzt werden. Bei wiederholten Messungen z. B. in der Verlaufsforschung empfiehlt sich aus ökonomischen Gründen der Einsatz des NI-90 (Schoeneich et al., 2000). In jedem Fall sollten zusätzliche Informationsquellen, z. B. das klinische Interview die Ergebnisse des NI absichern.

Rezension: G. Weißhahn

PSSI

Langname und Quelle Persönlichkeits-Stil-und-Störungs-Inventar. Kuhl, J. & Kazen, M. Göttingen: Hogrefe. 1997.

Testart Persönlichkeitstest, Klinischer Test

Beschreibung Das PSSI ist ein Selbstbeurteilungsfragebogen zur Erfassung von Persönlichkeitsmustern und -störungen. Den theoretischen Hintergrund des Verfahrens bildet die „Theorie der Persönlichkeits-System-Interaktion" (Kuhl, 2001). Nach dieser besteht ein zeitlich überdauernder Persönlichkeitsstil („trait") in einem definierten Muster des Zusammenwirkens von Denken, Fühlen, Empfinden, Verhaltenssteuerung sowie Belohnungs- und Bestrafungssystemen. Das Verfahren besteht aus 140 Items, deren stufenweise Selektion anhand der Kriterien der klassischen Testtheorie erfolgte. Mit ihnen sollen 14 Persönlichkeitsstil-Merkmale erfasst werden, deren extreme Ausprägungen den in Klassifikationssystemen wie DSM-IV oder ICD-10 operationalisierten Persönlichkeitsstörungen zugeordnet werden (z.B. eigenwillig/paranoid, selbstkritisch/selbstunsicher, ehrgeizig/narzisstisch, spontan/borderline, still/depressiv usw.). Den Patienten stehen je Item die numerisch operationalisierten Antwortkategorien „trifft gar nicht zu" (0), „trifft etwas zu" (1), „trifft überwiegend zu" (2), „trifft ausgesprochen zu" (3) zur Auswahl. Für die Auswertung wird pro Skala ein Summenwert gebildet, diese werden in Prozentränge und T-Werte umgerechnet und in ein Profilblatt eingetragen. Dem Profil sind akzentuierte bzw. klinisch relevant ausgeprägte Persönlichkeitsstile zu entnehmen.

Beispielitem „Ich habe als Kind oft das Gefühl gehabt, etwas Besonderes zu sein."
„Ich bin oft an Menschen geraten, die meine Gutmütigkeit ausgenutzt haben."

Zielgruppe Jugendliche ab 14 Jahren, Erwachsene bis 64 Jahre

Zeitbedarf Durchführung: ca. 30 Minuten
Auswertung: 15 Minuten

Validität Die an früheren Versionen geprüfte konvergente Validität (z. B. mit dem 16 PF, Schneewind, Schröder & Cattell, 1986, vgl. S. 44) liegt im mittleren Bereich. Die von den Autoren berichtete Faktorenanalyse an den Daten der Normierungsstichprobe ergab 4 Faktoren, die 71% der Gesamtvarianz aufklären. Hinsichtlich der diskriminanten Validität stellten sie an einer Stichprobe von 120 Patienten auf den meisten Skalen gegenüber der Normierungsstichprobe signifikant erhöhte Werte fest.

Reliabilität

Die Testautoren geben für die 14 Skalen interne Konsistenzen (Cronbachs Alpha) zwischen .75 und .86 und Split-Half-Reliabilitäten zwischen .77 und .89 an.

Normierung

Die Normierung erfolgte an einer Stichprobe von 712 Jugendlichen und Erwachsenen.

Einsatzmöglichkeiten

Das PSSI eignet sich in der klinischen Praxis als Instrument zur Erfassung dispositioneller Persönlichkeitsstile. Es kann in diesem Zusammenhang zur Festlegung von Zielen und Veränderungsmaßnahmen genutzt werden. Mit dem PSSI können allerdings keine Persönlichkeitsstörungen diagnostiziert werden.

Rezension: A. Dinkel

SAM

Langname und Quelle	Fragebogen zur Erfassung dispositionaler Selbstaufmerksamkeit. Filipp, S.-H. & Freudenberg, E. Göttingen: Hogrefe. 1989.
Testart	Persönlichkeitstest, Klinischer Test
Beschreibung	Der SAM ist an ein englischsprachiges Verfahren (Fenigstein et al., 1975) angelehnt. Ausgangspunkt des Verfahrens ist die Annahme, dass Personen eine Disposition dahingehend aufweisen, ihre Aufmerksamkeit stärker auf die eigene Person oder aber auf die Umwelt zu richten. Weiterhin wird angenommen, dass selbstzentrierte Aufmerksamkeit sich auf das individuelle Erleben und Verhalten auswirkt. Mit dem SAM soll das Ausmaß der habituellen Tendenz erfasst werden, die Aufmerksamkeit auf sich selbst zu richten. Dies geschieht mittels 27 Items, die auf einer vierstufigen Skala („sehr selten" bis „sehr oft") eingeschätzt werden und 2 Dimensionen zugeordnet sind: Private Selbstaufmerksamkeit und Öffentliche Selbstaufmerksamkeit. Es werden Skalensummenwerte gebildet. Je höher der Summenwert, desto stärker ist das entsprechende Merkmal ausgeprägt.
Beispielitem	„Es ist mir wichtig, meine eigenen Bedürfnisse zu kennen". (Private Selbstaufmerksamkeit) „Ich mache mir Gedanken darüber, wie ich mich in Gegenwart anderer geben soll". (Öffentliche Selbstaufmerksamkeit)
Zielgruppe	Jugendliche und Erwachsene im Alter von 11–75 Jahren
Zeitbedarf	Durchführung: 10–15 Minuten Auswertung: ca. 5 Minuten
Validität	Es zeigen sich nur wenige signifikante Korrelationen zu anderen Persönlichkeitsfragebögen, die jedoch Hinweise auf die konvergente Validität geben. Weiterhin unterscheiden sich klinische Gruppen und Personen der Normalbevölkerung in dem Sinne, dass die klinischen Gruppen eine höhere Selbstaufmerksamkeit angeben. Zur faktoriellen Validität bemerken Hoyer & Kupst (2001), dass nach ihren Ergebnissen die Annahme der Eindimensionalität der Skala Private Selbstaufmerksamkeit nicht aufrecht erhalten werden kann.
Reliabilität	Die interne Konsistenz sowie die Split-Half-Reliabilität liegen für die Gesamtstichprobe bei .77. Die Retestreliabilitäten (ca. 6 Monate) bewegen sich zwischen .72 und .84.
Normierung	Es werden T- und Stanine-Werte sowie Prozentrangwerte für eine Gesamtstichprobe (N = 1.251) sowie für Subgruppen gesunder und erkrankter Personen (u. a. Krebspatienten) angegeben.

Einsatz-möglichkeiten

Das Verfahren zielt auf ein breites Anwendungsgebiet sowohl in grundlagenwissenschaftlicher als auch angewandter Forschung. Hier kann es bei Fragen des Gesundheitsverhaltens, der Krankheitsanpassung oder auch zur Analyse selbstunsicheren Verhaltens eingesetzt werden. Es existieren Studien u. a. bei Koronarpatienten (Drinkmann & Hauer, 1995), dermatologischen Patienten (Stangier et al., 1998) und Alkoholpatienten (Hoyer et al., 2000).

Rezension: **TAS-26**
A. Dinkel

Langname und Quelle Toronto-Alexithymie-Skala-26. Deutsche Version. Kupfer, J., Brosig, B. & Brähler, E. Göttingen: Hogrefe. 2001.

Testart Klinischer Test, Persönlichkeitstest

Beschreibung Mit der TAS-26 soll das Konstrukt der Alexithymie erfasst werden. Dieses bezeichnet Schwierigkeiten einer Person, ihre Gefühle wahrzunehmen und auszudrücken. Ferner wird davon ausgegangen, dass Personen, die dieses Merkmal in hohem Maße aufweisen, schwer zwischen Emotionen und körperlichen Begleiterscheinungen emotionaler Erregungszustände unterscheiden können. Die TAS-26 ist die Übersetzung des englischsprachigen Originalverfahrens von Taylor et al. (1985). Das Verfahren umfasst 26 Items, hauptsächlich in Form von Selbstaussagen, die auf einer fünfstufigen Skala eingeschätzt werden („trifft gar nicht zu" bis „trifft völlig zu"). Sie sind 4 Skalen zugeordnet: Schwierigkeiten bei der Identifikation von Gefühlen, Schwierigkeiten bei der Beschreibung von Gefühlen, Extern orientierter Denkstil, Reduzierte Tagträume. Daneben kann ein Alexithymie-Gesamtwert gebildet werden, in den jedoch die Skala Reduzierte Tagträume nicht eingeht.

Beispielitem „Ich weiß nicht, was in mir vorgeht". (Schwierigkeiten bei der Identifikation von Gefühlen)
„Es ist schwierig für mich, die richtigen Worte für meine Gefühle zu finden". (Schwierigkeiten bei der Beschreibung von Gefühlen)
„Ich analysiere Probleme lieber, als sie nur zu schildern." (Extern orientierter Denkstil)

Zielgruppe Jugendliche ab 14 Jahren und Erwachsene

Zeitbedarf Durchführung: ca. 10 Minuten
Auswertung: ca. 5 Minuten

Validität Die faktorielle Validität der TAS-26 in einer bevölkerungsrepräsentativen Stichprobe ist im wesentlichen gegeben, 3 Items weisen eine hohe Nebenladung auf anderen Faktoren auf. Als problematisch erweist sich die negative Korrelation der Skala Reduzierte Tagträume mit den Skalen Schwierigkeiten bei der Identifikation bzw. Beschreibung von Gefühlen (-.36 bzw. -.19), was auch der Grund dafür ist, dass die Autoren diese bei der Berechnung des Gesamtwertes nicht berücksichtigen. Erste Hinweise zur konvergenten Validität liefern Zusammenhänge mit einem Stimmungsfragebogen, wobei insbesondere das Antwortverhalten die Validität der TAS-26 stützt (vgl. Kupfer et al., 2000). Weiterhin bestehen Zusammenhänge zwischen Werten in der TAS-26 und Unsicherheiten hinsichtlich der Körperwahrnehmung, erhoben mit dem Fragebogen zur Beurteilung des eigenen Körpers (FBeK, vgl. S. 228).

Reliabilität

Cronbachs Alpha der 4 Skalen der TAS-26 liegt zwischen .67 und .84, für den Gesamtwert bei .84. Die Split-Half-Reliabilitäten bewegen sich zwischen .65 und .84, für die Gesamtskala beträgt sie .83.

Normierung

Die Normen beruhen auf einer bevölkerungsrepräsentativen Stichprobe von N = 2.047 Personen im Alter von 14 bis 95 Jahren. Es werden T- und Prozentrangwerte für die Gesamtgruppe und verschiedene Untergruppen angegeben.

Einsatzmöglichkeiten

Die TAS-26 eignet sich vor allem für den Einsatz in der psychosomatischen Forschung. Das Verfahren kann als diagnostisches Maß zur Bildung von Subgruppen, als prognostisches Maß zur Vorhersage von Therapieerfolgen und als Outcome-Variable dienen.

Rezension: H. Berth

TCI

Langname und Quelle Das Temperament- und Charakter-Inventar. Cloninger, C.R., Przybeck, T.R., Svrakic, D.M. & Wetzel, R.D. Deutsche Übersetzung und Bearbeitung: Richter, J., Eisemann, M., Richter, G. & Cloninger, C.R. Frankfurt am Main: Swets Test Services. 1999.

Testart Klinischer Test, Persönlichkeitstest

Beschreibung Das TCI ist die überarbeitete und ergänzte Übersetzung eines 1994 veröffentlichten amerikanischen Fragebogens. Es beruht auf der biosozialen Persönlichkeitstheorie von Cloninger (1986). „Unter Temperament sind automatische emotionale Reaktionen beim Erleben zu verstehen, die zum Teil erblich bedingt sind und zeitlebens relativ stabil bleiben" (Handbuch, S. 1), wohingegen Charakter sich auf Selbstkonzepte und individuelle Unterschiede in Zielen und Werten bezieht, „die die Entscheidungsfreiheit, die Intentionen und die Bedeutung dessen, was im Leben erfahren wird, beeinflussen" (ebd.). Damit werden bisherige Persönlichkeitskonzeptionen, wie z.B. die Eysenckschen Dimensionen Neurotizimus/Extraversion, erweitert. Die 7 Dimensionen von Temperament und Charakter (Temperament: Neugierverhalten, Schadensvermeidung, Belohnungsabhängigkeit, Beharrungsvermögen, Charakter: Selbstlenkungsfähigkeit, Kooperativität, Selbsttranszendenz) ließen sich faktorenanalytisch an verschiedenen normalen und klinischen Stichproben belegen, eingegangen wird auch auf deren psychobiologischen Korrelate. Aus den Dimensionen lassen sich bestimmte Profiltypen ableiten (ausführlich beschrieben im Handbuch). Insbesondere die Charakterdimensionen erwiesen sich als klinisch bedeutsame Persönlichkeitseigenschaften. Das TCI ist in seiner Durchführung verhältnismäßig zeitaufwendig und erfordert eine hohe Einsatzbereitschaft bei Probanden und Auswerter (Berth, 2001).

Beispielitem „Meine Freunde finden es sehr schwierig, meine Gefühle zu erkennen, da ich nur selten über meine privaten Probleme spreche."
„Ich habe weniger Energie und ermüde schneller als die meisten Menschen."

Zielgruppe Erwachsene ab 18 Jahren, Jugendliche ab 15 Jahren

Zeitbedarf Durchführung: ca. 40 Minuten
Auswertung: ca. 25 Minuten

Validität Dokumentiert ist eine Reihe Untersuchungen zur faktoriellen Validität, z.B. ein Vergleich der Faktorenstrukturen in einer deutschen und einer amerikanischer Stichprobe. Konvergente und diskriminante Validität wurden in mehreren Untersuchungen an verschiedenen Stichproben und im Vergleich zu verschiedenen anderen Persönlichkeitsmaßen (u.a. KSP, SSS, CPI, EPQ) demonstriert. Als Beleg für die Validität der deutschen Version wird u.a. eine

Untersuchung von Richter et al. (1997) angeführt. Letztere belegt die inhaltliche Validität der bei N=450 Mecklenburgern gefundenen Persönlichkeitseigenschaften im Vergleich zu den in der Literatur als für diese Bevölkerungsgruppe charakteristisch beschriebenen Merkmalen. Als Beleg für die differentielle Validität wurden hier die durchgängig gefundenen Geschlechtsdifferenzen genannt. Weitere Studien sind in Richter et al. (2000) dokumentiert.

Reliabilität

Die internen Konsistenzen (Cronbachs Alpha) der Skalen werden in einer Stichprobe von N=509 deutscher Gesunder von .54 bis .83 angegeben. Die Retestreliabilität (6 Monate Intervall) bei N=441 US-Amerikanern lag je nach Skala zwischen .51 und .79.

Normierung

An einer 509 Personen umfassenden deutschen Stichprobe wurde eine Normierung durchgeführt. Prozentrang- und T-Werte sind im Handbuch für alle Skalen und Subskalen (Gesamtgruppe) abgedruckt. In einer weiteren Tabelle finden sich Mittelwerte und Standardabweichungen dieser Stichprobe nach 3 Altersgruppen aufgeschlüsselt.

Einsatzmöglichkeiten

Das TCI ist sowohl zur Messung „normaler" Persönlichkeiten als auch zum klinischen Einsatz geeignet. Im Handbuch dokumentiert sind entsprechende Studien zu z. B. Angststörungen, Essstörungen, Stimmungsstörungen, Persönlichkeitsstörungen, Alkohol-, Nikotin- oder Drogensucht.

7 Lebensqualität

FAP (Fragebogen für Asthmapatienten) 76
FLZ (Fragebogen zur Lebenszufriedenheit) 78
PLC (Profil der Lebensqualität chronisch Kranker) 80
SEL (Skalen zur Erfassung der Lebensqualität) 82
SF-36 (Fragebogen zum Gesundheitszustand) 84
WHOQOL-100, WHOQOL-BREF (WHO Instrumente zur internationalen Erfassung von Lebensqualität) 86

Rezension: H. Berth	**FAP**
Langname und Quelle	Fragebogen für Asthmapatienten. Schandry, R. Frankfurt am Main: Swets. 1995.
Testart	Medizinpsychologischer Test
Beschreibung	„Der FAP soll ein Instrument zur Optimierung der Asthmatherapie sein" (Manual, S. 4). Asthma bronchiale geht für die betroffenen Patienten meist mit einer Reihe von Symptomen (insbesondere Atemnot), Nebenwirkungen und Einschränkungen in vielen Bereichen des täglichen Lebens einher. Der FAP ist konstruiert als ein Instrument zur Erfassung der Lebensqualität dieser spezifischen Patientengruppe. Er umfasst 68 Items, zu denen mit „trifft nicht zu" bis „trifft voll zu" auf einer fünfstufigen Skala Stellung genommen werden soll. Die 5 Skalen, welche erfasst werden, sind „Emotion", „Körperliche Asthmasymptome", „Asthmaspezifisches Vermeidungsverhalten", „Wohlbefinden" und „Einschränkungen im sozialen und persönlichen Bereich". Es wird ein Wert für jede Skala und ein Gesamtwert für die Lebensqualität errechnet. Diese Informationen bieten eine wertvolle Ergänzung zu den rein medizinischen Parametern wie der Lungenfunktionsdiagnostik (Schandry, 1994).
Beispielitem	„Ich muss Auspuffgasen, Rauch und Smog aus dem Weg gehen." (Asthmaspezifisches Vermeidungsverhalten)
Zielgruppe	Patienten mit Asthma bronchiale ab 16 Jahre
Zeitbedarf	Durchführung: ca. 12 Minuten Auswertung: ca. 4 Minuten
Validität	Im Manual sind verschiedene Studien beschrieben, die die Gültigkeit des Verfahrens unterstreichen. So konnte der FAP-Score gut zwischen Patienten mit zahlreichen tatsächlichen asthmabedingten Einschränkungen (wie z. B. nächtliche Atemnotfälle oder das Rufen des Notarztes aufgrund von Anfällen) und Patienten mit wenigen solchen Erlebnissen trennen (vgl. Koch et al., 1991). Gezeigt werden konnten auch erwartungsgemäße Verbesserungen der FAP-Werte im Prä-/Post-Vergleich verschiedener Behandlungen. Beziehungen zu anderen Verfahren der Lebensqualitätsmessung werden nicht berichtet.
Reliabilität	Die interne Konsistenz der Skalen liegt zwischen .87 („Wohlbefinden") und .95 („Emotion"), für den Gesamtwert beträgt Cronbachs Alpha .97.
Normierung	Die Normstichprobe bestand aus N = 321 Patienten mit Asthma bronchiale. Angegeben sind neben Mittelwerten und Standardabweichungen die Prozentrang- und Stanine-Werte für die einzelnen Bereiche und den Gesamtwert. Da die Scores des FAP alters- und geschlechtsabhängig sind, werden die Werte im Handbuch entsprechend aufgeschlüsselt präsentiert.

**Einsatz-
möglichkeiten**

Hingewiesen wird im Handbuch ausdrücklich auf die Möglichkeit des Einsatzes zur Optimierung der Asthmatherapie. Der FAP ermöglicht es, neben den rein medizinischen Parametern auch den extrem wichtigen Aspekt der Lebensqualität der Patienten speziell zugeschnitten auf das Krankheitsbild bei der Therapiegestaltung zu berücksichtigen. Er ist damit zur Verlaufs- und Veränderungsmessung geeignet. Die Scores des FAP könnten auch zur Evaluation von Behandlungen herangezogen werden. In 2 Studien konnten die Verbesserungen der FAP-Werte durch Krankenhaus- bzw. Reha-Aufenthalt gezeigt werden (Müller et al., 1993), insgesamt gesehen hat der Fragebogen noch recht wenig Einsatz in Forschungsstudien gefunden.

Rezension: **FLZ**
A. Dinkel

Langname und Quelle: Fragebogen zur Lebenszufriedenheit. Fahrenberg, J., Myrtek, M., Schumacher, J. & Brähler, E. Göttingen: Hogrefe. 2000.

Testart: Persönlichkeitstest, Medizinpsychologischer Test

Beschreibung: Der FLZ erfasst die Lebenszufriedenheit von Personen, d.h. die kognitive (bilanzierende) und affektive Beurteilung der verschiedenen Lebensbereiche eines Menschen. Die jetzige Form basiert auf einer ersten Fassung, die bei Herz-Kreislauf-Patienten eingesetzt wurde. Die aktuelle Fassung beinhaltet 10 Skalen: Gesundheit, Arbeit und Beruf, Finanzielle Lage, Freizeit, Ehe und Partnerschaft, Beziehung zu den eigenen Kindern, Eigene Person, Sexualität, Freunde, Bekannte, Verwandte, Wohnung. Der FLZ besteht aus 70 Items, die sich gleichmäßig auf die Skalen verteilen. Die Items werden auf einer siebenstufigen Ratingskala beurteilt („sehr unzufrieden" bis „sehr zufrieden"). Es wird ein Skalensummenwert berechnet; außerdem lässt sich ein Gesamtwert, Allgemeine Lebenszufriedenheit, berechnen. Dabei werden die Skalen Arbeit und Beruf, Ehe und Partnerschaft sowie Beziehung zu den eigenen Kindern nicht berücksichtigt, da diese Bereiche viele Personen nicht betreffen. Generell zeigt ein höherer Skalen- bzw. Gesamtwert eine höhere Lebenszufriedenheit an.

Beispielitem: „Mit den beruflichen Anforderungen und Belastungen bin ich ..." (Arbeit und Beruf)

Zielgruppe: Jugendliche ab 14 Jahren und Erwachsene

Zeitbedarf: Durchführung: 5–10 Minuten
Auswertung: ca. 5 Minuten

Validität: Der FLZ zeigt eine hohe faktorielle Validität. Weiterhin ergeben sich sinnvolle und erwartungskonforme Unterschiede zwischen soziodemographischen Merkmalen und FLZ-Skalen. Die konvergente Validität zeigt sich u.a. in der Korrelation zwischen der FLZ-Skala Gesundheit und dem Gießener Beschwerdebogen (GBB, vgl. S. 146), sinnvolle negative Korrelationen ergaben sich zwischen FLZ-Skalen und den Skalen des Inventars Interpersonaler Probleme (IIP-D, vgl. S. 296).

Reliabilität: Die interne Konsistenz der Skalen liegt zwischen .82 und .94, für die Gesamtskala Allgemeine Lebenszufriedenheit beträgt sie .95.

Normierung: Der FLZ wurde an einer bevölkerungsrepräsentativen Stichprobe normiert (N = 2.570). Es werden Stanine-Werte angegeben für Personen zwischen 14 und 92 Jahren. Diese werden getrennt nach Alter und Geschlecht ausgewiesen.

Einsatzmöglichkeiten

Der FLZ wurde bislang vor allem zu Forschungszwecken eingesetzt. Das Verfahren kann bei gesunden Personen und akut/chronisch Kranken in verschiedenen Settings eingesetzt werden. Es kann sowohl als Prädiktor als auch als Outcome-Variable dienen und dabei zur Beschreibung von Unterschieden zwischen soziodemographischen oder verschiedenen klinischen Gruppen herangezogen werden. Beispielsweise untersuchten Goldschmidt & Brähler (2001) die Lebenszufriedenheit ungewollt kinderloser Paare vor und nach In-Vitro-Fertilisation. Der Fragebogen ist aber auch für die Individualdiagnostik geeignet.

Rezension: A. Dinkel	**PLC**
Langname und Quelle	Profil der Lebensqualität chronisch Kranker. Siegrist, J., Broer, M. & Junge, A. Weinheim: Beltz. 1996.
Testart	Medizinpsychologischer Test
Beschreibung	Das Anliegen des PLC ist die Erfassung der gesundheitsbezogenen Lebensqualität, eine „zusammenfassende Kennzeichnung bestimmter... Aspekte des Befindens und Handlungsvermögens von Personen, die unter gesundheitlichen Einschränkungen leiden bzw. chronisch krank sind" (Manual, S. 9). Ausgehend von einer medizinsoziologischen Orientierung definieren die Autoren Befinden und Handlungsvermögen als basale Dimensionen subjektiver Gesundheit (äquivalent zu gesundheitsbezogene Lebensqualität). Beide Dimensionen werden auf die 3 relevanten Dimensionen von Alltagserfahrungen – körperliche Funktionsfähigkeit, psychisches Vermögen und soziales Rollenhandeln – bezogen. 5 dieser 6 resultierenden möglichen Bereiche werden durch die Skalen des PLC erfasst, wobei psychisches Befinden durch 2 Skalen – positive Stimmung und negative Stimmung – abgebildet wird. Die weiteren Skalen sind: Leistungsvermögen, Genuß- und Entspannungsfähigkeit, Zugehörigkeitsgefühl, Kontaktvermögen. Diese somit insgesamt 6 Skalen werden mittels 40 Items erfasst. Der Antwortmodus sieht eine Likert-Skalierung von „gar nicht" bis „sehr gut" vor. Die Einschätzung der Patienten soll sich auf die zurückliegenden 7 Tage beziehen. Es wird jeweils ein Skalenmittelwert berechnet. Die Autoren verstehen den PLC als modulares Verfahren. Dies bedeutet, dass die 40 Items, die das Kernmodul des PLC darstellen, bei Patienten mit verschiedenen Krankheitsbildern eingesetzt werden können. Der Bereich physisches Befinden ist mittels Symptomlisten, die spezifisch für die jeweilige Patientengruppe sind, zu erheben. Dieser Bereich ist somit nicht Bestandteil des standardisierten Kernmoduls des PLC. Die Autoren liefern für Hypertonie, Herzinsuffizienz und Epilepsie exemplarische Symptomlisten im Anhang des Manuals. Das dritte Modul des PLC besteht aus Fragen zur Soziodemographie sowie Zusatzfragen, u.a. zur sozialen Unterstützung in der Primärgruppe und zum Auftreten kritischer Lebensereignisse.
Beispielitem	Wie gut waren Sie in den letzten 7 Tagen insgesamt in der Lage... „nachts gut zu schlafen". (Genuß- und Entspannungsfähigkeit) „anderen Hilfe und Unterstützung zu geben". (Kontaktvermögen)
Zielgruppe	Personen mit chronisch-degenerativen Erkrankungen im somatischen und psychosomatischen Bereich, Personen mit chronischer Behinderung sowie mit bestimmten psychischen Störungen zwischen 18 und 80 Jahren
Zeitbedarf	Durchführung: ca. 15 Minuten Auswertung: ca. 5 Minuten

Validität

Die Konstruktvalidität wurde durch faktorenanalytische Untersuchungen und die Betrachtung von Unterschieden in den Skalenwerten in Abhängigkeit von soziodemographischen Merkmalen überprüft. Im Manual wird eine Studie aus Spanien berichtet, in der sich zeigte, dass Hypertoniker (N = 115) signifikant niedrigere Skalenwerte angaben als Personen der Allgemeinbevölkerung (N = 115). Die kriteriumsbezogene Validität wurde in 4 Studien untersucht, indem die Auswirkungen unterschiedlicher Therapieformen oder Medikationen auf die Werte im PLC geprüft wurden, wobei sich erste Hinweise für die Kriteriumsvalidität zeigten.

Reliabilität

Im Manual finden sich Angaben zur internen Konsistenz der PLC-Skalen aus 8 verschiedenen Studien. Es zeigen sich befriedigende bis gute Koeffizienten (in der Regel > .80). In 3 Studien ist die interne Konsistenz der Skala Zugehörigkeitsgefühl sehr niedrig (< .52). Angaben zur Retestreliabilität liegen u. a. für eine Gruppe Hypertoniekranker vor. Die Retestreliabilität für einen 3wöchigen Zeitabstand lag zwischen .75 und .83; in 2 Studien mit 8wöchigem Abstand deutlich niedriger.

Normierung

Das Manual liefert keine expliziten Skalennormen. Allerdings werden mehrere Studien bei unterschiedlichen Krankheitsgruppen dargestellt, so dass Vergleichswerte existieren. Daten einer auf der Allgemeinbevölkerung beruhenden, deutschlandrepräsentativen Normierung liefern Laubach et al. (2001) und Siegrist et al. (2000).

Einsatzmöglichkeiten

Der PLC ist gedacht für die „Ermittlung und Beurteilung von Unterschieden der Lebensqualität zwischen Gruppen (z. B. aufgrund unterschiedlicher Behandlungsverfahren, Medikamente etc.) sowie für die Ermittlung und Beurteilung individueller Werte im Zeitverlauf" (Manual, S. 49). Explizit ausgeschlossen wird der Einsatz bei Patienten mit lebensbedrohlichen Krankheitszuständen bzw. infausten Prognosen sowie bei Patienten, deren Fähigkeit zur Selbstbeurteilung bzw. Introspektion stark beeinträchtigt ist (z. B. akute Psychosen, geriatrische Krankheitsbilder).

Lebensqualität

Rezension: A. Dinkel	**SEL**
Langname und Quelle	Skalen zur Erfassung der Lebensqualität. Averbeck, M., Leiberich, P., Grote-Kusch, M.T., Olbrich, E., Schröder, A., Brieger, M. & Schumacher, K. Frankfurt am Main: Swets. 1997.
Testart	Medizinpsychologischer Test
Beschreibung	Die SEL sind ein Verfahren, dass zur Erfassung der Lebensqualität bei Tumorkranken entwickelt wurde. Die Autoren gehen davon aus, dass Lebensqualität ein populationsunspezifisches Konstrukt ist, also unabhängig vom Gesundheitszustand oder von anderen Populationsmerkmalen. Dies bedeutet, dass bei verschiedenen Subpopulationen von einheitlichen Bestimmungselementen auszugehen ist. Ferner nehmen sie an, dass Lebensqualität ein dynamisches Konstrukt ist, welches 3 Dimensionen umfasst: die inhaltliche (körperliche, soziale und kognitiv-emotionale Komponenten), die zeitliche und die Dimension der subjektiven Bedeutsamkeit. Basierend auf diesen Grundlagen erfassen die SEL 7 Dimensionen: Stimmung, Objektive körperliche Beschwerden, Subjektive körperliche Verfassung, Grundstimmung, Subjektives soziales Umfeld, Lebensorientierung. Mit einem separaten Item erfolgt eine globale Einschätzung der Lebensqualität. Insgesamt beinhalten die SEL 69 Items. Für die Beurteilung der Items werden unterschiedliche zeitliche Bezugsrahmen vorgegeben. Die Aussagen werden auf fünfstufigen Ratingskalen mit unterschiedlichem Antwortformat (z.B. „gar nicht" bis „sehr stark") eingeschätzt. Es werden Skalensummen und ein Gesamttestwert berechnet. Eine hohe Punktzahl entspricht einer hohen Lebensqualität. Weiterhin liegt eine Kurzform mit 28 Items vor (6 Skalen), für die ein krankheitsunspezifisches sowie verschiedene krankheitsspezifische Beschwerdemodule existieren.
Beispielitem	„Ich kann meine gewohnten Ausgleichs-, Entspannungs- und Freizeitaktivitäten beibehalten." (Objektives soziales Umfeld) „Mit den Erfahrungen, die ich im Leben gesammelt habe, kann ich voller Zuversicht in die Zukunft sehen." (Lebensorientierung)
Zielgruppe	Chronisch kranke Erwachsene
Zeitbedarf	Durchführung: Langform: 15–30 Minuten, Kurzform: 5–10 Minuten Auswertung: ca. 10 Minuten
Validität	Die Konstruktvalidität wurde u.a. mittels Skaleninterkorrelationen bestimmt. Skalen eines Bereichs korrelieren deutlich höher miteinander als Skalen unterschiedlicher Bereiche. Weiterhin zeigten sich Unterschiede in der Lebensqualität in verschiedenen Subgruppen, die aufgrund medizinischer und psychologischer Bedingungen zu erwarten waren. Die Kriteriumsvalidität

zeigte sich in Korrelationen zu weiteren Lebensqualitätsmaßen sowie zu einer Beschwerdenliste (vgl. Schröder et al., 2000).

Die interne Konsistenz beträgt für den Gesamtfragebogen .94. Für die einzelnen Skalen liegen die Werte zwischen .67 und .83, bei der Skala Objektives soziale Umfeld mit .46 deutlich niedriger. Daneben liegen mittlere bis sehr hohe Split-Half- und Retestreliabilitäten vor. **Reliabilität**

Im Handbuch werden Vergleichswerte für Tumorpatienten (N=383), HIV-Infizierte (N=48), Dialyse-Patienten (N=67) und N=367 Personen der Allgemeinbevölkerung genannt. **Normierung**

Die Autoren betonen den Wert des Verfahrens für Indikation und Evaluation im Zusammenhang mit medizinischen/psychologischen Behandlungen bzw. konkurrierenden Behandlungsmöglichkeiten, dies sowohl in der Forschung als auch in der Einzelfalldiagnostik. Neben dem spezifischen klinischen Einsatz ist auch an die Anwendung im Bereich der Qualitätssicherung und Gesundheitsökonomie gedacht. Der Einsatz ist nach neueren Untersuchungen nicht mehr auf Krebspatienten beschränkt (vgl. Leiberich et al., 1995). **Einsatzmöglichkeiten**

Rezension: **SF-36**
A. Dinkel

Langname und Quelle: SF-36. Fragebogen zum Gesundheitszustand. Bullinger, M. & Kirchberger, I. Göttingen: Hogrefe. 1998.

Testart: Medizinpsychologischer Test

Beschreibung: Der SF-36 ist ein Verfahren zur Erfassung der gesundheitsbezogenen Lebensqualität oder subjektiven Gesundheit (äquivalent). Diese bezeichnet „ein multidimensionales psychologisches Konstrukt, das durch mindestens vier Komponenten zu operationalisieren ist: das psychische Befinden, die körperliche Verfassung, die sozialen Beziehungen und die funktionale Komponente" (Handanweisung, S. 7). Der SF-36 ist aus einem langjährigen Forschungsprojekt zur Leistung von Versicherungssystemen in den USA hervorgegangen, er wurde in mehrere Sprachen übersetzt. Der SF-36 umfasst 36 Items. Die Antwortkategorien variieren zwischen „ja – nein" und drei- bis sechsstufigen Antwortskalen (z. B. überhaupt nicht, etwas, mäßig, ziemlich, sehr). Er erfasst 8 Dimensionen, in die unterschiedlich viele Items eingehen: Körperliche Funktionsfähigkeit, Körperliche Rollenfunktion, Körperliche Schmerzen, Allgemeine Gesundheitswahrnehmung, Vitalität, Soziale Funktionsfähigkeit, Emotionale Rollenfunktion, Psychisches Wohlbefinden. Die Items müssen z. T. rekodiert werden, 3 Items gehen nach Rekalibrierung, d. h. gewichtet, in die Dimensionen ein. Die Skalenrohwerte werden jeweils so transformiert, dass ein Wertebereich von 0–100 resultiert. Ein höherer Wert zeigt eine höhere gesundheitsbezogene Lebensqualität an. Ein Item ist keiner Skala zugeordnet. Es handelt es sich dabei um eine Globalbeurteilung des aktuellen Gesundheitszustandes im Vergleich zum vergangenen Jahr. Weiterhin lassen sich aus den Subskalen des SF-36 2 Summenskalen (körperlich, psychisch) berechnen. Mit dem SF-12 liegt eine Kurzform des Verfahrens vor, die sich auf die Erfassung der körperlichen und psychischen Summenskalen beschränkt. SF-36 und SF-12 können als Selbstbeurteilung, Fremdbeurteilung und Interview angewendet werden. Als zeitlicher Bezugsrahmen der Beurteilung können die vergangene Woche oder die zurückliegenden 4 Wochen gewählt werden.

Beispielitem: „Wie würden Sie Ihren Gesundheitszustand im allgemeinen beschreiben?" (Allgemeine Gesundheitswahrnehmung)
Wie oft waren Sie in den vergangenen vier Wochen…
„voller Schwung?" (Vitalität)
„sehr nervös?" (Psychisches Wohlbefinden)

Zielgruppe: Gesunde und erkrankte Personen unterschiedlicher Erkrankungsgruppen ab 14 Jahren

Zeitbedarf: Durchführung: ca. 10 Minuten
Auswertung: per Hand aufwendig, Auswertung über Diskette empfehlenswert

Validität

Die konvergente Validität des SF-36 zeigt sich in signifikanten, genügend hohen Korrelationen mit dem Nottingham Health Profile. Die diskriminante Validität wurde bestimmt über die Fähigkeit des SF-36, zwischen Patientengruppen, die anhand klinischer Kriterien gebildet wurden, sinnvoll zu differenzieren. Die Konstruktvalidität des Verfahrens ist nach der langjährigen internationalen Entwicklung gesichert.

Reliabilität

Die interne Konsistenz liegt in allen in der Handanweisung mitgeteilten Stichproben fast ausnahmslos > .70; in der Normstichprobe mit 2 Ausnahmen ≥ .80.

Normierung

Die Handanweisung liefert Normen (Mittelwerte, Standardabweichungen, Perzentile) für die 8 Dimensionen des SF-36, die auf einer deutschlandrepräsentativen Erhebung der Allgemeinbevölkerung aus dem Jahr 1994 beruhen (N = 2.914). Die Summenskalen werden in T-Werten dargestellt. Die Normen sind differenziert nach Geschlecht, Alter und Wohnort (Ost-/Westdeutschland). Daneben liegen Normen für Personen mit verschiedenen aktuellen und/oder chronischen Erkrankungen vor. Entsprechende Angaben existieren für den SF-12. Neuere bevölkerungsrepräsentative Normen für den SF-36 finden sich bei Ellert & Bellach (1999). Diese wurden 1998 gewonnen und basieren auf den Angaben von N = 6.964 Personen im Alter von 18–80 Jahren.

Einsatzmöglichkeiten

Der SF-36 wird inzwischen primär als Outcome-Parameter eingesetzt. Dies geschieht bei verschiedenen Erkrankungsgruppen in unterschiedlichen Settings (ambulante und stationäre Behandlungsmaßnahmen). Daneben kommt er häufig in klinischen Studien zur Frage von Effekten verschiedener Therapien zum Einsatz. Die Testautorinnen weisen weiterhin auf die Möglichkeit des Einsatzes im Rahmen gesundheitsökonomischer Fragestellungen hin. Den Einsatz auf der Bevölkerungsebene diskutieren Radoschewski & Bellach (1999). Eine in den Iteminstruktionen modifizierte, auf den stationären Kontext zugeschnittene Form des Verfahrens liefern Müller et al. (2001).

Rezension: A. Dinkel

WHOQOL-100, WHOQOL-BREF

Langname und Quelle
WHOQOL-100 und WHOQOL-BREF. Handbuch für die deutschsprachigen Versionen der WHO Instrumente zur internationalen Erfassung von Lebensqualität. Angermeyer, M. C., Kilian, R. & Matschinger, H. Göttingen: Hogrefe. 2000.

Testart
Klinischer Test, Medizinpsychologischer Test

Beschreibung
Der WHOQOL ist das Ergebnis eines internationalen Projektes zur Entwicklung eines in verschiedenen Kulturkreisen einsetzbaren Verfahrens zur Erfassung der Lebensqualität, das von der Weltgesundheitsorganisation (WHO) initiiert wurde. Lebensqualität wird hier definiert als „die individuelle Wahrnehmung der eigenen Lebenssituation im Kontext der jeweiligen Kultur und des jeweiligen Wertesystems und in bezug auf die eigenen Ziele, Erwartungen, Beurteilungsmaßstäbe und Interessen" (Handbuch, S. 10). Der WHOQOL-100 umfasst 100 Items, die sich auf verschiedene sogenannte Facetten aufteilen (z. B. Schlaf, Selbstwert, Arbeitsfähigkeit, Freizeit). Diese wiederum sind 6 sog. Domänen im Sinne von Bereichen der Lebensqualität zugeordnet. Dabei handelt es sich um: Physisch, Psychisch, Unabhängigkeit, Soziale Beziehungen, Umwelt, Spiritualität. Zusätzlich wird ein Globalwert der Lebensqualität bestimmt. Die Beurteilung der Items geschieht auf fünfstufigen Skalen unterschiedlichen Typus (Intensität, Häufigkeit, u.a.). Dementsprechend werden verschiedene Antwortmöglichkeiten vorgegeben (z.B. „überhaupt nicht" bis „äußerst", „sehr schlecht" bis „sehr gut"). Die Domänenwerte werden transformiert und auf einen Bereich von 0–100 standardisiert. Ein höherer Wert zeigt eine höhere Lebensqualität an. Neben der Gesamtform liegt eine Kurzform des Verfahrens, WHOQOL-BREF, mit 26 Items vor. Jede Facette des WHOQOL-100 ist in der Kurzform mit einem Item repräsentiert. Dadurch bleibt die Grundstruktur erhalten, jedoch werden in der Kurzform einige Domänen zusammengefasst. Der WHOQOL-BREF weist eine Struktur mit 4 Domänen auf: Physisch, Psychisch, Soziale Beziehungen, Umwelt. Zusätzlich wird auch hier ein Globalwert berechnet. Die Beantwortung der Items geschieht analog der Gesamtform. Zu dem Verfahren gehört weiterhin der Fragebogen WHOQOL Fragen zur Wichtigkeit von Lebensbereichen, der optional eingesetzt werden kann. Mit diesem kann die subjektive Wichtigkeit der verschiedenen im WHOQOL vertretenen Lebensbereiche erhoben werden. Der Fragebogen umfasst 34 Items, die auf einer fünfstufigen Skala („überhaupt nicht" bis „äußerst") eingeschätzt werden.

Beispielitem
„Machen Sie sich Sorgen?" (Psychisch)
„Wie sehr sind Sie auf Medikamente angewiesen, um das tägliche Leben zu meistern?" (Unabhängigkeit)
„Erfüllt die Qualität Ihrer Wohnung Ihre Bedürfnisse?" (Umwelt)
„Wie wichtig ist es für Sie, angemessene soziale Unterstützung zu erhalten?" (Fragen zur Wichtigkeit)

Zielgruppe
Erwachsene ab 18 Jahren

Durchführung: ca. 45 Minuten (Gesamtform), 10–15 Minuten (Kurzform) Auswertung: per Hand aufwendig, es sollte eine Auswertung über Computer erfolgen	**Zeitbedarf**

Im Handbuch wird explizit darauf hingewiesen (S. 44), dass die Bestimmung der Kriteriumsvalidität für Verfahren zur Messung der Lebensqualität sehr schwierig ist, da es an einem allgemein akzeptierten Kriterium fehlt. Die Angaben fokussieren somit die Konstruktvalidität des Verfahrens. Hier zeigen sich signifikante, sinnvolle Unterschiede zwischen gesunden Personen und psychisch bzw. somatisch kranken in den Domänen des WHOQOL-100 und des WHOQOL-BREF.

Validität

Die interne Konsistenz des WHOQOL-100 für die verschiedenen Domänen liegt in der Gesamtstichprobe zwischen .70 und .90, für die Gesamtskala beträgt sie .84. Eher niedrige Konsistenzwerte finden sich lediglich bei den Subgruppen somatisch und psychisch Kranker in der Domäne Physisch (.68 bzw. .59). Für den WHOQOL-BREF ergeben sich interne Konsistenzen zwischen .76 und .88 in der Gesamtstichprobe. Die Werte in den Subgruppen sind diesen vergleichbar.

Reliabilität

Bei der Gesamt- und der Kurzform werden alters- und geschlechtsspezifische Normwerte (Mittelwert, Standardabweichung) für die Domänen und den Gesamtwert angegeben. Die Normwerte beruhen auf einer Repräsentativerhebung in 2 Städten. Die Normwerte des WHOQOL-100 basieren auf den Angaben von N = 541 Personen, die des WHOQOL-BREF auf einer Stichprobe von N = 2.073 Personen. Für die Wichtigkeitsratings liegen Vergleichswerte der Allgemeinbevölkerung (N = 735) und somatisch (N = 444) und psychisch (N = 332) kranker Patienten vor.

Normierung

Der WHOQOL erhebt den Anspruch eines universellen Anwendungsbereiches. Der Einsatz des Verfahrens ist nicht auf spezifische Sub- und Störungsgruppen oder Settings beschränkt. Die Autoren weisen auf die Möglichkeit des Einsatzes in der klinischen Praxis, der klinischen und epidemiologischen Forschung und im Bereich der Qualitätssicherung hin. Weiterhin wird die Relevanz der zu gewinnenden Ergebnisse für die Planung und Implementierung gesundheitspolitischer Maßnahmen angesprochen. Als konkretes Anwendungsbeispiel sei die Studie von Fliege et al. (2001) genannt, die den WHOQOL-BREF im Rahmen der Validierung eines Fragebogens zur subjektiven Belastung einsetzten.	**Einsatzmöglichkeiten**

8 Psychopathologie

BSI (Brief Symptom Inventory) 90
DIPS (Diagnostisches Interview bei psychischen Störungen) 92
FAPK (Fragebogen zur Abschätzung Psychosomatischen Krankheits-
geschehens) 94
IDCL-P (Internationale Diagnosen Checkliste für Persönlichkeits-
störungen) 96
KÖPS (Fragebogen für körperliche, psychische und soziale Symptome) 98
PHQ-D (Gesundheitsfragebogen für Patienten) 100
SCL-90-R (Symptom-Checkliste von Derogatis – Deutsche Version) . . 102
SKID (Strukturiertes Klinisches Interview für DSM-IV) 104
SOMS (Screening für somatoforme Störungen) 106

Rezension: **BSI**
C. Ulbrich

Langname und Quelle	Brief Symptom Inventory. Derogatis, L. R. Deutsche Version: Franke, G. H. Göttingen: Beltz. 2000.
Testart	Klinischer Test
Beschreibung	Das BSI ist eine Kurzform der SCL-90-R (vgl. S. 102). Es erfasst mittels Selbstbeurteilung die subjektiv wahrgenommene Belastung durch 53 verschiedene Symptome. Dabei sind die vergangenen 7 Tage bis zum gegenwärtigen Tag in Betracht zu ziehen. Die Items, die den Skalen Somatisierung, Zwanghaftigkeit, Unsicherheit im Sozialkontakt, Depressivität, Ängstlichkeit, Aggressivität/Feindseligkeit, phobische Angst, paranoides Denken und Psychotizismus zugeordnet werden, sind jeweils auf einer 5-stufigen Likert-Skala von 0 („überhaupt nicht") bis 4 („sehr stark") einzuschätzen. Außer den 9 Skalen sind noch 3 globale Belastungsmaße ermittelbar, die durch Symptomanzahl und Antwortenintensität determiniert sind.
Beispielitem	„Wie sehr litten Sie unter Schwierigkeiten beim Atmen?" „Wie sehr litten Sie unter dem Gefühl, wertlos zu sein?"
Zielgruppe	Erwachsene und Jugendliche ab 13 Jahren
Zeitbedarf	Durchführung: 8–10 Minuten, keine Zeitbegrenzung Auswertung: ca. 30 Minuten
Validität	Diskriminante und konvergente Validität werden folgendermaßen belegt. Erwartungsgemäß zeigten sich geringe Korrelationen zu manifesten Persönlichkeitseigenschaften (Freiburger Persönlichkeitsinventar FPI-R, Fahrenberg et al., 1994, vgl. S. 54) und damit eine gute diskriminante Validität. Der Zusammenhang zwischen hohem psychischen Distress (Globaler Kennwert des BSI) und niedriger sozialer Unterstützung bestätigt entsprechende Hypothesen. Psychisches und physisches Wohlbefinden korrelieren mit dem Erleben geringer psychischer Belastung. Die Skalenstruktur konnte von den Originalautoren selbst in einer 1.002 Psychiatriepatienten umfassenden Stichprobe repliziert werden.
Reliabilität	Für die Stichprobe der amerikanischen Erstversion werden interne Konsistenzen (Cronbachs Alpha) zwischen .71 und .85 berichtet. Verschiedene spätere Studien zeigen ein eher inhomogenes Bild von sehr guten bis sehr niedrigen Werten auf verschiedenen Skalen. Über alle Studien hinweg zeigt sich jedoch der Globale Kennwert GSI von sehr hoher interner Konsistenz. Die Retestreliabilitäten der einzelnen Skalen bewegen sich in verschiedenen Stichproben zwischen .68 und .93.

Normierung

Es liegen Normwerte in Form von T-Werten vor, die für 2 getrennte Stichproben (600 Erwachsene und 589 Studierende) gewonnen wurden. Die Normwerte sind jeweils geschlechtsdifferenziert. Eine Umwandlung in Prozentränge ist möglich.

Einsatzmöglichkeiten

Das BSI kann in der medizinischen und psychotherapeutischen Praxis bei Verdacht auf erhöhte psychische Belastung eingesetzt werden. Speziell eignet es sich gut, das Ausmaß psychischer Belastung im Zusammenhang mit schwerer körperlicher Erkrankung zu erfassen. Hierbei ist die Eignung des BSI für Vorher-Nachher-Messungen von Bedeutung. Es ist darüber hinaus auch im Forschungskontext und zur Messung der Effektivität psychotherapeutischer Interventionen anwendbar (Geisheim et al., 2002). Das BSI ermöglicht eine große Informationsfülle in kurzer Zeit. Es eignet sich sowohl für quer- als auch längsschnittliche Betrachtungen.

Rezension: G. Weißhahn	# DIPS
Langname und Quelle	Diagnostisches Interview bei psychischen Störungen. Margraf, J., Schneider, S. & Ehlers, A. Berlin: Springer. 1991.
Testart	Klinischer Test, Interview
Beschreibung	Das DIPS ist ein teilstrukturiertes klinisches Interview zur differenzierten Diagnosestellung nach den im Diagnostic and Statistical Manual of Mental Disorders (DSM-III-R, APA, 1987) verankerten diagnostischen Kriterien für psychische Störungen. Es erfasst darüber hinaus auch therapierelevante Informationen, die für die Planung von anschließenden Interventionen nützlich sein können (z. B. Angsthierarchien, Belastungen etc.). Es handelt sich um eine übersetzte, überarbeitete und erweiterte Fassung der zu Forschungszwecken entwickelten Anxiety Disorders Interview Schedule-Revised (ADIS-R, DiNardo & Barlow, 1988), deren Konstruktion sich an der klassischen Testtheorie orientierte. Das DIPS deckt die Bandbreite der auf der Achse I des DSM-III-R operationalisierten häufigsten psychopathologischen Störungsklassen ab: Angststörungen (Phobien, Zwänge usw.), affektive Störungen (Depression), psychosomatische Störungen und Essstörungen. Es dient darüber hinaus als Screening-Instrument für die Bereiche Alkohol- und Substanzmissbrauch sowie Psychosen. Bei der Durchführung des DIPS werden die jeweiligen Störungen mit einer Frage nach den Hauptsymptomen eingeleitet, nach deren Bejahung differenziertere Erhebungen folgen, bei Verneinung geht der Interviewer zur nächsten Störung über. Verständnis- und Vertiefungsfragen sind erlaubt, offensichtlich nicht relevante Fragen werden nach expliziten Regeln übersprungen. Der Behandler führt das Interview mit Hilfe eines Interviewleitfadens, Antworten des Patienten werden in einem Antwortheft festgehalten.
Beispielitem	„Gibt es Situationen wie zum Beispiel Kaufhäuser, Autofahren, Menschenmengen oder enge, geschlossene Räume, in denen Sie Angst haben oder die Sie vermeiden?" „Gab es Zeiten, in denen Sie sich depressiv, traurig und hoffnungslos fühlten oder das Interesse an fast allen Ihren üblichen Tätigkeiten verloren hatten?"
Zielgruppe	Erwachsene jeden Alters
Zeitbedarf	Durchführung: ca. 60 Minuten (stark variierend) Auswertung: ca. 15 Minuten
Validität	Die Testautoren prüften an einer Stichprobe von N = 201 Patienten die Validität durch Korrelation der mit dem DIPS ermittelten Diagnosen mit verschiedenen standardisierten Instrumenten. Im Ergebnis wurden alle DIPS-Störungs-

klassen und nahezu alle Störungsdiagnosen bestätigt, darüber hinaus sind die Störungsdiagnosen klar voneinander abgrenzbar. Auf der Basis dieser Ergebnisse und mit der Anlehnung an das Klassifikationssystem DSM-III-R kann die inhaltlich-logische Gültigkeit als gegeben angesehen werden.

Die Interraterreliabilität liegt zwischen .73 und 1.0 (Kappa) für die Oberklassen und zwischen .55 und 1.0 für einzelne Störungsdiagnosen. Für die Retestreliabilität (Zwei-Wochen-Intervall) fanden die Autoren Werte zwischen .68 und .87 (Kappa) für die Oberklassen und .46 bis .85 für einzelne Störungsdiagnosen. Der globale Übereinstimmungswert von 73 % spricht für eine ausreichend hohe Reliabilität der gestellten Diagnosen.

Reliabilität

keine Angaben

Normierung

> Das DIPS eignet sich als Instrument zur strukturierten Eingangsdiagnostik im ambulanten und klinischen Setting, weil es neben Daten zur klassifikatorischen Diagnosestellung auch therapierelevante Informationen liefert. Es ist darüber hinaus aufgrund seiner Durchführungsökonomie als Screeninginstrument in epidemiologischen Untersuchungen brauchbar. Zur Qualitätssicherung sollte ein Interviewer allerdings geschult werden und zunächst in mehreren Durchführungen praktische Erfahrungen sammeln.

Einsatzmöglichkeiten

Rezension: H. Berth

FAPK

Langname und Quelle
Fragebogen zur Abschätzung Psychosomatischen Krankheitsgeschehens. Koch, C. 2. Aufl., Göttingen: Beltz. 1996.

Testart
Klinischer Test, Psychosomatischer Test

Beschreibung
„Mit dem FAPK soll ein Versuch unternommen werden, psychosoziale Bezüge herauszufinden, die für das Zustandekommen oder die Aufrechterhaltung von somatischen Symptomen mit in Frage kommen können. Es sollen Strukturen der Alltagsbewältigung der Betroffenen herausgearbeitet werden, deren subjektiver Niederschlag beim Individuum u. U. für eine ‚psychosomatische' Lösungsstrategie ... sprechen" (Manual, S. 23). Grundlegende Annahme ist dabei, dass eine subjektive Diskrepanz im Realitätsbezug besteht und daraus resultierend inadäquate Problemlösestrategien (Subjektivierung) gebildet werden, die dann zu einer körperlichen Symptombildung führen können. Betont wird dabei die nicht ausschließliche Genese im Subjekt, sondern die Rolle von Widersprüchen im Alltagserleben und die Bedeutung der Problemlösestrategien. Auf einige Modelle der psychosomatischen Krankheitsentstehung wird im Manual eingegangen. Der FAPK besteht aus 203 Aussagen, zu denen der Proband in vorgegebenen (meist dreistufigen) Antwortkategorien Stellung beziehen soll. Die Aussagen gliedern sich in die Skalen „Realitätsbezug", „Phantasie (Soziales Vorstellungsvermögen)", „Emotionale Beziehungsleere", „Soziale Anpassung", „Aggression", „Aggressionsunfähigkeit", „Hypochondrie", „Regression (Unselbstständigkeit)", „Abwehr sexueller Empfindungen" und „Belastungsfaktoren".

Beispielitem
„Wenn an meinem körperlichen Empfindungen etwas nicht stimmt, beunruhigt mich das sofort" (Skala Hypochondrie)
„Ich unterstütze den, der seinen Kindern das Onanieren verbietet" (Skala Abwehr sexueller Empfindungen)

Zielgruppe
Erwachsene Patienten mit entsprechender Indikation

Zeitbedarf
Durchführung: ca. 45 Minuten
Auswertung: ca. 10 Minuten

Validität
Die Gütekriterien wurden an verschiedenen Stichproben mit insgesamt N = 300 Personen ermittelt. Dabei wurden eine Normalstichprobe (N = 186), Patienten aus psychosomatischen Ambulanzen (N = 32), Patienten mit funktionellen Beschwerden (N = 34 und N = 83), „Neurotisch Depressive" (N = 46), Psoriatiker (N = 33) und Teilnehmer einer Selbsterfahrungsgruppe (N = 41) befragt. Als Belege für die Validität werden im Manual die hypothesenkonformen signifikanten Mittelwertunterschiede zwischen den verschiedenen Stichproben, diskriminanzanalytische Untersuchungen und Korrelationen der einzelnen

Subskalen angeführt. Dargestellt wird weiterhin die faktorielle Validität. Bei Teilstichproben wurden Vergleiche zur Beschwerden-Liste (B-L, Zerssen, 1976b, vgl. S. 140) und zum Gießen-Test (GT, Beckmann et al., 1983, vgl. S. 56) berechnet.

Reliabilität

Die interne Konsistenz des Verfahrens (ermittelt bei N = 300 Personen) liegt für die einzelnen Skalen zwischen .70 bis .86, im Mittel bei .78.

Normierung

Eine Normierung des FAPK wurde nicht vorgenommen, „weil eine quantitative Bestimmung psychosomatischen Krankheitsgeschehens als ‚Abweichung' vom normalen Realitätsbezug ihrem komplizierten Gegenstand nicht gerecht wird" (Handbuch, S. 7). Als Vergleichswerte können die für verschiedene Stichproben und die einzelnen Skalen im Manual aufgeführten Mittelwerte und Standardabweichungen herangezogen werden.

Einsatzmöglichkeiten

Der FAPK kann eingesetzt werden zur Abklärung der psychischen oder sozialen Beeinträchtigungen, die bei der Entstehung einer somatischen Erkrankung Anteil gehabt haben könnten. Er eignet sich somit zur individuellen Status- und auch Verlaufsdiagnostik. Die Ergebnisse des FAPK können wesentliche Impulse zu Therapieplanung beitragen, wenn psychosomatische Inhalte (mit)zubehandeln sind. Der Einsatz als Screeninginstrument ist jedoch nicht uneingeschränkt möglich (Mehlsteibl, 1998). Neuere Forschungsstudien mit dem FAPK liegen in einigen Bereichen der Medizin und Psychosomatik vor, so z. B. der Psychotraumatologie (Teegen & Grotwinkel, 2001), der Ophthalmologie (Bahrke et al., 2000), der Kardiologie (Schweiger et al., 1998), der Therapieforschung (Hochgerner et al., 1998) oder der Zahnheilkunde (Reithofer & Egger, 1994).

Rezension: H. Lehmann

IDCL-P

Langname und Quelle: Internationale Diagnosen Checkliste für Persönlichkeitsstörungen. Bronisch, T., Hiller, W., Mombour, W. & Zaudig, M. Bern: Huber. 1995.

Testart: Klinischer Test, Persönlichkeitstest

Beschreibung: Die IDCL-P dient der Erfassung von Persönlichkeitsstörungen, basierend auf dem ICD-10 bzw. auf dem DSM-IV anhand von präzise definierten Kriterien. Für jedes der beiden Klassifikationssysteme liegen die Checklisten getrennt jeweils in einem Heft vor, das für jeden Patienten ausgefüllt wird. Die Diagnostik erfolgt auf der Grundlage der Fremdbeurteilung, wobei die Art der Erhebung freigestellt ist. Informationen können durch Verhaltensbeobachtungen, Angaben des Patienten oder Dritter gewonnen werden. Die diagnostischen Kriterien für die Persönlichkeitsstörungen liegen in knapper übersichtlicher Form vor und sind im Wortlaut mit denen des jeweiligen Klassifikationssystems identisch. Bei jeder Persönlichkeitsstörung sind 6 allgemeine Kriterien (z. B. das Vorhandensein eines persönlichen Leidensdrucks, Stabilität des abweichenden Verhaltens, Ausschluss anderer psychischer Störungen) und 6–10 störungsspezifische Kriterien zu beurteilen. Für die Diagnosestellung werden Entscheidungsregeln aufgeführt. Es können sichere oder Verdachtsdiagnosen vergeben werden, da die störungsspezifischen Kriterien jeweils danach bewertbar sind, ob sie sicher, verdachtsweise oder nicht vorliegen.

Beispielitem:
Internationale Diagnosen Checkliste für Persönlichkeitsstörungen für ICD-10
Paranoide Persönlichkeitsstörungen
Ermitteln sie die Art der Persönlichkeitszüge
1. Übertriebene Empfindlichkeit auf Rückschläge und Zurücksetzungen.
2. Neigung, dauerhaft Groll zu hegen, d.h. Beleidigungen, Verletzungen oder Missachtungen werden nicht vergeben.
3. Misstrauen und anhaltende Tendenz, Erlebtes zu verdrehen, indem neutrale oder freundliche Handlungen anderer als feindlich und verächtlich missdeutet werden.
4. Streitbarkeit und beharrliches, situationsunangemessenes Bestehen auf eigenen Rechten.
5. Häufiges ungerechtfertigtes Misstrauen gegenüber der sexuellen Treue des Ehe- oder Sexualpartners.
6. Ständige Selbstbezogenheit, insbesondere in Verbindung mit starker Überheblichkeit.
7. Häufige Beschäftigung mit unbegründeten „konspiratorischen" Erklärungen für Ereignisse in der näheren oder weiteren Umgebung.
Falls mindestens 4 Kriterien aus (1) bis (7) erfüllt: Paranoide Persönlichkeitsstörung

Zielgruppe: Jugendliche, Erwachsene

	Zeitbedarf
Durchführung: ca. 65 Minuten Auswertung: 5–10 Minuten	

Es wurden Untersuchungen zur konvergenten Validität durchgeführt. Die Diagnosen nach den IDCL-P wurden zu diesem Zwecke mit denen des PDQ-R (N=60 Patienten) und des IPDE (N=40 Patienten) verglichen. Die Übereinstimmung (Kappa-Koeffizient) hinsichtlich einer globalen Diagnose (Persönlichkeitsstörung vs. keine Persönlichkeitsstörung) betrug beim PDQ-R nur .38. Bei dem Vergleich mit dem IPDE lagen die Kappa-Werte für die einzelnen Diagnosen zwischen -.07 und .71 (DSM-III-R-Version) beziehungsweise .38 und .68 (ICD-10-Version).

Validität

Die Retestreliabilität wurde an einer Stichprobe von N=60 Patienten geprüft. 1–4 Tage nach der ersten Diagnosestellung wurden diese von einem anderen Untersucher noch einmal durchgeführt. Dabei wurden die Befragungen von einem IDCL-P erfahrenen Interviewer sowie von 3 in diesem Verfahren ungeübten Psychiatern durchgeführt. Die prozentuale Übereinstimmung lag für die spezifischen Persönlichkeitsstörungen im Bereich von 78–100 %.

Reliabilität

Es liegen keine Normen vor.

Normierung

	Einsatz- möglichkeiten
Das Verfahren kann in der psychiatrischen und klinisch-psychologischen Alltagsdiagnostik sowie in der Forschung angewendet werden.	

Rezension: **KÖPS**
U. Soeder

Langname und Quelle: Fragebogen für körperliche, psychische und soziale Symptome (KÖPS). Manz, R. Frankfurt am Main: Swets Test Services. 1998.

Testart: Klinischer Test

Beschreibung: Der KÖPS-Fragebogen erfasst im Selbstrating typische Krankheitssymptome auf der körperlichen, psychischen und sozial-interaktionellen Ebene, die im Verlauf körperlicher und psychischer Erkrankungen auftreten. Der Beurteilungszeitraum betrifft die vergangenen 4 Wochen. Die insgesamt 60 Items sind den Skalen KÖPS-K, KÖPS-P und KÖPS-S zugeordnet, die den Symptombereichen körperlicher, psychischer und sozialer Symptome entsprechen. Zusätzlich wird ein Gesamtwert KÖPS-G berechnet. Die Items sind als Aussagen über Beschwerden formuliert, durch die sich die meisten Menschen hin und wieder beeinträchtigt fühlen. Es soll jeweils auf einer vierstufigen Skala (traf sehr zu, deutlich zu, etwas zu bzw. nicht zu) beurteilt werden, wie sehr die Aussage für die vergangenen 4 Wochen zutraf.

Beispielitem:
Ich hatte Kopfschmerzen. (KÖPS-K)
Ich hatte das Gefühl, dass mir meine Schwierigkeiten über den Kopf wachsen. (KÖPS-P)
Ich wünschte mir oft mehr Freunde. (KÖPS-S)

Zielgruppe: Erwachsene

Zeitbedarf:
Durchführung: 12 – 18 Minuten
Auswertung: keine Angaben

Validität: Es liegen zahlreiche Belege für die inhaltliche, konvergente, diskriminante und differentielle Validität der Subskalen und der Gesamtskala vor. Die kriterienbezogene Validität wurde durch Korrelation mit dem Fremdrating BSS (Schepank, 1974) bestätigt. Die Korrelation zwischen den Gesamtskalen BSS und KÖPS-G liegt bei .41.

Reliabilität: Die Retestreliabilität für einen Zeitraum von 4 Wochen liegt für die Subskalen bei .80 (K), .87 (P) beziehungsweise .76 (S) und für die Gesamtskala bei .90 (G). Werte für die kritischen individuellen Messwertdifferenzen sind dem Manual zu entnehmen.

| Normierung | Alters- und geschlechtsspezifische Normen sind als Prozentrang- und Stanine-Werte angegeben. Vergleichswerte verschiedener klinischer und gesunder Probandengruppen sind verfügbar. |

| Einsatzmöglichkeiten | Klinische und epidemiologische Forschung, Einzelfall- und Verlaufsdokumentation, wiederholte Testvorgabe. |

Rezension: **PHQ-D**
H. Berth

Langname und Quelle Gesundheitsfragebogen für Patienten. Löwe, B., Spitzer, R. L., Zipfel, S. & Herzog, W. Karlsruhe: Pfizer. 2001.

Testart Klinischer Test

Beschreibung Mit dem PHQ-D wurde ein Instrument entwickelt, „um die Erkennung und Diagnostik der häufigsten psychischen Störungen in der Primärmedizin zu erleichtern" (Manual, S. 4), da viele Ärzte psychische Störungen nicht auf den ersten Blick erkennen und entsprechend behandeln. Einer der Gründe für diesen Missstand ist die mangelnde Zeit im ärztlichen Gespräch. Es handelt sich somit um einen Fragebogen, der als Nutzergruppe explizit klinisch tätige Ärzte anspricht. Der PHQ-D ist die autorisierte Übersetzung eines amerikanischen Instruments (Spitzer et al., 1999). In Fragebogenform (max. 83 Items) werden die diagnostischen Kriterien für somatoforme Störungen, depressive Störungen, Angststörungen, Essstörungen und Alkoholabusus erfragt. Ergänzend werden Informationen zur psychosozialen Funktionsfähigkeit, zu Stressoren (z. B. „Stress bei der Arbeit oder in der Schule"), zu kritischen Lebensereignissen (z. B. körperliche Misshandlungen), zum Medikamentengebrauch und für Frauen zur Menstruation (Unregelmäßigkeiten) erhoben. Einige Bereiche des Bogens beginnen mit einer Einleitungsfrage. Wenn diese verneint wird, kann die entsprechende Symptomgruppe übersprungen werden. Die Auswertung ermöglicht die Diagnosestellung nach DSM-IV bzw. ICD-10. Eine Tabelle im Handbuch erleichtert die Klassifikation nach beiden Systemen. Hingewiesen wird im Manual ausdrücklich darauf, dass die mittels des PHQ-D ermittelten Diagnosen im Gespräch mit dem Patienten überprüft werden sollten. Die enthaltene Kurzform des PHQ-D erfasst die ICD- bzw. DSM-Kriterien für depressive Störungen und das Paniksyndrom (ICD F 41.0). Das Vorliegen einer amerikanischen, spanischen (Diez-Quevedo et al., 2001) und deutschen Version macht den PHQ-D neben der praktischen Anwendung im medizinischen Alltag auch für kulturvergleichende psychopathologische Studien interessant.

Beispielitem „Wie oft fühlten Sie sich im Verlauf der letzten 2 Wochen durch die folgenden Beschwerden beeinträchtigt?" (z. B.: Niedergeschlagenheit, Schwermut oder Hoffnungslosigkeit; Gedanken, dass Sie lieber tot wären oder sich Leid zufügen möchten?)
„Was belastet Sie zur Zeit in Ihrem Leben am meisten?"

Zielgruppe Erwachsene (keine Einschränkungen)

Zeitbedarf Durchführung: PHQ-D ca. 10 Minuten, Kurzform ca. 3 Minuten
Auswertung: PHQ-D ca. 4 Minuten, Kurzform ca. 1 Minute

Validität

Das Manual enthält für die deutsche Version keine Angaben. Aufgeführt sind dort Sensitivität, Spezifität und Trefferquote im Vergleich des amerikanischen PHQ mit einer Vorläuferversion (Prime-MD, Spitzer et al., 1994). Die Korrelation der deutschen PHQ-D-Depressivitätsskala mit dem HADS-Depressivitätsscore beträgt .72 (Gräfe et al., 2001). Im Vergleich zu SKID (vgl. S. 104), HADS-D (vgl. S. 166), WHO-5 und ärztlichen Diagnosen bei N = 528 Patienten betrug die Sensitivität der PHQ-D-Depressivitätsskala 98 %, die Spezifität 80 % und die Trefferrate 85 % (Löwe et al., 2002a, 2002b, 2002c). Der PHQ-D schnitt damit im Vergleich der Fragebogenverfahren zum diagnostischen Interview SKID signifikant am besten ab.

Reliabilität

Das Manual enthält dazu keine Angaben. Die interne Konsistenz der Depressivitätsskala wird mit .88 angegeben (Gräfe et al., 2001).

Normierung

Der PHQ-D wurde an 1.619 ambulanten Patienten einer medizinischen Universitätsklinik eingesetzt. Normkennwerte, die für Forschungsfragen bedeutsam wären, wurden bislang nicht vorgelegt. Für die Diagnosestellung sind diese jedoch nicht notwendig, da hier individuell anhand der jeweiligen streng definierten Kriterien über das Vorliegen bzw. Nichtvorliegen einer psychischen Störung entschieden wird.

Einsatzmöglichkeiten

Der PHQ-D und seine Kurzform eignen sich zur (Screening-)Diagnostik der aufgeführten häufigsten psychischen Störungen. Dabei ist sowohl eine einmalige Statusbestimmung als auch eine Verlaufsbeurteilung, z. B. während einer Therapie, möglich. Empfohlen wird durch die Autoren die Anwendung bei allen Patienten, die sich zum ersten Mal vorstellen und danach jährlich bei jedem Patienten etwa einmal, um so ein effektives Screening psychischer Störungen in der Primärmedizin und ggf. entsprechende Interventionen zu ermöglichen. Der PHQ-D stößt bei Patienten und Ärzten auf gute Akzeptanz (Gräfe et al., 2001; Löwe et al., 2002a). Forschungsstudien mit dem deutschen PHQ-D liegen bislang noch nicht vor. Im amerikanischen Sprachraum wurden mit dem PHQ u. a. Untersuchungen zur Diagnostik und Prävalenz von depressiven Störungen durchgeführt (z. B. Aranda et al., 2001; Hunter et al., 2002).

Rezension: **SCL-90-R**
U. Soeder

Langname und Quelle Die Symptom-Checkliste von Derogatis – Deutsche Version. Franke, G.H. 2. Aufl. Weinheim: Beltz-Test. 2002.

Testart Klinischer Test

Beschreibung Die SCL-90-R ist ein vollstandardisiertes Verfahren für die Erfassung allgemeiner psychopathologischer Beschwerden, das sich sowohl bei ambulant behandelten Patienten als auch in stationären Settings bewährt hat. Die Fragen beziehen sich auf den Zeitraum der letzten 7 Tage. Dabei werden 90 Kurzbeschreibungen von Problemen und Beschwerden abgefragt, die Menschen manchmal haben, und auf einer fünf-stufigen Skala von 0 (= überhaupt nicht) bis 4 (= sehr stark) eingeschätzt. Die Items sind auf einfachstem sprachlichen Niveau formuliert und vermeiden Fachausdrücke, soweit sie nicht in die Umgangssprache eingegangen sind. Zur Auswertung können verschiedene Gesamtwerte gebildet werden, die Auskunft über die allgemeine Symptombelastung (GSI), die Anzahl der Symptome (PSI) sowie die Ausprägung der positiven Symptome (PSDI) geben. Anhand von 9 Subskalen kann zudem ein differenziertes Beschwerdeprofil erstellt werden. Die Skalen lauten Somatisierung, Zwanghaftigkeit, Unsicherheit im Sozialkontakt, Depressivität, Ängstlichkeit, Aggressivität/Feindseligkeit, Phobische Angst, Paranoides Denken und Psychotizismus.

Beispielitem „Wie sehr litten Sie in den letzten sieben Tagen und Nervosität oder innerem Zittern?"
„Wie sehr litten Sie in den letzten sieben Tagen unter Kreuzschmerzen?"

Zielgruppe Jugendliche ab 14 Jahren und Erwachsene

Zeitbedarf Durchführung: 10–15 Minuten
Auswertung: ca. 15 Minuten

Validität Den einzelnen Items kann Augenscheinvalidität zugesprochen werden. Die faktorielle Struktur der SCL-90-R blieb nicht unwidersprochen (Cyr et al., 1985), wurde aber für die deutsche Version beibehalten. Zahlreiche Studien belegen die konvergente, diskriminante und differentielle Validität der Subskalen.

Reliabilität Die Reliabilität kann insgesamt als gut bezeichnet werden. Die interne Konsistenz (Cronbachs Alpha) liegt für den Gesamtwert GSI über .94. Für die Subskalen liegt sowohl die Retestreliabilität mit Werten zwischen .69 (Phobische Angst) und .92 (Depressivität) als auch die interne Konsistenz mit Werten zwischen .51 (Phobische Angst) und .83 (Depressivität) im guten Bereich.

Normierung

Einzelne Testwerte können anhand von Normwerten für die Gesamtbevölkerung (T-Werte) interpretiert werden. Die Normierung berücksichtigt Bildungsstand und Geschlecht. In der 2. Auflage wurden neue Normdaten für die Bevölkerung vorgelegt (Hessel et al., 2001).

Einsatzmöglichkeiten

Die SCL-90-R kann sowohl bei einzelnen Probanden als auch im Gruppenversuch eingesetzt werden. Das Verfahren ist zur Messwiederholung geeignet und wird für den Einsatz in Psychotherapiestudien empfohlen (Fydrich et al., 1996). Es eignet sich als Screeninginstrument für psychopathologische Symptome und kann als Ausgangspunkt für eingehendere Befunderhebungen herangezogen werden.

Rezension: G. Weißhahn

SKID

Langname und Quelle	Strukturiertes Klinisches Interview für DSM-IV. Wittchen, H.-U., Zaudig, M. & Fydrich, T. Göttingen: Hogrefe. 1997.
Testart	Klinischer Test, Interview
Beschreibung	Dieses umfangreiche klinische Interview dient der differenzierten Diagnosestellung nach den im Diagnostic and Statistical Manual of Mental Disorders (DSM-IV, APA, 1994) verankerten aktuell gültigen expliziten diagnostischen Kriterien für psychische Störungen. Die vorliegende deutsche Version beruht auf den beiden amerikanischen Ausgaben SCID-I (First, Gibbon, Spitzer & Williams, 1996) und SCID-II (First, Spitzer, Gibbon & Williams, 1996). Sie ist eine Weiterentwicklung und Zusammenfassung der beiden Vorgängerversionen SKID (Wittchen et al., 1991) und SKID-II (Wittchen et al., 1993), die wiederum auf der Vorgängerversion des Klassifikationssystems (DSM-III-R, APA, 1987) beruhte. Das SKID deckt in seiner deutschen Version nahezu die gesamte Bandbreite der im DSM-IV operationalisierten psychopathologischen und Persönlichkeitsstörungen ab. Die Anwendung erfolgt in der Reihenfolge: SKID-I-Interview zur Abklärung von Vorhandensein und Verlauf von Achse-I-Störungen, und SKID-II-Selbstbeurteilungsfragebogen (117 Items) sowie SKID-II-Interview zur Abklärung von Achse-II-Persönlichkeitsstörungen. Die Antworten im Interview werden vom Interviewer durch Ankreuzen einer der Antwortkategorien („unsicher/zu wenig Informationen", „nicht vorhanden", „vorhanden, jedoch nicht kriteriumsgemäß ausgeprägt" oder „sicher vorhanden und kriteriumsgemäß ausgeprägt") registriert, im Selbstbeurteilungsfragebogen antwortet die Person mit „ja" oder „nein" auf das entsprechende Item.
Beispielitem	Interview zu Achse I, Sektion A (Affektive Syndrome): „Gab es schon einmal eine Zeitspanne, in der Sie das Interesse oder die Freude an fast allen Aktivitäten verloren haben, die Ihnen gewöhnlich Freude machen?" Selbstbeurteilungsfragebogen: „Haben Sie schon die Erfahrung gemacht, dass sich Ihre Zielsetzungen und Ihr Gefühl, wer Sie sind, plötzlich ändern?"
Zielgruppe	Jugendliche ab 14 Jahren und Erwachsene
Zeitbedarf	Durchführung: 75–100 Minuten (SKID-I-Interview), 20–30 Minuten (SKID-II-Selbstbeurteilungsfragebogen), durchschnittlich 30 Minuten (SKID-II-Interview) Auswertung: keine Angaben
Validität	Die inhaltlich-logische Gültigkeit ist aufgrund des direkten Bezugs auf das Klassifikationssystem DSM-IV gegeben. Für die Vorgängerversion des SKID-II konnten nur geringe Übereinstimmungen mit Klinikerurteilen nachgewiesen werden.

Reliabilität

Zur aktuellen Version liegen noch keine Gütekriterien vor. Für die an DSM-III-R (APA, 1987) angelehnte Vorgängerversion des SKID-I wurden für die meisten Diagnoseklassen zufriedenstellende bis gute Retestreliabilitäten gefunden. Für die Vorgängerversion des SKID-II ergaben sich Beurteilerübereinstimmungen zwischen 89 und 100%. Insgesamt liegen auch zu den Vorgängerversionen wenig Daten zu den Gütekriterien vor.

Normierung

Keine Angaben

Einsatzmöglichkeiten

Das SKID eignet sich im klinischen Alltag zur qualifizierten Diagnosestellung nach den Kriterien des DSM-IV und dient in der klinischen Forschung der hochauflösenden Differentialdiagnostik sowie der Auswahl spezifischer Patientengruppen in klinischen Grundlagen- und vergleichenden Therapiestudien. Voraussetzung für seine qualitativ hochwertige und hinsichtlich der Diagnosen sichere Anwendung ist das Training des Verfahrens.

Rezension: **SOMS**
A. Dinkel

Langname und Quelle
Das Screening für somatoforme Störungen. Rief, W., Hiller, W. & Heuser, J. Bern: Huber. 1997.

Testart
Klinischer Test

Beschreibung
Das SOMS dient der Erfassung von Symptomen somatoformer Störungen. Es handelt sich um ein Screeningverfahren, das an den Kriterien des DSM-IV und der ICD-10 orientiert ist. Die Testbatterie setzt sich aus 4 Teilen zusammen. Den zentralen Teil bildet das SOMS-2, das der Statusmessung dient. Dabei handelt es sich um einen Selbstbeurteilungsbogen mit 68 Items. Die ersten 53 Items umfassen sämtliche Symptome einer Somatisierungsstörung nach DSM-IV und ICD-10 sowie der Somatoformen autonomen Funktionsstörung nach ICD-10. Die folgenden 10 Items bilden die Ein- und Ausschlusskriterien der Störungsbilder. Die letzten 5 Items beziehen sich auf andere somatoforme Störungen (z. B. Hypochondrie). Alle bis auf 2 Items werden auf einer dichotomen Skala (ja/nein) beantwortet. Die Beurteilung bezieht sich auf die vergangenen 2 Jahre. Für das SOMS-2 können 4 Indizes erstellt werden: Somatisierungsindex DSM-IV, Somatisierungsindex ICD-10, SAD-(Somatoforme autonome Funktionsstörung-)Index ICD-10. Hierzu werden alle diagnoserelevanten, positiv beantworteten Items summiert. Der übergeordnete Beschwerdenindex Somatisierung stellt die Summe aller positiven Items dar. Das SOMS-7 bezieht sich auf die vergangenen 7 Tage und dient neben der State-Messung auch der Veränderungsmessung. Es enthält die ersten 53 Items des SOMS-2, jedoch werden in diesem Fall die Items auf einer fünfstufigen Skala beantwortet („gar nicht" bis „sehr"). Für das SOMS-7 können zum einen die Beschwerdenanzahl (alle vorliegenden Beschwerden, unabhängig von der Intensität) und der Intensitätsindex (Mittelwert aller Items) errechnet werden. Weiterhin gehört zu der Testbatterie ein Befindlichkeitstagebuch, das täglich abends auszufüllen ist. In dem Tagebuch werden elf Bereiche angesprochen: Körperliches Wohlbefinden, Art der körperlichen Beschwerden, Stimmung, Ängstlichkeit, Gesundheit, Krankheitsängste, Aktivitäten und Tätigkeiten, Auslöser, Folgen, Kontrollempfinden bzgl. des körperlichen Wohlbefindens, Positive Aktivitäten. Die meisten Bereiche werden anhand einer Visuellen Analogskala (0–100) beurteilt. Die einzelnen Maße können zur Veranschaulichung des Verlaufs auf den Extrabogen Kurve des Befindlichkeitstagebuchs übertragen werden.

Beispielitem
Ich habe in den vergangenen zwei Jahren unter folgenden Beschwerden gelitten.
„Schmerzen im Bauch oder in der Magengegend"
„Rückenschmerzen"

Zielgruppe
Jugendliche ab 15 Jahren und Erwachsene

Durchführung. ca. 10 Minuten (SOMS-2), 5–10 Minuten (SOMS-7), 5–15 Minuten (Befindlichkeitstagebuch) Auswertung: ca. 10 Minuten (SOMS-2, SOMS-7)	**Zeitbedarf**

Die Validität des Verfahrens zeigt sich in durchgängig signifikanten Korrelationen zu den Skalen der Symptom-Checkliste von Derogatis (SCL-90, vgl. S. 102), wobei erwartungskonform die höchste Korrelation zu der Skala Somatisierung der Symptom-Checkliste besteht. Daneben ergaben sich auch signifikante Korrelationen zu weiteren Symptombögen, u. a. zum Beck-Depressions-Inventar (BDI, vgl. S. 160). Ein Beleg für die Kriteriumsvalidität ist der deutliche Unterschied im SOMS zwischen Somatisierungspatienten und gesunden Kontrollpersonen sowie zwischen unterschiedlichen Diagnosegruppen. Weiterhin korrelieren die SOMS-2 Indizes signifikant mit anhand eines strukturierten klinischen Interviews gewonnen Diagnosen einer somatoformen Störung. Bezüglich des SOMS-7 zeigten sich signifikante Veränderungen der Werte bei Patienten im Verlauf einer Therapie. — **Validität**

Die interne Konsistenz der Indizes des SOMS-2 bewegen sich bei der betrachteten Gesamtgruppe zwischen .75 und .88. Die Werte sind für Männer und Frauen in etwa gleich hoch. — **Reliabilität**

Es werden Prozentrangwerte für die vier SOMS-2 Indizes mitgeteilt, die auf den Daten von N=484 psychosomatischen Patienten basieren. Zusätzlich werden Prozentrangwerte für eine hinsichtlich Alter und Geschlecht vergleichbare Stichprobe Gesunder (N=101) angeführt. Ebenso liegen für das SOMS-7 Prozentrangwerte vor, die auf den Angaben von N=142 Patienten beruhen. Auf einer deutschlandrepräsentativen Stichprobe beruhende Daten zur Häufigkeit somatoformer Beschwerden in der Allgemeinbevölkerung, erhoben mittels SOMS, finden sich bei Hessel et al. (2002). — **Normierung**

Das SOMS dient der Diagnosestellung der Somatisierungsstörung und der Somatoformen autonomen Funktionsstörung. Daneben liefert es Daten zur Intensität und zum Verlauf somatoformer Symptome. Es kann somit zur Statusdiagnostik und zur Veränderungsmessung in der Klinischen und Medizinischen Psychologie und Psychosomatik eingesetzt werden (vgl. Bankier et al., 2000; Hiller et al., 1997; Leibbrand et al., 1999). Gunzelmann et al. (2000) setzten das SOMS im Rahmen der Validierung eines anderen Verfahrens ein.	**Einsatz-möglichkeiten**

9 Psychiatrie/Psychotherapie

BVND (Berliner Verfahren zur Neurosendiagnostik) 110

DIB (Diagnostisches Interview für das Borderlinesyndrom) 112

FBB (Fragebögen zur Beurteilung der Behandlung) 114

FBF (Frankfurter Beschwerdefragebogen) 116

FBS (Frankfurter Befindlichkeits-Skala für schizophren Erkrankte) . . . 118

FDS (Fragebogen zu dissoziativen Symptomen) 120

HZI (Hamburger Zwangsinventar) 122

MSS (Manie-Selbstbeurteilungsskala) 124

PD-S, PD-S', D-S, D-S' (Paranoid-Depressivitäts-Skala
und Depressivitätsskala) 126

SBB (Stationsbeurteilungsbogen) 128

SEB (Stations-Erfahrungsbogen) 130

SPG (Skalen zur psychischen Gesundheit) 132

Rezension: H. Berth

BVND

Langname und Quelle: Berliner Verfahren zur Neurosendiagnostik. Mehrdimensionale Erfassung von Beschwerden und Selbstkonzept. Hänsgen, K.-D. 2. Aufl. Göttingen: Hogrefe. 1991.

Testart: Klinischer Test, Persönlichkeitstest

Beschreibung: „Mit dem BVND sollen für die Diagnostik und Differentialdiagnostik neurotischer Störungen relevante Merkmale des Selbsterlebens erfaßt werden" (Handanweisung, S. 8). „Neurosen sind faßbar als Störung der Interaktion von Person und Umwelt…" (ebd., S. 5). Das BVND dient nicht zur Diagnosestellung für eine fest umgrenzte Klasse von Störungen. Krankheiten werden „…bezüglich der psychischen Regulationsebene (1) nach der Art und dem Ausmaß der Dysregulation der Person-Umwelt-Beziehung und (2) dem ‚funktionalen Wert', den diese Faktoren…bei der Entstehung und Aufrechterhaltung von Störungen besitzen" (ebd., S. 6) unterschieden. Das Vorhandensein von 3 unterschiedlich langen Formen (Screening 52 Items, Standardform 186 Items, Langform 300 Items) ermöglicht eine schrittweise Diagnostik und den Einsatz für verschiedene Fragestellungen (Diagnostik, Erfassung von Behandlungseffekten usw.). Der Fragebogen (Langform) gliedert sich in die Bereiche „Beschwerden" (u.a. Verdauungsbeschwerden, Schlafbeschwerden, Psychovegetative Erschöpfung, Zwangsbeschwerden) und „Selbstkonzeptmerkmale" (u.a. Kontrollbedürfnis, Selbstsicherheit, Leistungsmotivation, Frustrationstoleranz). Eine Computerversion ist im Hogrefe-Testsystem (HTS) enthalten.

Beispielitem: „Ich fühle mich als totaler Versager."
„Man versucht, mir meine Gedanken zu beeinflussen."
„Ich habe Magenbeschwerden."

Zielgruppe: Erwachsene von 18–65 Jahren

Zeitbedarf: Durchführung: 5–10 Minuten (Screeningform), 30–50 Minuten (Standardform), 45–70 Minuten (Langform)
Auswertung: 5–10 Minuten Screeningform, 15 Minuten (Standardform), 20 Minuten (Langform)

Validität: Gütekriterien wurden an Stichproben von N=667 Normalen und N=528 Patienten geprüft. Aufgeführt sind Werte u.a. zur faktoriellen Validität, die die Gültigkeit des Verfahrens belegen (hohe Übereinstimmung einer Neun-Faktoren-Lösung bei unterschiedlichen Gruppen). Berichtet werden auch deutliche Korrelationen der verschiedenen BVND-Skalen mit Subskalen von u.a. FPI (vgl. S. 54) und MMPI.

Reliabilität

Die internen Konsistenzen (Cronbachs Alpha) werden für Patienten zwischen .74 und .93 und für Normale zwischen .75 und .91 angeführt. Die Retestreliabilitäten liegen zwischen .77 und .87.

Normierung

Die Normierungsstichprobe bildeten N=244 Psychotherapiepatienten und N=197 Normalpersonen, die jeweils auf N=500 Personen aus einer Eichstichprobe aufgefüllt wurden. Die Normierung erfolgte vor 1990 in der ehemaligen DDR. Es gibt jedoch keine Unterschiede in den Skalen des BVND bei Ost- und Westdeutschen (Becker, Hänsgen & Krieger, 1994). Für die Stichproben sind getrennt nach Geschlecht und zwei Altersgruppen flächentransformierte C-Werte angeführt.

Einsatzmöglichkeiten

Die verschiedenen Formen des BVND ermöglichen den Einsatz für verschiedene Fragestellungen. Empfohlen wird durch den Autor, zunächst die Screeningform anzuwenden und bei entsprechender Indikation Lang- oder Standardform vorzugeben. Das BVND kann zur Diagnostik psychischer Auffälligkeiten, zu Erfassung von Behandlungseffekten von Psychotherapie und zur Persönlichkeitseinschätzung herangezogen werden. Fabisch, Fabisch & Zapotoczky (1996) untersuchten z.B. die Persönlichkeitseigenschaften von Schizophrenen in akuter Psychose und in Remission, Wiedemann et al. (1996) berichten eine Studie zu Persönlichkeitsfaktoren und Copingstrategien und bei Patienten mit Bluthochdruck.

Rezension: **DIB**
H. Lehmann

Langname und Quelle	Diagnostisches Interview für das Borderlinesyndrom. Gunderson, J. G. & Kolb, J. E., Deutsche Bearbeitung: Pütterich, H. Weinheim: Beltz. 1990.
Testart	Klinischer Test, Halbstandardisiertes Interview
Beschreibung	Das DIB ist die deutsche Fassung des englischen Originals von Gunderson und Kolb (1981), „das sich im angloässchsischen Sprachraum schon vielfach bewährte" (Handbuch, S. 6). Es handelt sich hier um ein halbstrukturiertes Interview, bei dem entsprechend eines tiefenpsychologischen Borderlinekonzeptes Informationen aus fünf verschiedenen Bereichen gesammelt werden, von denen nach langjähriger Beobachtung angenommen wird, dass sie als diagnostisches Kriterium für das Borderlinesyndrom relevant sind. Diese Bereiche betreffen die soziale Anpassung, die Impulsivität, die Affekte, psychotisches Erleben und interpersonale Beziehungen. Über die rein symptomatologische Differenzierung hinaus können weiterhin auch Rückschlüsse auf die Psychodynamik und Persönlichkeitsstruktur eines Patienten gezogen werden. Durch Fragen und Beobachten ist der Interviewer angehalten, Informationen zu 123 diskreten Informationseinheiten zu sammeln, auf deren Grundlage er dann 29 Statements bewerten kann. Die Einschätzung der einzelnen Statements ist dabei auch durch das Einholen weiterer Informationen möglich. Die Scores für die Statements ergeben addiert jeweils einen „Section score" für die 5 Bereiche und einen „Total score" für das gesamte Verfahren, aus dem sich die Diagnose hinsichtlich einer Borderlinestörung ableiten lässt.
Beispielitem	„Sind ihre engen Freundschaften stabil?" „Der Patient ist sozial isoliert. Ein Einzelgänger."
Zielgruppe	Erwachsene
Zeitbedarf	Durchführung: 1.5 – 2.5 Stunden Auswertung: 5 – 10 Minuten
Validität	Es werden mehrere Untersuchungen zur Konstruktvalidierung aufgeführt. Der Vergleich der Resultate des DBI mit denen aus anderen Verfahren (u. a. DSM-III) zeigte, dass eine Borderlinestörung eigenständig nosologisch zuordenbar ist.

Reliabilität

Im Handbuch findet sich der Verweis auf eine Untersuchung von Cornell et al. (1983) zur Test-Retestreliabilität, welche „demonstriert, dass das DIB ein reliables Instrument zur Diagnostizierung der Borderlinepersönlichkeit darstellt" (Handbuch, S. 30).

Normierung

Es sind Vergleichsprofile und -skalen im Zusammenhang mit der Ergebnisinterpretation aufgeführt.

Einsatzmöglichkeiten

Das Verfahren kann in der stationären Psychiatrie und in der ambulanten psychoanalytischen Praxis eingesetzt werden.

Rezension: H. Lehmann	**FBB**
Langname und Quelle	Fragebögen zur Beurteilung der Behandlung. Mattejat, F. & Remschmidt, H. Göttingen: Hogrefe. 1998.
Testart	Klinischer Test, Umweltfragebogen
Beschreibung	Der FBB dient der Evaluation psychiatrischer und psychotherapeutischer Therapien von Kindern und Jugendlichen. Gefragt wird bei diesem Verfahren nach der subjektiven Versorgungsqualität, das heißt: „Wie positiv bzw. negativ wird der Behandlungsverlauf und -erfolg von verschiedenen Beurteilern eingeschätzt, und wie zufrieden sind verschiedene Beurteiler mit der Behandlung?" (Handbuch, S. V). Die Einschätzung der Behandlung erfolgt durch den behandelnden Therapeuten, die Patienten und ihre Eltern, für die jeweils eine Fragebogenversion vorliegt. In jeder der Versionen werden die 20–26 Items zu unterschiedlichen faktorenanalytisch gewonnenen Skalen zusammengefasst, die sich jedoch immer auf die Komponenten Ergebnisqualität (Beurteilung des Behandlungserfolges) und Prozessqualität (Beurteilung des Behandlungsverlaufes und der Kooperation) beziehen. Außerdem ist die Berechnung eines Gesamtwertes der Behandlungszufriedenheit möglich. In der Therapeutenversion (FBB-T) werden die Skalen „Therapieerfolg hinsichtlich des Patienten", „Therapieerfolg hinsichtlich der Familie", „Kooperation mit dem Patienten", „Kooperation mit der Mutter" und „Kooperation mit dem Vater" unterschieden. Die Patientenversion (FBB-P) enthält die Skalen „Erfolg der Behandlung", „Beziehung zum Therapeuten" sowie „Rahmenbedingungen der Behandlung". Die Elternversion des Fragebogens (FBB-E) besteht aus den Skalen „Erfolg der Behandlung" und „Verlauf der Behandlung".
Beispielitem	„Im Verlaufe der Behandlung konnte ich mein Verhalten gegenüber meinem Kind positiv verändern." (Beurteilung der Behandlung durch die Eltern, FBB-E) „Aufwand und Nutzen standen bei dieser Behandlung in einem guten Verhältnis." (Beurteilung der Behandlung durch den Therapeuten, FBB-T) „Ich hatte Vertrauen zu meinem Therapeuten." (Beurteilung der Behandlung durch den Patienten, FBB-P)
Zielgruppe	Kinder und Jugendliche ab 12 Jahren, Eltern, Therapeuten in der psychotherapeutischen und psychiatrischen Praxis
Zeitbedarf	Durchführung: 5–10 Minuten Auswertung: 5–15 Minuten
Validität	Es werden Angaben zur faktoriellen Struktur, Korrelationen mit anderen Kennwerten des Therapieerfolgs sowie die Übereinstimmung der FBB-Angaben aus Sicht der verschiedenen Beurteiler aufgeführt. Es traten unter anderem

Korrelationen der FBB-T-Skala „Therapieerfolg hinsichtlich des Patienten" mit den Therapeutenratings „Erfolg hinsichtlich der Symptomatik" (.63) und „Erfolg hinsichtlich der Persönlichkeitsentwicklung" (.58) auf. Die Zusammenhänge der FBB-T-Skalen mit Prä-post-Messungen der Marburger Symptomliste und dem Profil Psychosozialer Belastungen lagen zwischen -.06 und -.54. Die Korrelationen der FBB-Angaben verschiedener Beurteiler lagen zumeist in einem mäßigen Bereich (Handbuch, S. 32).

Reliabilität

An 3 Stichproben (N = 89, 114, 584) wurden die inneren Konsistenzen der FBB-Skalen ermittelt. Die Alphakoeffizienten lagen bei einem überwiegenden Teil der Skalen über .80. Die Retestreliabilitäten wurden an einer Stichprobe von 58 Patienten und Eltern nach einem Zeitraum von durchschnittlich 17.3 Monaten (11–37 Monate) bestimmt und lagen im Bereich von .36 bis .79.

Normierung

Für die Versionen liegen Prozentrangbereiche, Mittelwerte und Standardabweichungen in verschiedenen Stichproben vor.

Einsatzmöglichkeiten

Das Verfahren kann zu Forschungszwecken (z. B. Therapieevaluation) und in der Praxis eingesetzt werden. Es ist bei allen Behandlungsmodalitäten (z. B. ambulant, stationär) und allen Therapiemethoden anwendbar.

Rezension: H. Berth	**FBF**
Langname und Quelle	Frankfurter Beschwerdefragebogen. Süllwold, L. Berlin: Springer. 1991 (Nachdruck 1997).
Testart	Klinischer Test
Beschreibung	„Mit dem FBF wird quantitativ das subjektive Gewicht wahrgenommener definierter Hintergrundstörungen" (Manual, S. 2) bei schizophrenen Patienten erfasst. Das zugrundeliegende Modell ist das der „Basisstörungen" der Schizophrenie (Süllwold & Huber, 1986). Aus den Beschwerdebeschreibungen schizophren Erkrankter wurden 98 Items abgeleitet, die „komplexe Störphänomene affektiver und kognitiver Art" (Manual, S. 2) umfassen, welche als Indikatoren für die Basisstörungen verstanden werden. Solche Störungen können auch außerhalb akuter Phasen auftreten, sie werden als relativ stabil angesehen und sind damit wichtig für Therapie und Rehabilitation. Die mit „ja" oder „nein" zu beantwortenden Fragen sind inhaltlich zehn Kategorien zugeordnet: Verlust an Kontrolle, Sensorische Irritationen, Wahrnehmungsstörungen, Denken, Motorik, Automatismenverlust, Anhedonie und Angst, Reizüberflutung und „Was mir hilft und meinen Zustand verbessert". Nach diesen Kategorien erfolgt die Auswertung des Bogens. Ein Summenwert über alle Skalen wird als „Maß für das subjektive Gewicht der registrierten Störungen" (Manual, S. 3), jedoch nicht als Score für die Schwere der Erkrankung verstanden. Eine Faktorenanalyse erbrachte 4 unabhängige Faktoren: „Störung automatisierter Abläufe", „Wahrnehmungsstörungen", „Depressivität" und „Overinclusion". Der FBF wurde in 7 Sprachen übersetzt, er ist jedoch nicht unumstritten (vgl. z. B. Weigel et al., 2000; Maß et al., 1998). Für die Messung akuter Beschwerden Schizophrener gibt es aus der selben Arbeitsgruppe die FBS (Frankfurter Befindlichkeits-Skala, Süllwold & Herrlich, 1987, vgl. S. 118).
Beispielitem	„Es verwirrt mich, dass zu viele Gedanken gleichzeitig in meinem Kopf sind." „Zeitweise bekomme ich merkwürdige und mir fremd erscheinende Zustände, die mir Angst machen."
Zielgruppe	Patienten mit Schizophrenie (Erwachsene)
Zeitbedarf	Durchführung: ca. 30 Minuten Auswertung: ca. 10 Minuten
Validität	Im Manual wird nur auf die Augenscheinvalidität des Verfahrens hingewiesen. Genauere Angaben (u. a. Bezüge zu soziodemographischen Variablen, zu ärztlich-klinischen Einschätzungen oder zu anderen Fragebögen) sind in Süllwold & Huber (1986) zu finden.

Reliabilität

Die interne Konsistenz (N = 229 Patienten) betrug .97.

Normierung

Eine Normierung des FBF erfolgte nicht. In Süllwold & Huber (1986) – jedoch nicht im Testhandbuch – sind Mittelwerte und Standardabweichungen für verschiedene Stichproben angeführt, die zur groben Einordnung von Scores anderer Patienten herangezogen werden können.

Einsatzmöglichkeiten

Der FBF ist nicht als Diagnoseinstrument für Schizophrenie oder als Maß für die Schwere der Erkrankung gedacht. Er soll quantitative Informationen über den erlebnismäßigen Hintergrund von schizophren Erkrankten liefern. Diese subjektive Seite ist wichtig für das Verständnis mancher Verhaltensweisen. Für die Therapie und Rehabilitation von Schizophrenen können mit dem FBF wichtige Informationen gewonnen werden. Sein wissenschaftliches Einsatzgebiet ist die Schizophrenieforschung (z. B. Mundt et al., 1995; Martin, 1991).

Rezension: H. Berth	**FBS**
Langname und Quelle	Frankfurter Befindlichkeits-Skala für schizophren Erkrankte. Süllwold, L. & Herrlich, J. Berlin: Springer. 1987 (Nachdruck 1997).
Testart	Klinischer Test
Beschreibung	„Unter ‚Befindlichkeit' wird die globale Beschreibung eines inneren Zustandes verstanden, der im allgemeinen zwischen Wohlbefinden und Unbehagen schwankt" (Manual, S. 1). Die FBS wurde entwickelt, um die aktuelle Befindlichkeit und damit insbesondere auch Zustandsschwankungen bei schizophrenen Patienten zu erfassen. Annahme ist dabei, dass ein schlechtes Befinden bei dieser Gruppe durch Instabilität und Inkohärenz psychischer Funktionsabläufe bedingt wird. Die 36 symptomorientierten Items wurden aus den Berichten schizophrener Patienten konstruiert. Es ist zu jedem Item anzugeben, wie stark die genannte Beschwerde im Moment vorliegt (nicht, gering, mäßig, stark). Es wird ein Summenwert der Befindlichkeit gebildet. Zur Erfassung eher überdauernder Beeinträchtigungen bei Schizophrenen wurde der Frankfurter Beschwerdenbogen FBF (Süllwold, 1991) entwickelt (vgl. S. 116).
Beispielitem	„Unsinnige Gedanken tauchen auf." „Kann mich nicht genügend abschirmen."
Zielgruppe	Schizophrene Patienten (Erwachsene)
Zeitbedarf	Durchführung: ca. 5 Minuten Auswertung: ca. 2 Minuten
Validität	Die Ergebnisse der FBS korrelieren .67 mit dem Befindlichkeitsfragebogen Bf-S (Zerssen & Köller, 1976, vgl. S. 138) und .77 mit dem FBF (Süllwold, 1991, vgl. S. 116). Die Korrelation zum Grad der klinischen Besserung (Global Clinical Impression) betrug .37. Bei Teilung der Stichprobe anhand der Besserung („gebessert"/„deutlich gebessert" vs. „nicht gebessert") fanden sich signifikante Unterschiede im FBS-Score, wobei der Wert der Patienten mit einer Besserung erwartungsgemäß deutlich niedriger lag.
Reliabilität	Die interne Konsistenz (Cronbachs Alpha) beträgt .95, die Split-Half-Reliabilität (Guttmann) ebenfalls .95.
Normierung	Die Normierung der FBS erfolgte bei N=170 schizophrenen Patienten (79 Männer, 91 Frauen) im mittleren Alter von 33.2 Jahren, die im Durchschnitt 8.2 Jahre erkrankt waren. Angegeben sind Quartilmaße und Prozentränge (Gesamtgruppe).

Einsatzmöglichkeiten

Die FBS ist nicht als differentialdiagnostisches Verfahren konzipiert, sondern zur Erfassung des aktuellen inneren Zustandes der Patienten (mit einer gesicherten Schizophrenie). Sie wurde insbesondere für Mehrfacherhebungen, z. B. zur Verlaufsdokumentation oder der Überprüfung der Therapiewirksamkeit (Psychotherapie, Medikamentöse Therapie), erschaffen. In der Forschung sind entsprechende Studien beschrieben (z. B. Hodel et al., 1998; Wolfersdorf et al., 1996).

Rezension: **FDS**
H. Berth

Langname und Quelle Fragebogen zu dissoziativen Symptomen. Ein Selbstbeurteilungsverfahren zur syndromalen Diagnostik dissoziativer Phänomene. Freyberger, H., Spitzer, C. & Stieglitz, R.-D. Bern: Huber. 1999.

Testart Klinischer Test

Beschreibung Der FDS ist die autorisierte Übersetzung und Erweiterung eines amerikanischen Instruments [Dissociative Experience Scale (DES), Bernstein & Putman, 1986]. Angelehnt an die diagnostischen Kriterien des DSM und ICD werden mit 44 Aussagen typische dissoziative Phänomene erfragt, zu denen jeweils die prozentuale Auftretenshäufigkeit (0–100%) anzugeben ist. „Allgemein wird Dissoziation als psychophysiologischer Prozess verstanden, der durch eine Spaltung der normalerweise integrierten Funktionen des Bewusstseins, der Identität, des Gedächtnisses und der Wahrnehmung sowie verschiedener neurophysiologischer Systeme wie Sensorik und Motorik gekennzeichnet ist, und dem Abwehrfunktion zukommt" (Spitzer & Freyberger, 2002, S. 106). Neben den eigentlichen dissoziativen Störungen sind u.a. auch Alexithymie (Grabe et al., 2000), posttraumatische Belastungs- und Borderlinestörungen mit dissoziativen Symptomen verknüpft (Spitzer et al., 1999, 2000). Ausgewertet werden ein FDS-Gesamtscore (als Maß für Dissoziation), ein Score für die Originalitems des Vorgängerinstruments (DES) und Werte für die Subskalen Amnesie, Absorption, Derealisation und Konversion.

Beispielitem „Einigen Menschen passiert es gelegentlich, neue Dinge in ihrem Besitz zu finden, an deren Kauf sie sich nicht erinnern können." (Skala Amnesie)
„Einige Menschen werden gelegentlich bewusstlos, ohne dass ein Arzt eine körperliche Ursache finden konnte." (Skala Konversion)

Zielgruppe Erwachsene von 18–80 Jahren

Zeitbedarf Durchführung: ca. 10 Minuten
Auswertung: ca. 3 Minuten

Validität Im Vergleich verschiedener Stichproben (Normalbevölkerung, Schizophrene, psychiatrische Patienten und Patienten mit Dissoziationen) fanden sich erwartungsgemäß die höchsten Werte bei den N=59 Patienten mit Dissoziationen. Verglichen mit der SCL-90-R (vgl. S. 102) gibt es in verschiedenen Stichproben kaum signifikante Zusammenhänge (maximal .46). Gefunden werden konnten die auch in der Originalversion DES auftretenden Alters- und Geschlechtsunterschiede. Die Faktorenstruktur des FDS ist jedoch anders als beim DES.

Reliabilität

Die interne Konsistenz beträgt für die Gesamtskala .93, für die Subskalen zwischen .77 und .81. Die Retestreliabilität (N = 56 Studenten, Intervall 14 Tage) wird mit .82 für den Gesamtwert und mit .58 bis .83 für die Einzelskalen angegeben.

Normierung

Angegeben sind Prozentrangwerte für FDS und DES von Patienten mit dissoziativen Störungen (N = 104) und gesunden Angehörigen der Normalbevölkerung (N = 260). Für weitere Untersuchungsstichproben mit insgesamt mehr als N = 1.000 Personen sind Mittelwerte und Standardabweichungen im Manual aufgeführt.

Einsatzmöglichkeiten

Der FDS dient zum syndromalen Screening dissoziativer Symptome. Er ist nicht zur Diagnoseabklärung konzipiert. Der FDS eignet sich zur Veränderungsmessung, z.B. bei Therapieevaluationen (Freyberger et al., 1996; Bohus et al., 2000). Neben Forschungen in den genannten Bereichen gibt es u.a. auch Studien mit schizophrenen Patienten (Spitzer et al., 1997).

Rezension: G. Weißhahn

HZI

Langname und Quelle: Hamburger Zwangsinventar (HZI). Zaworka, W., Hand, I., Jauernig, G. & Lünenschloss, K. Weinheim: Beltz. 1983.

Testart: Klinischer Test, Persönlichkeitstest

Beschreibung: Das HZI ist ein Selbstbeurteilungsfragebogen, der das aktuelle Ausmaß von typischer Zwangssymptomatik erfassen soll. Zu den erhobenen Symptombereichen gehören Kontroll- und Wiederholungszwänge, Waschzwänge, Ordnungszwänge und Zählzwänge sowie auf bestimmte Handlungen bzw. Schädigungen gerichtete Zwangsgedanken. Das HZI besteht aus 188 mit „stimmt" oder „stimmt nicht" beantwortbaren Fragen, die systematisch nach Symptombereich und 4 Schweregraden variiert wurden. Die Auswertung erfolgt bezüglich der 6 Faktoren sowie des Gesamtwertes, darüber hinaus ist die Kontrolle von Antworttendenzen mit Hilfe von 4 Prüfskalen möglich. Die Konstruktion des HZI orientierte sich an der klassischen Testtheorie, wobei eine gütekriterienorientierte mehrstufige Reduktion von ursprünglich 445 Items erfolgte.

Beispielitem: Drücken Sie in öffentlichen Gebäuden die Türklinken mit dem Ellenbogen herunter? (Waschzwang)
Können Sie sich nicht dagegen wehren, Schalter beim Ein- und Ausschalten in einem bestimmten Rhythmus anzutippen? (Kontrollzwang)

Zielgruppe: Erwachsene jeden Alters

Zeitbedarf: Durchführung: Es liegen keine Angaben vor.
Auswertung: Es liegen keine Angaben vor.

Validität: Die inhaltliche Validität ist aufgrund der sorgfältigen mehrstufigen Itemkonstruktion und -selektion sowie der Überlappung mit den diagnostischen Kriterien aktueller Klassifikationssysteme gegeben. Die Autoren geben mittlere Interkorrelationen von .31 bis .35 zwischen den Subskalen für die Symptombereiche an. Zaworka & Hand (1980) fanden signifikante Korrelationen zwischen Gesamtwert bzw. Subskalen und dem subjektiven Gestörtheitsempfinden. Hinsichtlich der diskriminanten Validität berichten die Autoren signifikante Unterschiede zu anderen Diagnosegruppen sowie Gesunden.

Reliabilität: Die Autoren prüfen die Reliabilität des HZI an einer ambulanten Patientenstichprobe. Sie ermittelten eine Retestreliabilität des Gesamtwertes von .93 und der Subskalen zwischen .78 und .96.

Normierung

An einer Eichstichprobe von 121 zwangsneurotischen Patienten ermittelten die Autoren Normen, die im Manual abgedruckt sind und eine Umwandlung der Rohwerte der Subskalen, der Prüfskalen und des Gesamtwertes in Stanine-Werte erlauben.

Einsatzmöglichkeiten

Im Rahmen der klinischen Diagnostik erlaubt das HZI die differenzierte Erfassung von Zwangssymptomatik und deren Abgrenzung zu zwanghaften Persönlichkeitszügen. Klepsch (1989) entwickelte und evaluierte computerfähige Kurzversionen des HZI, die einen effizienteren Einsatz im klinischen Alltag ermöglichen.

Rezension: **MSS**
H. Berth

Langname und Quelle Manie-Selbstbeurteilungsskala. Krüger, S., Bräunig, P. & Shugar, G. Göttingen: Beltz. 1997.

Testart Klinischer Test

Beschreibung Die Manie-Selbstbeurteilungsskala erlaubt die Diagnose von manischen Störungen ausgehend von der Selbstbeschreibung des Patienten. Die MSS ist die ins deutsche übertragene Version eines englischsprachigen Instruments (SRMI, Shugar et al., 1992). Mit 47 Fragen, die mit „Ja" oder „Nein" zu beantworten sind, werden die DSM-Kriterien für Manie (bezogen auf den letzten Monat) abgefragt. Die Fragen sind den inhaltlich-logischen Skalen „Gesteigerte Energie und Aktivität", „Vermehrte Geldausgaben/Großzügigkeit", „Hypersexualität", „Rededrang", „Gehobene Stimmung", „Irritierbarkeit", „Beschleunigter Gedankendrang und Verminderung der Konzentration", „Größenideen" und „Paranoide oder psychotische Erlebnisweisen" zugeordnet. Mit einer weiteren Frage („Ich wusste, dass ich krank wurde") wird die Krankheitseinsicht des Patienten erfasst. In der Auswertung wird ein MSS-Score (Summe der Ja-Antworten) gebildet, der maßgeblich für die Diagnosestellung ist.

Beispielitem „Ich hatte mehr Energie als sonst." (Skala Gesteigerte Energie und Aktivität)
„Ich fand es gut im Mittelpunkt zu stehen, obwohl ich das sonst nicht so wichtig finde." (Skala Gehobene Stimmung)

Zielgruppe Jugendliche ab 15 Jahren und Erwachsene

Zeitbedarf Durchführung: ca. 5 Minuten
Auswertung: ca. 2 Minuten

Validität Berichtet wird im Manual u.a. ein Vergleich zwischen manischen (N=38) und nicht-manischen Patienten (N=66) zu verschiedenen Zeitpunkten, wobei erwartungsgemäß ein höherer MSS-Wert bei den manischen Patienten und charakteristische Änderungen im Therapieverlauf gefunden wurden. Die Sensitivität und Spezifität erwiesen sich als gut, so wurden z.B. (abhängig vom gewählten Cut-Off-Wert) 82% der manischen Patienten mittels MSS korrekt diagnostiziert (Bräunig et al., 1996).

Reliabilität Die interne Konsistenz (Cronbachs Alpha) des MSS-Scores beträgt .94. Die Retestreliabilität betrug bei N=16 manischen Patienten (Intervall ca. 14 Tage) .86.

Normierung

Eine Normierung im eigentlichen Sinne liegt nicht vor und ist bei der MSS als individualdiagnostischem Instrument für die praktische Anwendung auch nicht zwangsläufig notwendig. Neben verschiedenen stichprobenabhängigen Cut-Off-Werten für die MSS, sind im Manual Kennwerte (Mittelwert, Standardabweichung) für manische (N = 38) und nicht-manische Patienten (N = 66) aufgeführt, die für Vergleiche herangezogen werden können.

Einsatzmöglichkeiten

Die MSS kann zur Diagnostik manischer Störungen eingesetzt werden. Als Selbstbeurteilungsinstrument stellt sie eine wichtige Ergänzung zu den sonst bei Manien üblichen Fremdeinschätzungen dar. Forschungsstudien liegen bislang wenig vor, so untersuchten z.B. Bräunig et al. (1999) die Häufigkeit katatoner Symptome bei manischen Patienten. Die im Manual berichteten Änderungen des MSS-Wertes im Therapieverlauf bei manischen Patienten sprechen für die Einsatzmöglichkeit in Verlaufsuntersuchungen.

Rezension: **PD-S, PD-S', D-S, D-S'**
H. Berth

Langname und Quelle Paranoid-Depressivitäts-Skala und Depressivitätsskala. Zerssen, D. v. unter Mitarbeit von D.-M. Koeller. Weinheim: Beltz. 1976.

Testart Klinischer Test

Beschreibung Die hier mit ihren Parallelformen vereinten Fragebogen D-S und PD-S sind Bestandteil der Testreihe KSb-S (Klinische Selbstbeurteilungsskalen aus dem Münchner Psychiatrischen Informationssystem, Zerssen, 1976). Weitere Tests aus diesem System sind B-L (vgl. S. 140) und Bf-S (vgl. S. 138). „Die Testwerte… geben Anhaltspunkte für das Vorliegen und gegebenenfalls das Ausmaß einer psychopathologischen Symptomatik im Sinne einer depressiven, ängstlichen oder auch reizbaren (dysphorischen) Verstimmung (D) bzw. einer abnorm gesteigerten Misstrauenshaltung und Realitätsfremdheit bis zum ausgesprochen Paranoiden (P)" (Manual, S. 6). Der vollständige Fragebogen PD-S bzw. PD-S' enthält 43 Items, wobei je 16 der Paranoid-Skala (P) bzw. der Depressionsskala (D) zugeordnet sind. 11 Items werden zu einer Kontroll- bzw. Motivationsskala zusammengefasst. Die Depressionsskala (D-S/D-S') kann für bestimmte Untersuchungszwecke isoliert eingesetzt werden und liegt daher auch als eigenständiger Bogen vor. Das Antwortformat zu den Aussagen ist vierstufig von „trifft ausgesprochen zu" bis „trifft gar nicht zu". Der Fragebogen ist in mehreren Fremdsprachen erhältlich.

Beispielitem „Ich werde von anderen zu Unrecht für krank gehalten" (P-S)
„Ich fühle mich niedergeschlagen und schwermütig" (D-S)
„Ich habe mir schon mal den Magen verdorben" (Kontroll-Skala)

Zielgruppe Erwachsene (Gesunde und Kranke) im Alter von 20 – 64 Jahren

Zeitbedarf Durchführung: 2 – 15 Minuten (kompletter Test PD-S)
Auswertung: ca. 3 Minuten

Validität Angeführt sind Korrelationen zu anderen Verfahren (u. a. Beschwerdeliste, Befindlichkeitsskala, Neurotizismus- und Extraversionsskalen, Intelligenzmaße) sowie die faktorielle Validität, die im wesentlichen die Gültigkeit unterstreichen. Die Zusammenhänge der Parallelformen fielen weiterhin in verschiedenen klinischen Referenzgruppen erwartungsgemäß unterschiedlich aus (z. B. höhere Korrelation D-S/D-S' bei depressiven Patienten).

Reliabilität Die interne Konsistenz betrug .82 (P-S) bzw. .84 (D-S) in der Eichstichprobe und .88 bzw. .92 in einer psychiatrischen Vergleichsstichprobe. Die Split-Half-Reliabilitäten liegen bei .84 (P-S) bzw. .88 (D-S). P-S und P-S' korrelieren in der Normalbevölkerung .58, D-S und D-S' .76 (Paralleltestreliabilität).

Normierung

Normwerte wurden an einer repräsentativen Stichprobe erwachsener Bundesbürger im Alter von 20–64 Jahren ermittelt. Sie liegen für die Gesamtgruppe sowie nach Geschlechtern getrennt als Perzentil-, T- und Stanine-Werte vor.

Einsatzmöglichkeiten

Der Fragenbogen PD-S ist nicht für die psychiatrische Diagnosestellung geschaffen worden. Ziel ist es, „subjektiv erlebbare und verbal mitteilbare Störungen zu objektivieren und zu quantifizieren" (Manual, S. 29). Ermöglicht wird die Erfassung paranoider und/oder depressiver Symptomatiken. Das Vorliegen der Parallelformen ermöglicht ein breites Untersuchungsspektrum, z.B. wiederholte Befragungen, um Therapieeffekte (individuell oder im Vergleich verschiedener Ansätze) und/oder Psychopharmakawirkung zu erfassen. Die PD-S hat breiten Einsatz in der Forschung gefunden, in jüngerer Zeit z.B. in der inneren Medizin (Cuntz et al., 1999), der Schizophrenie- (Mass et al., 1998), Schmerz- (Pfingsten et al., 1997), Sucht- (Wagner et al., 1997) oder Depressionsforschung (Graw et al., 1997).

Rezension: **SBB**
H. Lehmann

Langname und Quelle Stationsbeurteilungsbogen. Engel, R., Knab, B. & Doblhoff-Thun, C. v. Weinheim: Beltz. 1983.

Testart Klinischer Test, Umweltfragebogen

Beschreibung Bei dem SBB handelt es sich um die vollständig neu konstruierte, deutschsprachige Adaptation der WAS (Ward Atmosphere Scale) von Moos (1974). Er ist dafür bestimmt, die Wahrnehmung der Stationsatmosphäre und -charakteristika auf Krankenhausstationen mit psychisch kranken Patienten zu erheben. Es werden die 3 Grunddimensionen (I) Soziale Beziehungen, (II) Behandlungskonzept und (III) Systemerhaltung und Systemveränderung unterschieden, denen insgesamt 10 Skalen zugeordnet sind. Die 1. Grunddimension wird durch die Skalen Anteilnahme, Unterstützung und Spontaneität beschrieben. Für das Behandlungskonzept gelten die Skalen Autonomie, Praxisorientiertheit, Persönliche Problemorientiertheit sowie Ärger und Aggression. Die 3. Grunddimension betrifft die Skalen Ordnung und Organisation, Klarheit des Behandlungsprogramms sowie Kontrolle durch das Personal.

Beispielitem „Das Personal hilft neuen Patienten, sich auf der Station einzuleben."
„Die Patienten sprechen miteinander über ihre persönlichen Probleme."

Zielgruppe Erwachsene, Patienten, Pflegepersonal, Ärzte, Psychologen im stationären Bereich in Psychiatrie und Psychotherapie

Zeitbedarf Durchführung: 10–15 Minuten
Auswertung: keine Angaben

Validität Die Prüfung der Konstruktvalidität erfolgt durch Vergleiche der Gruppenmittelwerte auf verschiedenen Stationen und in verschiedenen Bereichen an insgesamt N=1.082 Personen (z.B. offene vs. geschlossene Stationen, Verhaltenstherapie vs. Psychoanalyse). Es ergaben sich bedeutsame Unterschiede in den Gruppenmittelwerten der Stationen und Bereiche, während sich bei Personencharakteristika, wie Geschlechtszugehörigkeit und momentanem Krankheitsbild keine bedeutenden Unterschiede fanden. Diese Tatsache spricht für einen geringen Einfluss von subjektiven Erlebnis- und Einschätzungsfaktoren auf das Verfahren, welches zur möglichst objektiven Erfassung von Umweltcharakteristika konstruiert ist. Eine externe Validierung erfolgte durch einen Vergleich der Skalenwerte mit den Daten aus einem System von Verhaltensbeobachtungen an N=194 Patienten.

Reliabilität Die Interne Konsistenz der Skalen liegt bei einer Normierungsstichprobe von N=798 Personen zwischen .62 und .81.

Normierung

Normwerte wurden an einer Personengruppe von N=798 ermittelt, die Patienten sowie auch Pflegepersonal, Ärzte und Psychologen umfasst. In einer Tabelle ist die Umwandlung der Rohwerte in verteilungstransformierte T-Werte dargestellt.

Einsatzmöglichkeiten

Der SBB kann auf Krankenhausstationen mit psychisch kranken Patienten eingesetzt werden und eignet sich nach Ansicht der Autoren gleichzeitig auch zur Therapiebegleitung und Veränderungsmessung.

Rezension: **SEB**
G. Tchitchekian

Langname und Quelle	Stations-Erfahrungsbogen. Fragebogen zur Erfassung des Verlaufs stationärer Psychotherapie. Sammet, I. & Schauenburg H. Göttingen: Beltz. 1999.
Testart	Klinischer Test
Beschreibung	Mit dem SEB soll die Vielschichtigkeit und Komplexität stationärer Psychotherapie in ihrem Verlauf abgebildet werden. Die bloße Prä-Post-Evaluation von Behandlungen kann in der Regel relevante Therapieaspekte nur unzureichend dokumentieren. Daher versteht sich der SEB als Instrument der Prozessdiagnostik. Da stationäre Psychotherapie insbesondere auch durch intensive Mehrpersonenbeziehungen (zum Team, zu den Mitpatienten) gekennzeichnet ist, gehört dieser Aspekt neben den Rahmenbedingungen der Stationsordnung, der Behandlungsintensität und dem Selbsterleben (self-efficacy) zu den relevanten Wirkfaktoren des stationären Settings (Sammet & Schauenburg, 1999, S. 5–7). Damit sind jene Dimensionen bezeichnet, deren spezifische Ausprägungen im Therapieverlauf erhoben werden sollen. Der Fragebogen selbst besteht aus 38 Items, die auf einer sechsstufigen Skala („stimmt gar nicht – stimmt genau") zu beantworten sind. Dabei handelt es sich um Selbsteinschätzungen des Patienten hinsichtlich verschiedener Behandlungsaspekte innerhalb der vergangenen Woche. Es lassen sich 7 Skalen unterscheiden: (1) Selbstwirksamkeit: Mit 6 Items wird die Überzeugung erfasst, sich selbst und die Umwelt beeinflussen zu können. (2) Beziehung zum therapeutischen Team: 7 Items beschreiben die therapeutische Atmosphäre, vermittelt durch das Team als Ganzes. (3) Beziehung zum Einzeltherapeuten: Gemäss der zentralen Bedeutung des Einzeltherapeuten sollen anhand von 4 Items einfühlendes Verstehen, gefühlsmäßige Nähe und Vertrauen sowie eine Einschätzung der Problembeurteilung durch den Therapeuten erhoben werden. (4) Gruppenklima: 7 Items erfragen die Wahrnehmung der gefühlsmäßigen Atmosphäre zwischen den stationären Patienten. (5) Zuwendung/Kohäsion: Da angenommen wird, dass die gute emotionale Bezogenheit zu Mitpatienten Voraussetzung für das Wirksamwerden weiterer Effekte ist, wird diese mit 5 Items erhoben. (6) Angemessenheit der Behandlungsintensität: Diese Skala erfasst mit 5 Items Gefühle der Sättigung bzw. der Angemessenheit der Behandlungsintensität. (7) Akzeptanz der therapeutischen Rahmenbedingungen: Hier soll beurteilt werden, ob sich das Erleben der Regeln der Stationsordnung im Verlauf der Therapie verändert, und inwieweit dies mit dem Therapieverlauf in Zusammenhang steht.
Beispielitem	„Manchmal schalte ich gedanklich ab, weil mir die therapeutischen Rückmeldungen zuviel wurden." (Angemessenheit der Behandlungsintensität) „Die Unterstützung der Mitpatienten hat mich ein ganzes Stück weiter gebracht." (Zuwendung durch Mitpatienten/Kohäsion)
Zielgruppe	Jugendliche und Erwachsene (12–65 Jahre)

Zeitbedarf

Durchführung: ca. 10 Minuten
Auswertung: ca. 5 Minuten

Validität

Die Konstruktion des Verfahrens erfolgte in mehreren Faktorenanalysen, so dass eine faktorielle Validität als gesichert angenommen werden kann (Sammet & Schauenburg, 1999, S. 17). Obwohl systematische Ergebnisse zur Güte der Verlaufsmessung noch fehlen, spricht die Auswertung von bisher 60 Therapien unter Einbeziehung klinischer Informationen für die gewünschte situative Änderungssensibilität der Subskalen.

Reliabilität

Mit Koeffizienten von .71 bis .85 ist die interne Konsistenz (Cronbachs Alpha) der 7 Subskalen zufriedenstellend.

Normierung

Der Analysestichprobe liegen Werte von 242 Patienten aus 11 Kliniken unterschiedlicher psychotherapeutisch-psychiatrischer Ausrichtungen vor. Mittelwerte und Standardabweichungen werden mitgeteilt (Sammet & Schauenburg, 1999, S. 15). Geschlechtsspezifische Perzentilwerte für die Subskalen dienen der Einordnung der Patienten zu Therapiebeginn.

Einsatzmöglichkeiten

Der SEB kann im klinischen Bereich unabhängig von der psychotherapeutischen Orientierung der Einrichtung und von der diagnostischen Zuordnung des Patienten eingesetzt werden. Als Mittel der Prozessdiagnostik eignet er sich sowohl für die Erfassung individueller Verläufe als auch zur gruppenstatistischen Betrachtung der Stationsdynamik. Durch wöchentliche Vorgabe können Veränderungen während der Therapie erfasst werden. Die Autoren empfehlen den parallelen Einsatz von kurzen Symptombelastungsbögen (z.B. Brief Symptom Inventory, BSI, deutsch von Franke, 1997, vgl. S. 90), um den Behandlungsfortgang auch an standardisierten Instrumenten zu evaluieren. Im Rahmen wissenschaftlicher Untersuchungen oder zur Qualitätskontrolle ist der Erfahrungsbogen ebenfalls verwendbar.

Rezension: H. Lehmann

SPG

Langname und Quelle	Skalen zur psychischen Gesundheit. Tönnies, S., Plöhn, S. & Krippendorf, U. Heidelberg: Asanger. 1996.
Testart	Klinischer Test, Persönlichkeitstest
Beschreibung	Dieses Verfahren ist eine Weiterentwicklung des „Fragebogens zur Erfassung psychischer Gesundheit" (PSYGE) von Eckert, Biermann-Ratjen, und Tönnies (1982) und zielt darauf ab, subjektive Werthaltungen im Sinne seelischer Gesundheit zu erfassen. Es eignet sich daher besonders zur Persönlichkeitsförderung von Personen, die hinsichtlich psychischer Beeinträchtigungen Testnormalität erreicht haben, dennoch aber in verschiedenen Bereichen seelischer Gesundheit mehr Wohlbefinden erlangen wollen. Die SPG bestehen aus 76 Items, denen 7 faktorenanalytisch gestützte Subskalen zu „geistig-seelischem Wohlbefinden" (I–V) sowie zum „sozialen Wohlbefinden" (VI, VII) zugeordnet sind. Es handelt sich dabei um die Skalen: (I) Autonomie, (II) Willensstärke, (III) Lebensbejahung, (IV) Selbstreflexion, (V) Sinnfindung, (VI) Natürlichkeit und (VII) Soziale Integration.
Beispielitem	„Ich kann mich nur schwer auf veränderte Situationen einstellen." „Es ist nicht nötig, dass andere immer akzeptieren, was ich tue."
Zielgruppe	Jugendliche und Erwachsene
Zeitbedarf	Durchführung: 30 Minuten Auswertung: 10–20 Minuten
Validität	Mit Hilfe einer Faktorenanalyse der SPG-Items konnten die Skalen und damit die faktorielle Validität des Verfahrens weitestgehend bestätigt werden. Die Konstruktvalidität sollte durch Korrelationen mit dem FPI (vgl. S. 54) und dem GT (vgl. S. 56) in einer Stichprobe psychisch Gesunder (N = 118) nachgewiesen werden, wobei sich mit dem FPI nur wenige Zusammenhänge ergaben. Mit dem GT bestehen dagegen engere Zusammenhänge. In einer Untersuchung von Degler und Trettin (1987) wurden die SPG zusammen mit verschiedenen Verfahren eingesetzt, die ebenso Merkmale seelischer Gesundheit erfassen sollen (ISE, FSKN, SESA). Erwartungsgemäß ergaben sich hier bedeutsamere Korrelationen.
Reliabilität	Die innere Konsistenz wurde getrennt nach Stichprobe und Geschlecht ermittelt und lag entsprechend im Bereich von .61 bis .93. In einer Stichprobe von N = 48 psychisch gesunden Personen betrugen die Retestreliabilitäten nach 6 Wochen zwischen .67 und .87.

Normierung

Es liegen keine Normen vor. Im Handbuch werden aber Mittelwerte und Standardabweichungen mehrerer Stichproben (psychisch Gesunde, N=118, psychisch Beeinträchtigte, N=53, Personen mit psychosomatischen Erkrankungen, N=19) dargestellt.

Einsatzmöglichkeiten

Der Einsatz ist in der klinisch-pädagogischen Forschung und Praxis vorstellbar. Außerdem kann das Instrument zur Kontrolle therapeutischer Interventionen bei psychisch und psychosomatisch Beeinträchtigten und zur Überprüfung von Maßnahmen zur Persönlichkeitsförderung bei Jugendlichen und Erwachsenen genutzt werden.

10 Beschwerden/Befindlichkeit

BBS (Basler Befindlichkeitsskala) 136
Bf-S (Befindlichkeits-Skala) 138
B-L (Beschwerden-Liste) 140
EWL (Eigenschaftswörterliste) 142
FBL (Freiburger Beschwerdenliste) 144
GBB (Gießener Beschwerdebogen) 146
KAB (Kurzfragebogen zur aktuellen Beanspruchung) 148
MDBF (Mehrdimensionaler Befindlichkeitsfragebogen) 150

Rezension: H. Berth	**BBS**
Langname und Quelle	Basler Befindlichkeitsskala. Hobi, V. Weinheim: Beltz. 1985.
Testart	Klinischer Test
Beschreibung	Die Basler Befindlichkeitsskala dient zur schnellen Einschätzung der aktuellen Stimmung und des Antriebsgefühls eines Probanden. Sie umfasst 16 Items, die gleichmäßig 4 faktorenanalytisch ermittelten Skalen zugeordnet sind: „Vitalität", „Intrapsychischer Gleichgewichtszustand", „Soziale Extravertiertheit" und „Vigilität". Die Auswertung kann auf Skalenebene und durch Bildung eines Gesamtwertes für die Befindlichkeit (Summenscore, zwischen „sehr wenig aktiviert" und „sehr hoch aktiviert") erfolgen. In Form eines Polaritätenprofils sind je 2 gegensätzliche stimmungs- bzw. aktivitätsbezogene Adjektive paarweise gegenübergestellt, zu denen jeweils mittels einer siebenstufigen Unterteilung die aktuelle Ausprägung abzuschätzen ist.
Beispielitem	„müde" vs. „frisch" „redselig" vs. „verschwiegen"
Zielgruppe	Erwachsene
Zeitbedarf	Durchführung: ca. 3 Minuten Auswertung: ca. 1 Minuten
Validität	Im Manual sind (etwas unübersichtlich) einige Studien wiedergegeben, die die Validität der BBS im wesentlichen unterstreichen. So betrug z. B. die Korrelation zur Beschwerdenliste (B-L, vgl. S. 140) .70 (konkurrente Validität). Zu konstruktfremden Verfahren wie den Persönlichkeitsmessinstrumenten FPI (vgl. S. 54) oder GT (vgl. S. 56) wurden uneindeutige Zusammenhänge gefunden (diskriminante Validität).
Reliabilität	Die interne Konsistenz (Cronbachs Alpha) der Gesamtskala betrug in einer Stichprobe von N=510 Gesunden .95, bei N=346 Kranken .92. Die Werte für die Subskalen sind ähnlich hoch. 176 Studenten füllten die BBS vor und nach einer Vorlesung aus (Retestreliabilität), die Übereinstimmungen betrugen .63 bis .77 für die Einzelskalen und .76 für den Gesamtwert.
Normierung	Normwerte im strengen Sinne sind im Manual nicht angeführt. Zu Vergleichszwecken können die Mittelwerte und Standardabweichungen des Gesamtwertes und der 4 Subskalen herangezogen werden, die im Handbuch für zahlreiche

verschiedene Stichproben (teilweise geschlechtsspezifisch) aufgeführt sind, so z. B. für Studierende, Depressive, Schizophrene, Neurotiker oder Patienten einer psychosomatischen Klinik.

Die BBS eignet sich als ökonomisches Instrument zur schnellen, auch mehrfachen Messung der aktuellen Befindlichkeit und Aktiviertheit. Im Manual sind u. a. Studien zu Psychopharmakawirkung erwähnt. Neuere Forschungen mit der BBS wurden u. a. zur Befindlichkeit von Studierenden (Bachmann et al., 1999) oder zur Wirkung von Diazepam auf die Fahrtauglichkeit vorgelegt (Friedel et al., 1991).	**Einsatzmöglichkeiten**

Rezension: A. Krause

Bf-S

Langname und Quelle: Die Befindlichkeits-Skala. Zerssen, D. v. & Koeller, D.-M. Weinheim: Beltz. 1976.

Testart: Klinischer Test, computergestützte Fassung im Hogrefe-Testsystem

Beschreibung: Die Bf-S erfasst eine mögliche Beeinträchtigung des momentanen subjektiven Wohlbefindens. Aufgrund der Orientierung an den jeweils aktuellen Stimmungen kann das Verfahren auch kurzfristige Zustandsänderungen abbilden. Es liegen 2 Parallelformen Bf-S und Bf-S' vor. Den Probanden werden bei beiden Parallelformen 28 Eigenschaftspaare vorgelegt, die eine breites Spektrum depressiver Symptomatik abdecken. Bei jedem der 28 Items ist ein Eigenschaftswort enthalten, welches für gesteigertes Wohlbefinden steht und ein konträres Eigenschaftswort im Sinne beeinträchtigten Wohlbefindens. Falls sich der Proband nicht entscheiden kann, ist ferner eine neutrale Antwort („weder/noch") möglich. Die Antworten werden zu einem Gesamtwert zusammengefasst, wobei hohe Werte negatives Befinden charakterisieren. Niedrige Werte deuten auf Wohlbefinden hin und sind nur in Einzelfällen kritisch zu beurteilen, z. B. wenn auffällige Steigerungen auf bestimmte Ursachen wie manische Phasen oder Drogeneinnahme zurückzuführen sind. Neuere Untersuchungen sehen Testergebnisse nicht nur im Zusammenhang mit affektiven Störungen, sondern betonen stärker Bezüge zur gesundheitsbezogenen Lebensqualität (Frühwald et al., 2001) von Patienten.

Beispielitem: „Stimmung: ernst – heiter" (Antwortmöglichkeiten: eher ernst, eher heiter, weder – noch)

Zielgruppe: Erwachsene von 20–64 Jahren, HAWIE-(Verbal-)IQ größer als 80

Zeitbedarf: Durchführung: 2–5 Minuten
Auswertung: 3 Minuten

Validität: Die externe Validität wurde über Korrelationen mit klinischen Beurteilungen der Depressivität ermittelt, die mit Werten von .85 (N = 180) bzw. .90 (N = 28) als hoch eingestuft werden kann. Inhaltlich verwandte Tests wurden zur Bestimmung der internen Validität herangezogen. Zusammenhänge wurden u. a. zur Beschwerdenliste B-L (in einer Patientenstichprobe .50, vgl. S. 140) und zu Depressivitätsskalen (bis .90) berechnet. Die Befindlichkeitsangaben sind unabhängig von der Intelligenz der Befragten. Eine Faktorenanalyse ergab eine hohe Homogenität des erfassten Konstrukts, wobei der Hauptfaktor 52 % der Unterschiede erklären konnte.

Reliabilität: Die Paralleltestreliabilität ist mit Werten um .90 als hoch einzustufen. Die Testhalbierungszuverlässigkeit liegt sogar noch etwas höher (bis .97).

Für eine repräsentative Eichstichprobe (N = 1.761) wurden Verteilungskennwerte bestimmt. Im Manual liegen die Normwerte (Perzentil-, Standard-T- sowie Stanine-Werte) auch getrennt nach Geschlechtern vor.

Normierung

Der Einsatz der Bf-S ist bei Patienten mit (möglichen) affektiven Störungen sinnvoll, und zwar sowohl in depressiven als auch manischen Phasen. Aufschlussreich ist insbesondere der mehrfache Einsatz bei einzelnen Patienten für Verlaufsdokumentationen, um Zustandsänderungen zu erheben und Aussagen zur Wirksamkeit von Behandlungen zu treffen. Entsprechend findet die Bf-S in der Forschung insbesondere bei Längsschnittuntersuchungen Anwendung, z. B. bei psychopharmakologischen Fragestellungen, um zu ermitteln, in welcher Dosis und mit welcher Methode Amitriptyline bei depressiven Patienten (Deisenhammer et al., 2000) oder Tropisetron bei diagnostizierter Fibromyalgia (Haus et al., 2000) verabreicht werden sollte. In der Therapieforschung können weitere Interventionen zur Behandlung depressiver Verstimmungen wie Schlafentzug oder Lichttherapie evaluiert werden (Fritzsche et al., 2001).

Einsatzmöglichkeiten

Rezension: A. Krause	**B-L**
Langname und Quelle	Die Beschwerden-Liste. Zerssen, D. von & Koeller, D.-M. Weinheim: Beltz. 1976.
Testart	Klinischer Test, computergestützte Fassung im Hogrefe-Testsystem
Beschreibung	Die B-L erfasst die subjektive Beeinträchtigung bei Patienten anhand körperlicher und allgemeiner Beschwerden. Es liegen zwei Parallelformen B-L und B-L' vor, welche jeweils 24 Items enthalten. Die Aussagen sollen typische Klagen der Klientel von Ärzten und Psychologen umfassen. Der Einsatz der B-L erlaubt auf ökonomische Weise eine quantitative Abschätzung der erlebten Beeinträchtigungen im Sinne eines Screening-Verfahrens. Die Betrachtung des Antwortverhaltens bei einzelnen Items kann für eine individuelle Diagnosestellung hilfreich sein. Üblicherweise werden jedoch die Anzahl sowie die Ausprägungsgrade der Beschwerden zu einem Gesamtwert zusammengefasst. Der Gesamtwert wird anhand von Normtabellen z. B. in Stanine-Werte umgewandelt. Hohe Werte deuten auf ausgeprägte subjektive Beeinträchtigungen hin, wobei Stanine-Werte über 7 als abnorm bzw. deutliche Befindlichkeitsstörung gewertet werden. Es sind jedoch keine Aussagen „über die den Beschwerden zugrunde liegenden Faktoren" (Manual, S. 6) bzw. Ursachen möglich. Die beiden Parallelformen BL und BL' können sowohl getrennt als auch gemeinsam eingesetzt werden. Ferner liegt ein Ergänzungsbogen B-L' mit 17 Items vor, die zur Dokumentation einzelner Beschwerden dienen, welche im Zusammenhang mit körperlichen Erkrankungen und ggf. auch massiven persönlichen Problemen (wie Suizidgefahr) stehen.
Beispielitem	Ich leide unter folgenden Beschwerden: „Schwächegefühl" (Vierstufige Ratingskala: gar nicht, kaum, mäßig, stark)
Zielgruppe	Erwachsene von 20–64 Jahren, HAWIE-(Verbal-)IQ größer als 80
Zeitbedarf	Durchführung: 2–5 Minuten Auswertung: 3 Minuten
Validität	Die Angaben zur Validität beziehen sich z. T. auf eine frühere Version namens HHM-Beschwerdenliste, wobei ein außergewöhnlich hoher Zusammenhang von .76 zur Fremdbeurteilung bei 100 Schizophrenen bestand. Die Korrelation zwischen dem Gesamtwert (der endgültigen Version der Beschwerdenliste) und dem Außenkriterium der Gruppenzugehörigkeit zu einer klinischen bzw. einer Kontrollgruppe betrug .62 (N = 100). Zur Bestimmung der internen Validität wurden u. a. Zusammenhänge zu Neurotizismus-Skalen verschiedener Tests berechnet, wobei die Korrelationen bei .39 (FIP), .60 (MMQ) und .70 (MPI) lagen. Es bestehen keine Zusammenhänge zu validitätsdivergenten Tests wie z. B. den Skalen Geselligkeit und Gelassenheit des FPI (vgl. S. 54) sowie zu

Intelligenzwerten. Faktorenanalysen bestätigten die einfaktorielle Homogenität der B-L, wobei etwa 30% der Gesamtvarianz aufgeklärt wurde.

Reliabilität

Die Messgenauigkeit ist ausgesprochen hoch. Die innere Konsistenz nahm Werte zwischen .87 und .95 an. Die Paralleltestkorrelation der beiden Skalen betrug .85 (in einer Eichstichprobe, N = 1.761) bzw. .88 (Psychiatrische Vergleichsgruppe, N = 379).

Normierung

Für eine repräsentative Eichstichprobe (N = 1.761) wurden Verteilungskennwerte bestimmt. Im Manual liegen die Normwerte (Perzentil-, Standard-T- sowie Stanine-Werte) auch getrennt nach Geschlechtern vor.

Einsatzmöglichkeiten

Als Screening-Verfahren kann die B-L bei einzelnen Patienten zu Beginn einer Behandlung eingesetzt werden und bei mehrfachem Einsatz Veränderungen des Patienten über die Zeit beschreiben. In der psychiatrischen und pharmakologischen Forschung findet die B-L häufigen Einsatz. So werden Besonderheiten von bestimmten Patienten-Gruppen ermittelt (Kowalcek et al., 2001; Plass & Koch, 2001) und beispielsweise bei Eltern von psychiatrischen Patienten untersucht, inwieweit sie eine Risikopopulation darstellen (Angermeyer, Liebelt & Matschinger, 2001). Im Rahmen epidemiologischer Fragestellungen wurden Aussagen zur Verbreitung von Beschwerden unter älteren Mitmenschen getroffen (Helmchen, Linden & Wernicke, 1996). In der Therapieforschung kam die B-L u. a. zum Einsatz, um die Wirksamkeit bestimmter Therapierichtungen bei Schmerzpatienten (Casser et al., 1999) oder die Wirksamkeit von Hormoneinsätzen (Rudolph et al., 2000) zu bewerten. Es liegt eine türkische Fassung des Fragebogens vor (Schwab & Tercanli, 1987).

Rezension: **EWL**
A. Dinkel

Langname und Quelle	Die Eigenschaftswörterliste. Janke, W. & Debus, G. Göttingen: Hogrefe. 1978.
Testart	Persönlichkeitstest, Medizinpsychologischer Test
Beschreibung	Die EWL wurde ursprünglich entwickelt, um die zeitlich begrenzte Veränderung in den Bereichen Emotion und Motivation nach Einnahme von Psychopharmaka zu erheben. Das Verfahren soll die momentane Befindlichkeit im Sinne des Antriebs und der Stimmung erfassen. Die EWL umfasst 161 Items, die sich auf 15 Befindlichkeitsaspekte beziehen. Diese sind 6 Bereichen zugeordnet: Leistungsbezogene Aktivität, Allgemeine Desaktivität, Extraversion/Intraversion, Allgemeines Wohlbehagen, Emotionale Gereiztheit, Angst. Die Beantwortung der Items erfolgt dichotom: „trifft zu" vs. „trifft nicht zu". Es liegt eine Kurzform (EWL-K) mit 123 Items vor, die sich auf 14 Befindlichkeitsaspekte beziehen. Pro Skala werden die Items summiert, die mit „trifft zu" beantwortet wurden.
Beispielitem	„konzentriert" (Leistungsbezogene Aktivität) „heiter" (Allgemeines Wohlbehagen) „ungehalten" (Emotionale Gereiztheit)
Zielgruppe	Jugendliche ab 16 Jahren und Erwachsene
Zeitbedarf	Durchführung: ca. 20 Minuten (Langform), ca. 10 Minuten (Kurzform) Auswertung: ca. 10 Minuten (Langform), ca. 5 Minuten (Kurzform)
Validität	Die EWL weist eine hohe faktorielle Validität auf. Es zeigen sich Zusammenhänge zwischen EWL-Werten und anderen Selbsteinschätzungsmethoden (graphisch, numerisch) sowie zu Fremdbeurteilungen. Weiterhin wird die Validität durch experimentelle Studien gestützt (z.B. Einfluss von Lärm, Tranquilizern). Daneben zeigten sich signifikante Unterschiede zwischen psychiatrischen Patienten und Personen der Allgemeinbevölkerung in der EWL.
Reliabilität	Die innere Konsistenz der Skalen liegt zwischen .70 und .95.
Normierung	Aufgrund der Zielsetzung des Verfahrens, aktuelle Befindenszustände zu erfassen, die sich innerhalb kurzer Zeit ändern können, sind Normen in herkömmlichen Sinn nicht sinnvoll. Bei Einsatz der EWL unter diagnostischen Gesichtspunkten kann auf Mittelwerte, Streuungen und Perzentile zurückgegriffen werden, die in der Handanweisung für verschiedene Personengruppen und Tageszeiten aufgeführt sind.

Einsatzmöglichkeiten

Die EWL eignet sich zum Einsatz in der Emotions- und Motivationsforschung. Weiterhin kann sie zur Erfassung der Veränderung des Befindens in Abhängigkeit von Interventionen (psychologische, pharmakologische Interventionen) oder auch zur Erfassung von Variationen des Befindens in Abhängigkeit von circadianen Parametern herangezogen werden. In einer Studie von Benecke et al. (2000) wurde die EWL zur Erfassung des Selbstbildes bei Adipositas-Patienten genutzt.

Rezension:	**FBL**
A. Krause	

Langname und Quelle	Die Freiburger Beschwerdenliste (FBL). Form FBL-G und revidierte Form FBL-R. Fahrenberg, J. Göttingen: Hogrefe. 1994.
Testart	Klinischer Test, computergestützte Fassung im Hogrefe-Testsystem
Beschreibung	Die FBL dient der Erhebung körperlicher Beschwerden im subjektiven Erleben der Patienten. Auf der Grundlage von 80 Items wird ein breites Spektrum an Funktionsbereichen berücksichtigt, wobei die Antworten mit 2 verschiedenen Schlüsseln ausgewertet werden können. In der modifizierten Gesamtform FBL-G (78 Items) werden 10 Funktionsbereiche bzw. Skalen unterschieden: Allgemeinbefinden, Emotionale Reaktivität, Herz-Kreislauf, Magen-Darm, Kopf-Hals-Reizsyndrom, Anspannung, Sensorik, Schmerz, Motorik und Haut. In der revidierten Form FBL-R (71 Items) wird auf die Auswertung von „Motorik" und „Haut" verzichtet, während „Müdigkeit" zusätzlich enthalten ist. Zudem kann (in beiden Formen) durch Aufsummieren ein Gesamtwert gebildet werden, welcher auch als Indikator eines zugrundeliegenden Persönlichkeitsmerkmals im Sinne von Klagsamkeit oder Nervosität interpretiert werden kann. Neben den Beschwerden werden zusätzliche Items u. a. zur beruflichen Belastung, zur Zufriedenheit mit der familiären und finanziellen Situation, zur Einnahme von Schlaf- und Beruhigungsmitteln, zu Besuchen bei Ärzten und zur Häufigkeit von Krankenhausaufenthalten aufgenommen. Es liegen kürzere, jedoch bereits ältere Formen der FBL vor, die aus 40 (FBL-W) bzw. 20 Items (FBL-KA und FBL-KB) bestehen (Fahrenberg, 1975). Gegenüber der ursprünglichen Form der FBL aus dem Jahr 1975 blieben in der modifizierten Form FBL-G sieben Skalen unverändert.

Beispielitem	„Welche körperlichen Beschwerden sind während der letzten Zeit aufgetreten?" „Ermüden Sie schnell?" (Skala Allgemeinbefinden)

Zielgruppe	Jugendliche und Erwachsene ab 16 Jahren

Zeitbedarf	Durchführung: 10–15 Minuten Auswertung: 5 Minuten

Validität	Externe Validität wurde u. a. durch Mittelwertsvergleiche verschiedener Teilstichproben geprüft. So zeigte Fahrenberg (1975) auf, dass sich gesunde Männer und Frauen sowie Kurpatienten und Kurpatientinnen signifikant unterschieden, wobei die gesunden Männer die niedrigsten und die Patientinnen die höchsten Testwerte erzielten. In weiteren Studien wurden Zusammenhänge zwischen subjektiven körperlichen Beschwerden und Anamnesedaten aufgezeigt, während die Zusammenhänge mit physiologischen Daten niedriger ausfielen. Zusammenhänge konnten zur Lebenszufriedenheit und zu Aspekten

des Krankheitsverhaltens aufgezeigt werden (Fahrenberg, 1995). Die interne Validität wurde über Korrelationen zu verwandten Tests bestimmt, z. B. korreliert die Skala „Emotionale Labilität" (des Tests FPI, vgl. S. 54) zu .56 mit dem Gesamtwert der FBL.

Reliabilität

Die internen Konsistenzen der Skalen nahmen in einer Eichstichprobe (N= 2.070) befriedigende bis sehr gute Werte zwischen .73 und .95 an. Stabilitätskoeffizienten wurden für 4 Stichproben bei der ursprünglichen Form der FBL erhoben, wobei die Messzeitpunkte 4 Wochen bis 3 Jahre auseinander lagen. Die Korrelationen nahmen stets hohe Werte an, die beispielsweise für die Gesamtskala im Bereich von .71 bis .86 lagen.

Normierung

Für beide Versionen der FBL liegen Normwerte (Stanine-Werte) aus einer 2.041 Personen umfassenden, für Deutsche über 16 Jahre repräsentativen Stichprobe vor. Unterschieden wird bei den Normwerten zwischen 4 Altersstufen (16–24, 25–44, 45–59, 60 Jahre und älter) sowie dem Geschlecht. Es sind Angaben zu den einzelnen Skalen sowie dem Gesamtwert enthalten.

Einsatzmöglichkeiten

Die FBL dient der systematischen Erhebung körperlicher Befindensstörungen und kann zur Anamneseerhebung und Diagnosestellung herangezogen werden, um z. B. besonders belastungsreiche und -arme Patienten(-gruppen) zu identifizieren. Allerdings können keine direkten Schlüsse vom Testergebnis auf objektivierbare körperliche Befunde gezogen werden. In der Forschung kann die FBL vielseitig eingesetzt werden, um das subjektive Belastungsniveau bestimmter Personengruppen zu bestimmen, Unterschiede zwischen Gruppen aufzuzeigen und Veränderungen über längere Zeiträume zu untersuchen. Teilweise beschränken Forscher den Einsatz der FBL auf bestimmte Skalen. Differentialdiagnostische Fragestellungen betreffen beispielsweise die Belastungsprävalenz bei Feuerwehrleuten (Wagner, Heinrichs & Ehlert, 1998) oder bei stationär behandlungsbedürftigen Lehrern (Hillert et al., 1999). Evaluationsstudien untersuchen mit dem Einsatz der FBL u. a. die Folgen der Einführung der Pflegeversicherung für Altenpfleger (Zimber, Albrecht & Weyerer, 1999). Psychophysiologische Untersuchungen kombinieren die FBL mit der Erhebung physiologischer Korrelate und zeigen Zusammenhänge auf (Prüssner, Hellhammer & Kirschbaum, 1999).

Rezension: A. Krause	**GBB**
Langname und Quelle	Der Gießener Beschwerdebogen. Brähler, E. & Scheer, J. W. 2., ergänzte und revidierte Aufl. Bern: Huber. 1995.
Testart	Klinischer Test, computergestützte Fassung im Hogrefe-Testsystem
Beschreibung	Der GBB erfasst das körperliche Beschwerdebild aus der subjektiven Sicht von Patienten. Die subjektiven Beschwerden stellen ergänzende Informationen zu objektivierbaren, organmedizinisch erfassbaren Symptomen zur Verfügung, wobei Diskrepanzen diagnostische Hinweise liefern. Die Entstehung des GBB hängt mit Untersuchungsergebnissen zusammen, wonach „das Vorliegen von Beschwerden mit dem Vorliegen einer objektivierbaren Körperstörung im Mittel nicht hoch korreliert" (Handbuch, S. 9). In der Langfassung sind 57 Symptome enthalten, welche auf Einzelitemebene interpretiert werden können. Von Interesse sind insbesondere mit „stark" beantwortete Extremwerte, die auf „Leitbeschwerden" (Handbuch, S. 24) hinweisen. Ferner werden 24 Items zu den Skalen Erschöpfung, Magenbeschwerden, Gliederschmerzen und Herzbeschwerden zusammengefasst sowie zu einer allgemeinen Skala Beschwerdedruck, welche alle 24 aufgeführten Beschwerden enthält. Die 24 Items können auch getrennt von den restlichen Items eingesetzt werden und stellen eine Kurzfassung dar, die als GBB-24 bezeichnet wird. Der GBB enthält 2 Zusatzfragen zur körperlichen und seelischen Bedingtheit der Beschwerden sowie die Möglichkeit, bis zu 5 weitere Beschwerden zu benennen.
Beispielitem	Ich fühle mich durch folgende Beschwerden belästigt: „Schwächegefühl" (Skala Erschöpfung) „Erbrechen" (Skala Magenbeschwerden) (fünfstufige Ratingskala: nicht, kaum, einigermaßen, erheblich, stark)
Zielgruppe	Jugendliche ab 16 Jahren und Erwachsene, für Kinder und Jugendliche von 9–15 Jahren liegt eine getrennte Version GBB-KJ (Brähler, 1992; Prehler, Kupfer & Brähler, 1992) vor.
Zeitbedarf	Durchführung: 10–15 Minuten Auswertung: maximal 5 Minuten
Validität	In 5 klinischen Gruppen (Ulcus-duodeni-, Herzkatheter-, Rheumapatienten, Herzneurotiker, Studenten in psychotherapeutischer Beratung) wurde nachgewiesen, dass zwischen dem organmedizinischen bzw. psychosomatischen Krankheitsbild und dem subjektiven Beschwerdebild Zusammenhänge bestehen. Die mittleren Angaben in den Patientenstichproben unterscheiden sich von den mittleren Werte einer Eichstichprobe, so dass Extremgruppenvalidität gegeben ist. Beispielsweise sind bei Ulcus-Patienten (N=76) 35 Beschwerden gegenüber der Eichstichprobe signifikant erhöht, dabei gehören die sechs Items

der Skala Magenbeschwerden zu den neun besonders bedeutsam erhöhten Beschwerden. Ferner wurde bei klinisch auffälligen psychosomatischen Patienten, insbesondere bei Herzneurotikern, eine breit gefächerte Klagebereitschaft erfasst, d. h. psychosomatische Patienten neigen zu ausgeprägten Werten in mehreren Beschwerdebereichen.

Reliabilität

Die internen Konsistenzen der Skalen lagen in einer Eich- (N = 1.601) sowie einer Patientenstichprobe (N = 4.076) zwischen .74 und .91. Die Split-Half-Koeffizienten nahmen Werte zwischen .61 und .85 an. Die höchsten Werte wurden jeweils für die Gesamtskala Beschwerdedruck ermittelt. In neun speziellen Patienten-Stichproben wurden zusätzlich Test-Retestreliabilitäten ermittelt, wobei sich über längere Zeiträume (bis zu 4 Jahren) Korrelationen von .30 bis .94 ergaben.

Normierung

Normwerte für den GBB wurden 1975 an einer 1.601 Personen umfassenden Eichstichprobe erhoben, welche für in Deutschlands Privathaushalten lebende, 18–60 Jahre alte Personen repräsentativ war. Die Normwerte liegen als Prozentrangwerte im Handbuch vor, wobei nach Geschlecht und 4 Altersgruppen unterschieden wird. Zudem liegen im Handbuch Normwerte für eine Patientenstichprobe vor, welche aus 4.076 Patienten der Psychosomatischen Klinik der Universität Gießen aus den Jahren 1969–1975 besteht. Für die Kurzform GBB-24 liegen aktuellere Normwerte aus einer 1994 bei 2.182 Personen durchgeführten, bevölkerungsrepräsentativen Eichstichprobe vor (Brähler, Schumacher & Brähler, 2000). Standardisierte Vergleichswerte für über 61-jährige Personen liegen getrennt für den GBB-24 vor (Gunzelmann, Schumacher & Brähler, 1996).

Einsatzmöglichkeiten

Der GBB gehört zu den am häufigsten eingesetzten Beschwerdeskalen im deutschsprachigen Raum. Es liegen auch englische, schwedische, norwegische, türkische und russische Fassungen vor (Brähler 1999). Zum Einsatz kommt der Fragebogen insbesondere bei psychosomatischen Patienten (z. B. in psychosomatischen Kliniken). Ferner kann das psychosomatische Geschehen bei organmedizinischen Patienten abgeschätzt werden. Der Fragebogen kann für Verlaufsbeobachtungen im Rahmen von Behandlungen herangezogen werden, d. h. individuelle Veränderungen über die Zeit abbilden. Bei einem solchen Vorgehen wird empfohlen, die Differenzwerte mit „kritischen Differenzen" (Handbuch, S. 62) zu vergleichen: Unterschiede gelten als überzufällig, wenn sie zumindest 4 (bei den Skalen Herz- und Magenbeschwerden), 5 (Erschöpfung und Gliederschmerzen) bzw. 12 (Beschwerdedruck) Differenzpunkte aufweisen. Im Rahmen von Evaluationsstudien kann die Wirksamkeit bestimmter Therapiemaßnahmen überprüft werden (z. B. Schulz et al., 1999). Differential-diagnostische Untersuchungen prüfen, ob bestimmte Patientenstichproben Besonderheiten aufweisen wie z. B. Diabetes mellitus-Patienten (Laederach-Hofmann et al., 2000). Ferner wird der GBB im Rahmen epidemiologischer Forschungen eingesetzt, z. B. zur Bestimmung der Prävalenz von Schmerz in der deutschen Bevölkerung (Schumacher & Brähler, 1999). Der GBB kommt bei computergestütztem Einsatz zu den gleichen Ergebnissen wie der Paper-and-Pencil-Test, wobei die notwendige Zeit für Dokumentationen um $2/3$ reduziert werden kann (Rose et al., 1999).

Rezension: H. Berth

KAB

Langname und Quelle: Kurzfragebogen zur aktuellen Beanspruchung. Müller, B. & Basler, H.-D. Weinheim: Beltz. 1993.

Testart: Klinischer Test

Beschreibung: Der KAB ist streng genommen kein Instrument zur Beschwerdemessung. Gegenstand ist vielmehr die kurzfristige Erfassung der momentanen subjektiv erlebten Beanspruchung und insbesondere die Messung deren möglichen Änderung innerhalb kleiner Zeitintervalle (ca. 10 Minuten). Um solche kurzzeitigen Schwankungen zu erfassen, war es nötig, ein äußerst kurzes und leicht verständliches Instrument zu entwerfen. Der KAB besteht daher nur aus 8 Items, die unidimensional zusammengefasst werden zu einem Beanspruchungsscore, der zwischen minimal und maximal beansprucht liegen kann. Die Items sind dabei als gegensätzliche Adjektivpaare (z. B. frisch vs. matt, voller Elan vs. kraftlos) formuliert, zwischen denen auf einer sechsstufigen Antwortskala die aktuelle Ausprägung abgeschätzt werden soll.

Beispielitem: Jetzt fühle ich mich: **frisch** sehr – ziemlich – eher – eher – ziemlich – sehr **matt**

Zielgruppe: Jugendliche und Erwachsene (keine Beschränkungen durch die Autoren)

Zeitbedarf: Durchführung: max. 1 Minute
Auswertung: ca. 0.5 Minuten

Validität: Im Manual sind Ergebnisse aus einer umfangreichen Anzahl von Studien dargestellt, die die Gültigkeit des KAB unterstreichen. Berichtet werden z. B. hypothesenkonforme Korrelationen mit anderen Instrumenten wie dem GBB (vgl. S. 146) mit .72, dem STAI (vgl. S. 174) mit .79, oder dem Freiburger Persönlichkeitsinventar (FPI-R, vgl. S. 54). Erwartungsgemäße Übereinstimmungen fanden sich auch zur mündlich selbsteingeschätzten Beanspruchung, zu Stress- oder Entspannungsinduktion oder zu soziodemographischen Merkmalen.

Reliabilität: Die interne Konsistenz des KAB beträgt Alpha .80. Eine Retestreliabilität wird mit .83 angegeben (Basler et al., 1987).

Normierung: Normwerte sind im Manual nicht angeführt und werden aufgrund der Situationsabhängigkeit des Verfahrens nicht für nötig erachtet. Als Vergleichswerte können die Mittelwerte und Standardabweichungen herangezogen werden, die für die verschiedenen in der Testentwicklung befragten Stichproben im Handbuch zu finden sind.

Einsatzmöglichkeiten

Die Autoren haben mit dem KAB ein Instrument geschaffen, das sowohl in experimentellen Umgebungen als auch in der Praxis geeignet scheint, ein zumindest grobes Screening für die momentane Befindlichkeit abzugeben. Im Handbuch werden Studien genannt, in denen der KAB zur Messung prä- und postoperativer Beanspruchung einsetzt wurde. Forschungsstudien sind weiterhin dokumentiert z.B. in der Ophthalmologie (Kaluza et al., 1996), der Gynäkologie (Kowalcek, 1999) aber auch aus der Wirtschaftspsychologie (Schmook, 2001).

Rezension: **MDBF**
H. Berth

Langname und Quelle Der Mehrdimensionale Befindlichkeitsfragebogen (MDBF). Steyer, R., Schwenkmezger, P., Notz, P. & Eid, M. Göttingen: Hogrefe. 1997.

Testart Klinischer Test

Beschreibung „Befindlichkeit kennzeichnet das aktuelle, ins Bewusstsein gerückte innere Erleben und Empfinden eines Individuums" (Manual, S. 4). Erfasst wird mit dem MDBF also die momentane Befindlichkeit in einer bestimmten Situation. Die 24 Items des MDBF sind 3 faktorenanalytisch abgesicherten Skalen zugeordnet: „Gute – Schlechte Stimmung", „Wachheit – Müdigkeit" und „Ruhe – Unruhe". Die Auswertung erfolgt auf Skalenebene, die Bildung eines Gesamtscores ist nicht vorgesehen. Auf einer fünfstufigen Skala zwischen „überhaupt nicht" und „sehr" ist zu den aufgeführten Adjektiven anzugeben, wie das momentane Befinden ausgeprägt ist. Der MDBF kann auch in 2, dann je 12 Items umfassende, Kurzformen unterteilt werden.

Beispielitem „unzufrieden" (Skala Gute – Schlechte Stimmung)
„ausgeruht" (Skala Wachheit – Müdigkeit)
„ruhelos" (Skala Ruhe – Unruhe)

Zielgruppe Jugendliche und Erwachsene

Zeitbedarf Durchführung: ca. 4–8 Minuten (Langform)
Auswertung: ca. 1–2 Minuten

Validität Gütekriterien wurden zu mehreren Zeitpunkten an N=503 Personen der Normalbevölkerung gewonnen. Die Gültigkeit wird neben der inhaltlichen Validität der Items mit Untersuchungen zu den Item- und Skaleninterkorrelationen, Faktorenanalyse und Korrelationen mit anderen Verfahren (FPI-R, vgl. S. 54) unterstrichen. Bezüge zu anderen Verfahren der Befindlichkeitsmessung (konkurrente Validierung) werden nicht berichtet.

Reliabilität Die internen Konsistenzen (Langform) der Skalen betragen: Gute – Schlechte Stimmung .91 bis .94, Wachheit – Müdigkeit .92 bis .94, Ruhe – Unruhe .86 bis .91. Die Testhalbierungsreliabilitäten der Langform (Korrelation der beiden Kurzformen) sind mit .82 bis .89 (Gute – Schlechte Stimmung), .89 bis .93 (Wachheit – Müdigkeit) und .81 bis .89 (Ruhe – Unruhe) angeführt. Für die beiden Kurzformen sind ähnliche Werte im Manual dargestellt.

Normierung Da der MDBF subjektive und aktuelle Befindlichkeit erfassen soll, halten die Autoren eine Normierung für nicht erforderlich. Die Manual dennoch angeführten Kennwerte (Prozentrangwerte) sowie Mittelwerte und Standardabweichungen von N=503 Probanden können zur Einordnung von individuellen Scores herangezogen werden.

Einsatzmöglichkeiten

Einsatzgebiet des MBDF ist laut den Autoren vor allem der individuelle Vergleich der drei Skalenscores, um so insbesondere auch situationsabhängige Veränderungen im Befinden zu erfassen. Sie halten die Anwendung in vielen Bereichen der Forschung und Praxis, z. B. für Therapieevaluationen, Psychopharmakologie aber auch der psychologischen Grundlagenforschung für möglich. Der MDBF fand bislang u. a. in endokrinologischen Studien Verwendung (z. B. Kudielka et al., 1999; Wolf et al., 1999).

11 Angst und Depression

ABI (Angstbewältigungs-Inventar) 154
ADS (Allgemeine Depressions Skala) 156
AKV (Fragebogen zu körperbezogenen Ängsten, Kognitionen
und Vermeidung) 158
BDI (Beck-Depressions-Inventar) 160
EDS (Erlanger-Depressions-Skala) 162
FDD-DSM-IV (Fragebogen zur Depressionsdiagnostik nach DSM-IV) 164
HADS-D (Hospital anxiety and depression scale) 166
H-Skalen (Skalen zur Erfassung von Hoffnungslosigkeit) 168
IAF (Interaktions-Angst-Fragebogen) 170
PAS (Panik- und Agoraphobieskala) 172
STAI (State-Trait-Angstinventar) 174
STAXI (State-Trait-Ärger-Ausdrucks-Inventar) 176

Rezension: C. Ulbrich	**ABI**
Langname und Quelle	Angstbewältigungs-Inventar. Krohne, H. W. & Egloff, B. Frankfurt am Main: Swets Test Services. 1999.
Testart	Klinischer Test
Beschreibung	Das zugrundeliegende Modell geht von der Annahme aus, „dass Personen nach der habituellen Art des Reagierens in Bedrohungssituationen unterschieden werden können". Zu den bedrohlichen Situationen zählen z. B. auch schwere Erkrankungen oder bestimmte therapeutische Maßnahmen. Eine solche Situation wird dem Modell zufolge entweder vigilant oder kognitiv vermeidend bewältigt. Die vigilante Strategie hat das Ziel, Unsicherheit zu reduzieren oder deren Zunahme zu unterbinden. Erreicht wird dies durch die gezielte Suche, Hinwendung und Verarbeitung der bedrohlichen Informationen. Entsprechend verhindert eine Person damit negative Überraschungen, der weitere Verlauf der Konfrontation mit der Bedrohung ist in gewisser Weise vorhersehbar. Nachteil dieses Vorgehens ist, dass sich die Person mit einer großen Informationsmenge auseinanderzusetzen hat. Angst kann die Folge sein. Als kognitive Vermeidung wird hingegen die Ausblendung bedrohlicher Informationen beschrieben. Eine Person kann dadurch über längere Zeit relativ angstfrei leben, d. h. emotionale Belastung wird vermieden. Auf sich entwickelnde mögliche Bedrohungen kann so jedoch nicht rechtzeitig angemessen reagiert werden, bspw. können Symptome übersehen werden. Erst sehr spät erfolgt dann eine plötzliche, massive Konfrontation, der starke affektive Erregungsanstieg kann schädigende Formen annehmen. Beide Dimensionen werden voneinander getrennt betrachtet, entsprechende Kombinationen sind möglich: Sensitizer (hohe Vigilanz – niedrige Vermeidung), Ängstliche (hohe Vigilanz – hohe Vermeidung), Nichtdefensive (niedrige Vigilanz – niedrige Vermeidung) und Represser (niedrige Vigilanz – hohe Vermeidung) werden unterschieden. Das ABI enthält zwei Untertests ABI-E (Angstbewältigung in selbstwertrelevanten Situationen), ABI-P (Angstbewältigung in physisch bedrohlichen Situationen) mit jeweils 4 Situationsbeschreibungen. Die jeweils 10 angegebenen Reaktionsmöglichkeiten sind mit „trifft zu" oder „trifft nicht zu" einzuschätzen.
Beispielitem	„Stellen Sie sich vor, dass Sie längere Zeit nicht beim Zahnarzt waren und jetzt in seinem Wartezimmer sitzen, weil Sie Beschwerden mit den Zähnen haben. In dieser Situation… • stelle ich mir vor, dass es ziemlich unangenehm werden kann. • bleibe ich ganz entspannt."
Zielgruppe	Mindestalter 16 Jahre
Zeitbedarf	Durchführung: ca. 8 Minuten je Untertest Auswertung: ca. 8 Minuten je Untertest

Validität

Die postulierten Erwartungen bestätigend, zeigten sich in Korrelation mit den Dimensionen des Stressverarbeitungsfragebogens (SVF, Janke et al., 1985, vgl. S. 206) Zusammenhänge des kognitive Vermeidens z. B. mit der Tendenz zu Bagatellisierung und Ablenkung und Zusammenhänge der Vigilanz zum Bedürfnis nach sozialer Unterstützung und zur Selbstbeschuldigung. Weiterhin korreliert Vigilanz auch mit Tendenzen zur gedanklichen Weiterbeschäftigung, zum Berichten von Symptomen und mit Externalität in den Kontrollüberzeugungen.

Reliabilität

Die ABI-Skalen zeigen sehr zufrieden stellende Reliabilitätswerte. Gleiches gilt für die interne Struktur der Untertests. Die Analysen bestätigen die praktische Relevanz einer getrennten Messung beider Angstbewältigungsstrategien.

Normierung

Normwerte liegen in Form von T-Werten und Prozenträngen für Frauen und Männer getrennt vor.

Einsatzmöglichkeiten

Im Vorfeld psychotherapeutischer Interventionen (z. B. Angst vor medizinischen Eingriffen) ermöglichen die Informationen aus dem ABI die Erarbeitung genau abgestimmter Bewältigungsprogramme. Des Weiteren ist der ABI einsetzbar im Bereich der Selektion bzw. Platzierung von Personal, das hinsichtlich des aufmerksamen Umgangs mit Gefahrenreizen und der Fähigkeit zur Emotionskontrolle besonders gefordert ist.

Rezension: A. Dinkel	**ADS**
Langname und Quelle	Allgemeine Depressions Skala. Hautzinger, M. & Bailer, M. Weinheim: Beltz. 1993.
Testart	Klinischer Test
Beschreibung	Die ADS ist die deutschsprachige, adaptierte Form der „Center for Epidemiological Studies Depression Scale (CES-D)" von Radloff (1977). Sie wurde insbesondere für den Einsatz bei nicht-klinischen Stichproben und epidemiologischen Untersuchungen entwickelt. Mittels 20 Items aus dem Depressionsspektrum (depressiver Affekt, negative Denkmuster, körperliche Beschwerden, motorische Hemmung) wird das Vorhandensein und Ausmaß depressiver Symptome erfragt. Die Items werden auf einer 4-stufigen Skala eingeschätzt („selten" bis „meistens"). Als Bezugsrahmen gelten die vergangenen 7 Tage. Es wird ein Summenwert gebildet. Ein höherer Summenwert zeigt eine höheres Ausmaß an Depressivität an. Es existiert eine Kurzform mit 15 Items (ADS-K).
Beispielitem	Während der letzten Woche „habe ich weniger geredet als sonst". „konnte ich mich zu nichts aufraffen".
Zielgruppe	Personen zwischen 14 und 80 Jahren
Zeitbedarf	Durchführung: ca. 5 Minuten Auswertung: ca. 5 Minuten
Validität	Die ADS korreliert hoch mit anderen Depressionsskalen. Die diskriminante Validität zeigte sich durch niedrige Korrelationen zu einem Persönlichkeitsfragebogen. Die Kriteriumsvalidität zeigte sich in sinnvollen Korrelationen zu soziodemographischen Merkmalen. So weisen verheiratete Personen einen signifikant niedrigeren ADS-Wert auf als z. B. ledige und verwitwete. Erwartungsgemäß haben depressive Patienten einen höheren Wert als Personen der Allgemeinbevölkerung.
Reliabilität	Die interne Konsistenz liegt in klinischen und nicht-klinischen Stichproben zwischen .84 und .92. Die Split-Half-Reliabilität beträgt .81.

Normierung

Es werden auf der Allgemeinbevölkerung (N = 1.205) basierende geschlechtsspezifische T-Werte und Prozentrangwerte angegeben. Ferner wird ein kritischer Wert für eine klinisch auffällige Ausprägung depressiver Symptome genannt.

Einsatzmöglichkeiten

Die ADS ist vor allem für den Einsatz als Screeninginstrument in nichtklinischen Gruppen gedacht. Der Einsatz in Patientenstichproben ist ebenfalls möglich (z. B. Hermanutz & Rief, 1997). Das Verfahren erlaubt keine Diagnose einer depressiven Störung.

Rezension: H. Lehmann

AKV

Langname und Quelle: Fragebogen zu körperbezogenen Ängsten, Kognitionen und Vermeidung. Ehlers, A., Margraf, J. & Chambless, D. Weinheim: Beltz. 1993.

Testart: Klinischer Test

Beschreibung: Bei diesem Verfahren handelt es sich um die deutsche Bearbeitung eines Teiles der Fragebogenbatterie von Chambless et al. (1984) mit dem interne Angstauslöser (körperliche Symptome, angstbezogene Kognitionen) und Vermeidungsverhalten von Angstpatienten erfasst werden können. Der AKV besteht insgesamt aus 3 Instrumenten: Der Fragebogen zur Angst vor körperlichen Symptomen (BSQ) misst mit 17 Items für wie bedrohlich einzelne körperliche Angstsymptome, z.B. „weiche Knie" oder „schwitzen" gehalten werden. Der Fragebogen zu angstbezogenen Kognitionen (ACQ) erfragt mit 14 Items, ob katastrophisierende Kognitionen bezogen auf körperliche Krisen (z.B. Ersticken, Herzanfall) oder Kontrollverlust (z.B. verrückt werden, jemanden etwas antun) in Angstsituationen auftreten. Mit dem Mobilitätsinventar (MI) wird Vermeidung in den häufigsten agoraphobischen Situationen (27 Items) erfasst. Dabei wird getrennt erfragt, wie stark die Angst jeweils allein oder in Begleitung einer vertrauten Person ist. Abgesehen von der Ermittlung eines Gesamtwertes kann der AKV auch benutzt werden, um eine Hierarchie angstauslösender Situationen als Therapiegrundlage zu erstellen.

Beispielitem: BSQ: „Bitte geben sie an, wieviel Angst sie vor diesem Empfindungen haben, indem sie die entsprechende Zahl ankreuzen. Benutzen sie folgende Abstufungen von „nicht beunruhigt" bis „extrem ängstlich"."
„Herzklopfen"
„Taubheit in Armen und Beinen"
ACQ: „In diesem Fragebogen finden sie Gedanken und Ideen, die Ihnen durch den Kopf gehen könnten, wenn Sie nervös oder ängstlich sind. Bitte geben sie durch Ankreuzen der entsprechenden Ziffern an, wie oft jeder der Gedanken vorkommt."
„Ich muss mich gleich übergeben."
„Ich werde einen Schlaganfall bekommen."
MI: „Bitte geben sie an, in welchem Ausmaß Sie aus Angst oder Unbehagen die folgenden Situationen und Plätze vermeiden. Geben Sie einmal das Ausmaß Ihrer Vermeidung an, wenn Sie von einer Person begleitet werden, zu der Sie Vertrauen haben, und das andere Mal, wenn sie allein sind."
„Zu Hause allein sein"
„Supermärkte"

Zielgruppe: Erwachsene

Zeitbedarf: Durchführung: 10–20 Minuten (für alle 3 Fragebögen)
Auswertung: ca. 5–10 Minuten

Validität

Die Prüfung der Konstruktvalidität erfolgte zunächst durch Korrelationen der Skalen des AKV mit anderen konstruktnahen Skalen. Zwischen dem ACQ bzw. dem BSQ und anderen Instrumenten, welche die ebenfalls Angst vor verschiedenen Angstsymptomen messen [Anxiety Sensitivity Index (ASI) von Reiss et al., Cognitions Checklist (CLL-A) von Beck et al.] fanden sich hochsignifikante Korrelationen im Bereich von .41 bis .77 für verschiedene Stichproben (Patienten mit Angststörungen, psychosomatische Patienten, Personen ohne psychische Störungen). Auch beim MI zeigten sich hohe, signifikante Korrelationen (von .03 bis .88) zu anderen Vermeidungsmaßen des Fear Questionaire (FQ) von Marks & Mathews und der Symptom-Checklist (SCL-90, vgl. S. 162) nach Derogatis. Die Zusammenhänge des ACQ, BSQ und des MI mit anderen Selbstbeschreibungsmaßen hinsichtlich Ängstlichkeit, Depressivität und Somatisierung (STAI, vgl. S. 174, SCL-90R, vgl. S. 102, BAI, BDI, vgl. S. 160, SISS) fielen hier jedoch erwartungsgemäß nicht so hoch aus (.00 bis .68) wie bei den oben beschriebenen konstruktnahen Skalen.

Reliabilität

Für alle 3 Skalen wurden die inneren Konsistenzen (Cronbachs Alpha) sowie die Retestreliabilität ermittelt. Die Werte für die inneren Konsistenzen liegen für den BSQ im Bereich von Alpha = .80 bis .95, für den ACQ zwischen Alpha = .74 und .87 und für den MI zwischen Alpha = .63 und .97. Die Retestreliabilitäten wurden mit verschiedenen klinischen und nichtklinischen Stichproben und für unterschiedliche Zeiträume (4 Wochen – 1 Jahr) ermittelt. Für den BSQ lagen die Werte im Bereich von .49 und .72. Die Retestreliabilitäten für den ACQ lagen zwischen .55 und .80. Bei dem MI zeigten sich diesbezüglich Korrelationen im Bereich von .57 und .92.

Normierung

Für die einzelnen Fragebögen liegen Referenzwerte verschiedener klinischer und nichtklinischer Stichproben in Form von Mittelwerten und Standardabweichungen, Perzentil- und Stanine-Werten vor. Für den ACQ werden die Referenzwerte zusätzlich zum Gesamtwert auch getrennt für die Skalen „Körperliche Krise" und „Kontrollverlust" angegeben. Beim MI liegen die Referenzwerte getrennt für das Vermeidungsverhalten allein und in Begleitung vor. Der Umfang der einzelnen Normstichproben liegt zwischen N = 54 und N = 356.

Einsatzmöglichkeiten

Im Handbuch werden mehrere Einsatzmöglichkeiten aufgezeigt. Das Verfahren eignet sich einerseits zur Diagnostik, Therapieplanung und Erfolgskontrolle bei Angstpatienten, kann aber auch als Screeninginstrument für das Paniksyndrom, Agoraphobie und somatische Beschwerden sowie auch psychische Aspekte körperlicher Symptome, die nicht organische begründbar sind, verwendet werden.

Rezension: **BDI**
G. Weißhahn

Langname und Quelle Beck-Depressions-Inventar. Beck, A. & Steer, R. A. (1987). Beck Depression Inventory – Manual. San Antonio: The Psychological Corporation. Übersetzung: Hautzinger, M., Bailer, M., Worall, H. & Keller, F. 2. Aufl. Bern: Huber. 1995.

Testart Klinischer Test

Beschreibung Das Beck-Depressions-Inventar ist ein in der klinisch-psychologischen Diagnostik seit seiner ersten Ausgabe (Beck et al., 1961) weit verbreiteter Selbstbeurteilungsfragebogen. Er dient zur Erfassung des Schweregrades aktueller depressiver Symptomatik. Seine Konstruktion orientierte sich an der klassischen Testtheorie. Sie wurde von den klinischen Beobachtungen bestimmt, dass mit zunehmender Schwere einer depressiven Erkrankung die Anzahl und die Ausprägungsstärke der Symptome wächst. Die Langform des BDI umfasst 21, die Kurzform 13 Items, die jeweils aus 4 nach Schweregrad gestuften und mittels einer Skala von 0–3 Punkten numerisch operationalisierten Antwortalternativen bestehen. Aus den Antworten wird ein Summenwert gebildet, nach dem die untersuchte Person als „unauffällig", „mild bis mäßig depressiv" bzw. „depressiv in klinisch relevantem Ausmaß" klassifiziert werden kann. Er schließt affektive, kognitive, motivationale, behaviorale und somatische Komponenten ein. Wenngleich das inhaltliche Spektrum der Items mit den diagnostischen Kriterien aktueller Klassifikationssysteme (ICD-10, DSM-IV) überlappt, darf ein hoher Summenwert nicht automatisch zur Diagnosestellung führen.

Beispielitem
0 Ich fühle mich nicht als Versager.
1 Ich habe das Gefühl, öfter versagt zu haben als der Durchschnitt.
2 Wenn ich auf mein Leben zurückblicke, sehe ich bloß eine Menge Fehlschläge.
3 Ich habe das Gefühl, als Mensch ein völliger Versager zu sein.

Zielgruppe Erwachsene von 18–80 Jahren

Zeitbedarf Durchführung: 10–15 Minuten
Auswertung: 5 Minuten

Validität Die inhaltliche Validität ist aufgrund hoher Übereinstimmung mit modernen Klassifikationssystemen gegeben. Für die Kriteriumsvalidität sprechen hohe bis hoch signifikante Korrelationen mit anderen Selbst- und Fremdbeurteilungsmaßen. Ein Indiz für die externe Validität ist die therapieverlaufsbezogene Abnahme der Summenwerte. Hinsichtlich der diskriminanten Validität erlaubt das BDI überwiegend eine klare Abgrenzung zu Gesunden sowie anderen Störungsbildern (Richter, Werner & Bastine, 1994). Es kann jedoch kaum zwischen verschiedenen depressiven Störungsbildern differenzieren. Faktorenanalytischen Studien zufolge symbolisiert der Summenwert einen allgemeinen Faktor für „Depressivität" (Beck et al., 1988). In wenigen Studien gefundene Subskalen korrelieren hoch mit diesem Faktor.

Reliabilität

Eine mittlere interne Konsistenz von .88 (Cronbachs Alpha) wurde nachgewiesen, weiterhin eine Split-Half-Reliabilität von .72. Retestreliabilitäten für einen 1-wöchigen Zeitraum liegen trotz der hohen Veränderungssensitivität zwischen .60 und .86.

Normierung

Alters- oder geschlechtsspezifische Normen liegen nicht vor. Zur Orientierung bietet das Manual an 3 Stichproben mit insgesamt 815 als depressiv diagnostizierten Patienten zu Behandlungsbeginn und -ende ermittelte Prozentrangwerte sowie Mittel- und Summenwerte weiterer eng umschriebener Stichproben und gesunder Kontrollgruppen.

Einsatzmöglichkeiten

Das BDI ist im klinischen Bereich aufgrund seiner Durchführungseffizienz als Screeninginstrument zur Abschätzung des Schweregrades depressiver Symptomatik gut geeignet, kann jedoch differentialdiagnostische Instrumente mit höherer Sensitivität nicht ersetzen. Darüber hinaus eignet es sich aufgrund hoher Veränderungssensitivität zur therapiebegleitenden Kontrolle der Wirkung von Veränderungsmaßnahmen.

Rezension: H. Berth

EDS

Langname und Quelle: Erlanger-Depressions-Skala. Lehrl, S. & Gallwitz, A. 2. Aufl., Vaterstetten: Vless. 1983.

Testart: Klinischer Test

Beschreibung: Mit der Erlanger-Depressions-Skala (EDS) liegt ein extrem kurzes und damit ökonomisches Instrument (nur 9 Items) zur Bestimmung des Schweregrades von Depressionen vor. Diese Kürze kommt der oftmals mangelnden Konzentrationsfähigkeit und Ausdauer von depressiven Patienten entgegen. Die EDS wurde entwickelt, indem aus psychiatrischen Berichten (Lehrbücher) entsprechende Beschreibungen typischer depressiver Symptomatiken übernommen wurden. Die Items sind den beiden Skalen „depressive Stimmung" und „Einschränkung der Expansivität" zugeordnet. Mittels eines 5-stufigen Antwortformats von „ganz falsch" bis „stimmt genau" soll jeweils die aktuelle Ausprägung des entsprechenden Merkmals eingeschätzt werden. Die erzielten Scores des Patienten werden 5 möglichen Schweregraden der depressiven Symptomatik („keine", „fraglich", „leicht", „mittel", „schwer") zugeordnet. Die EDS ist aufgrund mangelnder Angaben zu Validität und Reliabilität nicht unumstritten (Volkart, 1991).

Beispielitem: „Ich fühle mich nicht wohl" (depressive Symptomatik)
„Ich möchte etwas unternehmen" (Einschränkung der Expansivität)

Zielgruppe: Patienten (Erwachsene) mit einer depressiven Symptomatik

Zeitbedarf: Durchführung: ca. 2–3 Minuten
Auswertung: ca. 1 Minute

Validität: Die Items des Verfahrens besitzen inhaltlich-logische Validität. Im Manual werden weiterhin erwartungsgemäße Befunde zur konvergenten (signifikante hohe Korrelationen mit u. a. Beschwerdenliste, Fremdbeurteilungsskala, Arzteinschätzungen, Befindlichkeitsskala) und diskriminanten (niedrige Korrelationen z. B. mit Intelligenzmaßen) Validität berichtet, die im wesentlichen die Gültigkeit der EDS untermauern.

Reliabilität: Im Handbuch sind keine spezifischen Reliabilitätsmaße aufgeführt. Da jedoch eine Validität gegeben scheint, ist Reliabilität anzunehmen.

Normierung: Eine Normierung im eigentlichen Sinne liegt nicht vor. Im Handbuch sind Werte (Mittelwerte, Standardabweichung) von zahlreichen bislang untersuchten Stichproben depressiver Patienten und gesunder Probanden angeführt.

**Einsatz-
möglichkeiten**

Die EDS dient nicht als Diagnose- oder Screeninginstrument für depressive Syndrome oder als Fragebogen zur Unterscheidung von verschiedenen Formen der Depression. Ziel ist die Ermittlung der aktuellen Ausprägung typischer depressiver Symptome. Die Anwendung empfiehlt sich somit nur bei depressiven Patienten, zum einen zur aktuellen Statusdiagnostik und für allem aber für Verlaufsuntersuchungen zur Therapiekontrolle. Mit der EDS wurden – sicher auch aufgrund der Kürze des Instruments – eine Vielzahl von Studien durchgeführt, z. B. bei Diabetikern (Metsch et al., 1995), Krebspatienten (Sartory & Brandl, 1992) oder Frauen nach der Menopause (Wenderlein, 1981). Sie fand auch Verwendung bei der Validierung zahlreicher anderer Instrumente.

Rezension: **FDD-DSM-IV**
U. Soeder

Langname und Quelle: Fragebogen zur Depressionsdiagnostik nach DSM-IV (FDD-DSM-IV). Kühner, C. Göttingen: Hogrefe. 1997.

Testart: Klinischer Test

Beschreibung: Der FDD ist ein Fragebogen zur Selbstbeurteilung depressiver Symptome. Die einzelnen Items erfassen die Symptome, die nach DSM-IV (Saß et al., 1996) für die Diagnosestellung einer Typischen Depressiven Episode (im Amerikanischen Major Depressive Episode MDE) erforderlich sind: Depressive Verstimmung, Energieverlust, psychomotorische Unruhe, körperliche Verlangsamung, Interessenverlust, Verlust an Freude, Schuldgefühle, Wertlosigkeit, Suizidgedanken, verminderte Konzentrationsfähigkeit, Entschlusslosigkeit, verminderter Appetit, Gewichtszunahme, verminderter Schlaf, vermehrter Schlaf und Hoffnungslosigkeit. Die 18 Items des Fragebogens sind als Aussagengruppen formuliert. Die Probanden entscheiden sich innerhalb jeder Aussagengruppe für diejenige, die am ehesten auf sie zutrifft. Die Depressionsintensität wird als Gesamtsumme der einzelnen Itemscores bestimmt. Die Diagnose einer Episode einer Major Depression wird nach einem Auswertungsalgorithmus bestimmt, der den diagnostischen Kriterien des DSM-IV entspricht. Ein entsprechendes Schema liegt der Handanweisung bei. Die Diagnosestellung kann mit oder ohne Berücksichtigung des Zeitkriteriums erfolgen. Die amerikanische Originalform des Fragebogens ist das Inventory to Diagnose Depression (IDD, Zimmerman & Coryell, 1987).

Beispielitem:
(0) Ich fühle mich nicht traurig oder bedrückt.
(1) Ich fühle mich gelegentlich traurig oder deprimiert.
(2) Ich fühle mich die meiste Zeit über traurig, aber ich kann mich zusammenreißen.
(3) Ich fühle mich die ganze Zeit über traurig und komme nicht davon los.
(4) Ich bin so traurig und unglücklich, dass ich es nicht mehr aushalte.
Falls eine der Antwortmöglichkeiten 1–4 gewählt wurde, wird zusätzlich beurteilt, ob man sich seit mehr oder seit weniger als 2 Wochen traurig oder niedergeschlagen fühlt.

Zielgruppe: Erwachsene mit einer verbalen Mindestintelligenz (IQ > 80). Für das höhere Lebensalter (> 65 Jahre) sollte lediglich die Diagnose in die Auswertung eingehen. Der Summenwert sollte nicht interpretiert werden, da hierfür keine Vergleichswerte vorliegen.

Zeitbedarf: Durchführung: 10–15 Minuten (ohne Zeitbegrenzung)
Auswertung: ca. 5 Minuten

Validität

Die Validität kann insgesamt als gut beurteilt werden. Die Skala korreliert mit konstruktnahen Fragebögen höher als mit konstruktfernen, weist eine zufriedenstellende Änderungssensitivität und eine zufriedenstellende Klassifikationsgüte auf. So liegt etwa die Korrelation mit dem fremdbeurteilten PSE-Depressionsscore bei .84.

Reliabilität

Für den Gesamtwert liegt die Split-Half-Reliabilität zwischen .79 und .85 und Cronbachs Alpha zwischen .82 und .92. Angaben zur Retestreliabilität werden nicht mitgeteilt, da für die depressiven Symptome nicht von einer Merkmalskonstanz ausgegangen wird.

Normierung

Die Interpretation des FDD erfolgt anhand der Diagnosestellung. Dabei ist allerdings zu beachten, dass Ausschlusskriterien in dem Fragebogen nicht berücksichtigt sind und das Fragebogenergebnis eine fundierte psychopathologische Diagnostik nicht ersetzten kann. Für den FDD-Summenwert liegen keine Normdaten vor. Werte für verschiedene klinische und nicht-klinische Vergleichsgruppen gehen aus dem Handbuch jedoch hervor.

Einsatzmöglichkeiten

Der FDD kann als Screeninginstrument für depressive Episoden in klinischen und nicht-klinischen Studien und in der individuellen therapiebegleitenden Diagnostik eingesetzt werden.

Rezension: **HADS-D**
C. Ulbrich

Langname und Quelle	Hospital anxiety and depression scale. Snaith, R. P. & Zigmont, A. S. HADS-D, deutsche Version: Herrmann, C. & Buss, U. (Hrsg.) Bern: Huber. 1995.
Testart	Klinischer Test
Beschreibung	Die HADS-D erfasst die psychische Beeinträchtigung von Patienten mit primär somatischer Symptomatik. Es handelt sich um ein deskriptives Screening der beiden häufigsten, verbreitetsten und vielfach gemeinsam auftretenden psychischen Beeinträchtigungen Angst und Depressivität. Für beide Subskalen sind je 7 Items enthalten, für deren Beurteilung dem Patienten jeweils 4 Antwortmöglichkeiten (0–3) zur Verfügung stehen. Die Items sind für die vergangenen 7 Tage zu beurteilen. Es werden Cutoff-Werte angegeben, die sowohl für Angst als auch für Depressivität Werte bis einschließlich 7 als unauffälligen Bereich, 8–10 als Grenzbereich und Werte von 11 und mehr als auffälligen Bereich definieren. Die Ergebnisbeurteilung hat Orientierungscharakter. Bei entsprechenden Auffälligkeiten ist eine weiterführende Diagnostik erforderlich.
Beispielitem	„Ich kann mich heute noch so freuen wie früher." „Ich fühle mich in meinen Aktivitäten gebremst."
Zielgruppe	Erwachsene und Jugendliche ab 14 Jahren
Zeitbedarf	Durchführung: ca. 5 Minuten Auswertung: ca. 5 Minuten
Validität	Validierungsstudien erfolgten an insgesamt 6.200 Patienten, davon 5.579 kardiologischen Patienten. Die konvergente Validität wurde durch Korrelationen mit konstruktverwandten Verfahren – STAI von Laux et al. (1981, vgl. S. 174) und Depressivitäts-Skala (D-S) von v. Zerssen und Koeller (1976, vgl. S. 126) – nachgewiesen. Mit dem 2-faktoriellen Modell, das eine Varianzaufklärung von 48% erreicht, wird die faktorielle Validität belegt. Alters- und Geschlechtsunterschiede lassen sich wie erwartet finden und verweisen auf die differentielle Validität des Verfahrens. Männer sind demnach deutlich weniger ängstlich als Frauen und geringfügig niedriger depressiv. Die ursprüngliche Zuordnung der Items bestätigt sich durch die Faktorenanalyse und ist damit Hinweis auf Konstruktvalidität der HADS-D.
Reliabilität	Es wird eine globale Retestreliabilität (N=1.291) von etwa .71 für beide Subskalen auch nach Intervallen von mehr als 1 Jahr berichtet. Die Prüfung der internen Konsistenz (Cronbachs Alpha, N=5.338) ergab für die Angstskala .80,

für die Depressionsskala .81, mittels Split-Half-Koeffizient (Spearman-Brown) .81 für beide Skalen und .88 für den gesamten Test. Die Itemkennwerte sind damit insgesamt als gut bis befriedigend zu beurteilen.

Es liegen Perzentilwerte für verschiedene Gruppen kardiologischer Patienten und für eine gesunde Kontrollgruppe, jeweils nach Alter und Geschlecht differenziert, vor.

Normierung

Die HADS-D ist als orientierendes Screening einsetzbar. Sie eignet sich zur Verlaufsbeurteilung im therapeutischen Prozess.

Einsatzmöglichkeiten

Rezension: H. Berth

H-Skalen

Langname und Quelle
Skalen zur Erfassung von Hoffnungslosigkeit. Krampen, G. Göttingen: Hogrefe. 1994.

Testart
Klinischer Test, Persönlichkeitstest

Beschreibung
Die H-Skalen beruhen auf der Übersetzung der Hopelessness-Scale von Beck et al. (1974) und auf Becks kognitivistischem Modell der Depression und dem handlungstheorethischen Persönlichkeitsmodell. „Hoffnungslosigkeit umfasst neben (reduzierten) Kompetenz- und Kontigenzerwartungen zugleich auch veränderte Bewertungen von Handlungs- und/oder Lebenszielen (im Sinne der Aufgabe früher hoch bewerteter Zielsetzungen) und kann damit als ein komplexes erwartungs-wert-theoretisches Konstrukt verstanden werden" (Handanweisung, S. 5). Die Items der H-Skalen „…beziehen sich auf negative Erwartungen der Person über sich selbst, die personenspezifische Umwelt und ihr zukünftiges Leben, die mit herabgesetzten Zielvorstellungen verbunden sind" (Handanweisung, S. 20). Die verschiedenen Formen enthalten 20 (H-R-Skala, H-S-Skala) bzw. 10 Items, die jeweils zu einem Wert für Hoffnungslosigkeit zusammengefasst werden.

Beispielitem
„Ich kriege einfach keine richtigen Chancen im Leben".
„Ich blicke mit Optimismus und Begeisterung in die Zukunft".

Zielgruppe
Erwachsene ab 18 Jahren, Jugendliche ab 13 Jahren

Zeitbedarf
Durchführung: ca. 10 Minuten
Auswertung: ca. 5 Minuten

Validität
Die Gültigkeit der H-Skalen ist nachgewiesen, z. B. hinsichtlich der inhaltlichen Validität, der faktoriellen Validität, der konvergenten Validität, der diskriminanten Validität und der differentiellen Validität. Es bestehen Korrelationen mit dem FPI (vgl. S. 54), EPI (vgl. S. 48) oder MMPI und auch deutliche Zusammenhänge der H-Skalen zu Depressivität und Suizidalität.

Reliabilität
Die internen Konsistenzen werden bei der Normierungsstichprobe zwischen .74 und .92, die Split-Half-Reliabilitäten mit .69 bis .85 angegeben. In einer Stichprobe von N = 126 Studierenden betrugen die Retestreliabilitäten (14-Tage-Intervall) zwischen .79 und .85. Die Paralleltestreliabilitäten (verschiedene Stichproben) liegen zwischen .67 und .94.

Normierung

Normwerte wurden 1990 an einer deutschlandrepräsentativen Stichprobe von N = 2.051 erwachsenen Probanden erhoben und sind als T- und Prozentrangwerte aufgeführt.

Einsatzmöglichkeiten

Die H-Skalen können im klinischen Bereich (z. B. Diagnostik, Verlaufsuntersuchungen) als auch für differential- und persönlichkeitspsychologische Fragestellungen Anwendung finden, z. B. zur Erfassung des Hoffnungspotentials schwerkranker oder suizidaler Patienten (vgl. z. B. Krampen, 1986).

Rezension: H. Berth

IAF

Langname und Quelle: Interaktions-Angst-Fragebogen. Becker, P. 3. Aufl. Göttingen: Beltz-Test. 1997.

Testart: Klinischer Test

Beschreibung: Grundannahme des Interaktions-Angst-Fragebogens ist, dass das Auftreten von Angstzuständen durch sich wechselseitig beeinflussende Umwelt- und Persönlichkeitseigenschaften gleichermaßen bedingt ist (Cattell & Scheier, 1961). Annahme ist es weiterhin, dass die bereichsspezifische Angstneigung als Persönlichkeitsmerkmal relativ stabil ist, d. h. dass eine Person in bestimmten definierten Situationen wiederholt Angstzustände entwickelt. Der IAF dient der Erfassung dieser bereichsspezifischen Angstaffinität. Aufgelistet sind Situationen, zu denen auf einem 7-stufigem Antwortformat anzugeben ist, wie angenehm/unangenehm die jeweilige Situation ist. Die 54 Items des IAF sind 6 Skalen („Angst vor physischer Verletzung", „Angst vor Auftritten", „Angst vor Normüberschreitung", „Angst vor Erkrankungen und ärztlicher Behandlung", „Angst vor Selbstbehauptung" und „Angst vor Abwertung und Unterlegenheit") zugeordnet, die nochmals zu 3 Skalen 2. Ordnung („Angst vor physischer Schädigung", „Angst vor Bewährungssituationen" und „Angst vor Missbilligung") sowie 1 Skala 3. Ordnung („Globale Angstneigung") verrechnet werden. Aus den Skalen wird ein Testprofil erstellt.

Beispielitem: „Während Sie sich auf einem freien Feld auf einer Anhöhe befinden, zieht ein schweres Gewitter auf." (Angst vor physischer Verletzung)
„Wie unangenehm wäre (ist) es Ihnen, eine Infusion zu bekommen (an die Infusionsflasche angeschlossen zu werden)?" (Angst vor Erkrankungen und ärztlicher Behandlung)

Zielgruppe: Erwachsene von 18–65 Jahren

Zeitbedarf: Durchführung: ca. 10 Minuten
Auswertung: ca. 5 Minuten

Validität: Die Skalen des IAF korrelieren signifikant (mindestens .93) mit denen einer nicht 100%ig identischen Vorgängerversion (Becker, 1982), weshalb nach Meinung des Autors deren Validitätsbeweise übertragen werden können. So sind erwartungsgemäße Korrelationen der Vorgängerversion mit verschiedenen anderen Verfahren (z.B. STAI, vgl. S. 174, FPI, vgl. S. 54) im Manual aufgeführt, die für die Validität des IAF sprechen. In mehreren Vergleichen der Scores verschiedener klinischer Gruppen konnten erwartungsgemäße Unterschiede in den verschiedenen IAF-Skalen gezeigt werden, so z.B. beim Vergleich von gesunden Probanden mit sozialphobischen Patienten (N=46).

Reliabilität

Die internen Konsistenzen der IAF-Skalen lagen in der Normierungsstichprobe (N=861) zwischen .72 und .91, im Mittel bei .82. Für die IAF-Profile (Skalen erster, zweiter, dritter Ordnung) werden ebenfalls zufriedenstellende Reliabilitäten (mindestens .62) berichtet.

Normierung

Die Normierung erfolgte an einer bevölkerungsrepräsentativen Stichprobe von 861 Gesunden. Für die Gesamtgruppe sowie nach Geschlechtern getrennt sind für alle Skalen T-, Stanine- und Prozentrangwerte aufgeführt.

Einsatzmöglichkeiten

Der IAF dient zur Erfassung des individuellen Ausprägungsgrades bereichsspezifischer Angstneigungen, so z. B. mittels der Skala „Angst vor Erkrankungen und ärztlicher Behandlung" die Angst vor medizinischen Settings. Es geht nicht um die Erfassung und Beschreibung akuter Angstzustände oder der generellen globalen Angstneigung einer Person. Forschungsstudien liegen u. a. aus der Psychotherapie- (Petersen & Lehmkuhl, 1990), der Sucht- (Bittler et al., 1993) oder auch der Unfallforschung (Hentschel et al., 1993) vor.

Rezension: H. Berth	**PAS**
Langname und Quelle	Panik- und Agoraphobieskala. Bandelow, B. Göttingen: Hogrefe. 1997.
Testart	Klinischer Test
Beschreibung	Mit der PAS liegt ein Instrument vor, dass speziell für die mit einer Lebenszeitprävalenz von etwa 3–5% relativ häufigen psychischen Krankheitsbilder Panikstörung und Agoraphobie (ICD F41.00, F40.01, F40.00) geschaffen wurde. Im Vordergrund steht dabei nicht die Diagnose der Störungen oder die differentielle Abgrenzung voneinander, sondern die Erfassung des momentanen Schweregrads einer solchen Störung. Bezogen auf die letzte Woche ist für die 13 Items der PAS jeweils 5-stufig untergliedert anzugeben, wie oft oder wie häufig die beschriebenen Zustände aufgetreten sind. Errechnet wird zum einen ein Gesamtwert als Maß für den Schweregrad der Krankheit, der in 5 Kategorien unterteilt werden kann (grenzwertig, leicht, mittel, schwer, sehr schwer). Zum anderen werden 5 Subscores (Panikattacken, Agoraphobische Vermeidung, Antizipatorische Angst, Einschränkung, Gesundheitsbefürchtungen) gebildet, die bedeutend für die Lebensqualität von Patienten mit Panikstörungen und/oder Agoraphobie sein können. Die PAS besteht aus 2 Verfahren, einem Fragebogen zur Selbstbeurteilung (PAS-P) und einer Fremdeinschätzungsskala (PAS-O), die im wesentlichen identisch sind (Korrelation .90) und so interessante Optionen für die therapeutische oder forschende Tätigkeit eröffnen. Die PAS ist auch in einigen anderen Sprachen, z. B. Englisch (Bandelow, 1999) verfügbar.
Beispielitem	„Machten Sie sich in der letzten Woche Sorgen, dass Sie durch Ihre Symptome gesundheitlichen Schaden erleiden könnten (z. B. einen Herzinfarkt oder eine Verletzung, wenn Sie in Ohnmacht fallen würden)?"
Zielgruppe	Patienten mit Panikstörung und/oder Agoraphobie ab 15 Jahren
Zeitbedarf	Durchführung: ca. 5–10 Minuten Auswertung: ca. 2 Minuten
Validität	Die Fremd- und Selbstbeurteilungsvariante der PAS wurden bei unterschiedlichen Stichproben jeweils mit anderen Fremd- und Selbstbeurteilungsmaßen zur Angsteinschätzung korreliert. Verfahren, die speziell für Agoraphobie- oder Panikstörungen geschaffen wurden, standen dabei in höheren Zusammenhang zur PAS als Tests, die globale Angstausprägungen erfassen. Die PAS-P korrelierte jeweils signifikant z. B. mit dem STAI (vgl. S. 174) .58 oder mit der Angstskala der SCL-90-R (vgl. S. 102) .72. In einer Therapieverlaufsstudie konnte weiterhin ein erwartungsgemäßes Absinken des PAS-Scores gezeigt werden.

Reliabilität

Die interne Konsistenz (Cronbachs Alpha) betrug .85 (PAS-O) bzw. .86 (PAS-P). Die Retestreliabilität für die PAS-O (N=24, Intervall 1 Woche) ist mit .73 angegeben. Auch die Reliabilitätsmaße (Alpha) für die einzelnen Subscores sind mit mindestens .66 ausreichend.

Normierung

Die Erprobung der PAS erfolgte bei N=452 Patienten mit Panikstörungen. Angegeben sind Mittelwerte und Standardabweichungen, jedoch keine eigentlichen Normwerte.

Einsatzmöglichkeiten

Der Erfassung des aktuellen Schweregrades einer Panikstörung/Agoraphobie ist wichtig, um insbesondere auch die (Einschränkung der) Lebensqualität der Patienten abschätzen zu können. Die PAS eignet sich zur Statuskontrolle ebenso wie für Verlaufsuntersuchungen, z.B. zur Wirksamkeit von Therapien, wobei im Manual explizit auf die Einsatzmöglichkeit der PAS-O für Medikamentenzulassungsstudien hingewiesen wird. Die einzelnen Subscores der PAS können zu differentiellen Abschätzungen von Therapiewirkungen herangezogen werden. Die PAS ist jedoch kein Diagnose- oder Screeninginstrument etwa für Prävalenzstudien. Forschungsarbeiten mit der PAS sind u. a. dokumentiert bei Bandelow (1995), Bandelow et al. (1997) oder Broocks et al. (1997).

Rezension: C. Ulbrich

STAI

Langname und Quelle
State-Trait-Angstinventar. Spielberger, C. D., Gorsuch, L. & Lushene, R. H. Deutsche Version: Laux, L., Glanzmann, P., Schaffner, P. & Spielberger, C. D. Weinheim: Beltz. 1981.

Testart
Klinischer Test, Persönlichkeitstest

Beschreibung
State-Angst beschreibt einen emotionalen Zustand der Anspannung, Besorgtheit oder inneren Unruhe, der unter dem Einfluss einer konkreten Situation entstehen kann und der damit zeitlich variiert. Trait-Angst beschreibt die Neigung, Situationen als bedrohlich zu bewerten (Ängstlichkeit). Sie ist damit eine relativ stabile Eigenschaft einer Person. Das Maß der Trait-Angst beeinflusst die Ausprägung der State-Angst, hochängstliche Personen haben demnach mehr und intensivere Zustandsängste als Niedrigängstliche. Die Items sollen für den Zeitpunkt der Testdurchführung beurteilt werden. Mit modifizierter Instruktion für die Zustandsangst kann der Proband aber auch auf spezifische Situationen hingelenkt werden. Beide Skalen können getrennt eingesetzt werden. Je Skala sind 20 Items zu bearbeiten. Die State-Angst-Items sind dabei von überhaupt nicht (1) bis sehr (4), die Trait-Angst-Items von fast nie (1) bis fast immer (4) einzuschätzen.

Beispielitem
„Ich fühle mich angespannt" (State-Angst)
„Ich neige dazu, alles schwer zu nehmen" (Trait-Angst)

Zielgruppe
Personen ab 15 Jahren

Zeitbedarf
Durchführung: ca. 10 Minuten
Auswertung: ca. 10 Minuten

Validität
Mittlere und hohe Korrelationen finden sich mit der konstruktverwandten Manifesten Angstskala (.52 bis .90). Darüber hinaus werden hohe Korrelationen zur Depressivität (u. a. zum HADS, Herrmann & Buss, 1995, vgl. S. 166) berichtet. Skalen zur aktuellen Befindlichkeit weisen zur State-Angstskala höhere Korrelationen als zur Trait-Angst auf. Zur Intelligenz als validitätsdivergentem Konstrukt bestehen erwartungsgemäß keine Korrelationen.

Reliabilität
Die Retestreliabilitäten weisen mit .90 bzw. .77 für weibliche (N = 28) bzw. männliche (N = 27) Studenten nach einem Intervall von 63 Tagen eine ausreichende Höhe für die Trait-Skala auf. Die niedrigen Retestreliabilitäten für die State-Skala bestätigen die theoretisch begründete Erwartung, dass die Zustandsangst ein zeitlich instabiles Merkmal darstellt. Mit Werten von .81 bis .93 für Trait-Angst und von .90 bis .96 für State-Angst handelt es sich um ein Verfahren mit hoher interner Konsistenz (Cronbachs Alpha).

Normierung

Normwerte liegen getrennt für Männer und Frauen und jeweils 3 Altersgruppen (15–29, 30–59, 60 Jahre und älter) vor. Der Entwicklung dieser Normierung liegen Befragungen an 1.278 Frauen und 1.107 Männern zu Grunde. Zur Normierung der Trait-Angstwerte liegen T- und Stanine-Werte sowie Prozentränge vor. Auf Grund der Situationsspezifik der State-Angstwerte und ihrer damit verbundenen Veränderlichkeit, wurde auf die Normwertberechnung dieser Skala verzichtet.

Einsatzmöglichkeiten

Die State-Angst-Skala kann in Längsschnittuntersuchungen zur Messung von Veränderungen in Abhängigkeit von medizinisch-therapeutischen Interventionen eingesetzt werden (z. B. Erfassung prä- und postoperativer Angst). Forschungsbezogene Anwendungen des Verfahrens sind beispielsweise die dispositionsorientierte Persönlichkeitsforschung oder die interkulturelle Angstforschung.

Rezension: **STAXI**
A. Dinkel

Langname und Quelle: Das State-Trait-Ärger-Ausdrucks-Inventar. Schwenkmezger, P., Hodapp, V. & Spielberger, C. D. Bern: Huber. 1992.

Testart: Persönlichkeitstest, Klinischer Test

Beschreibung: Das STAXI basiert auf dem englischen Originalverfahren von Spielberger (1988). Mit dem STAXI soll die basale Emotion Ärger erfasst werden. Die Entwicklung des Verfahrens geschah auch vor dem Hintergrund, dass Ärger und Ärgerverarbeitung als relevante Faktoren für die Entstehung von psychischen und psychosomatischen Störungen angesehen werden. Das dem STAXI zugrunde liegende Konzept sieht eine Unterscheidung von Ärger in eine Zustands- (State) und Eigenschaftsdimension (Trait) vor. Dies bedeutet, dass das STAXI sowohl den im Moment bestehenden Ärgerzustand erfasst als auch die Disposition, im Sinne einer Persönlichkeitseigenschaft, Situationen als störend und ärgerprovozierend wahrzunehmen und mit einer Ärgerreaktion zu antworten. Das STAXI beinhaltet 44 Item in Form von Selbstaussagen, die 3 Abschnitten zugeteilt sind. Der 1. Teil umfasst 10 Items, die die Intensität der aktuell erlebten ärgerlichen Gefühle erfassen (Skala State-Anger). Diese werden auf einer 4-stufigen Skala („überhaupt nicht" bis „sehr") eingeschätzt. Der 2. Teil umfasst 10 Items, die die generelle Tendenz, Ärger zu empfinden, thematisieren (Skala Trait-Anger). Im 3. Teil werden mit je 8 Items Formen des Ärgerausdrucks erhoben: Anger-In (nach innen gerichteter Ärger), Anger-out (nach außen gerichteter Ärger), Anger-control (Ärgerkontrolle). Die Beurteilung der Items des 2. und 3. Teils geschieht ebenfalls auf einer 4-stufigen Skala, hier jedoch von „fast nie" bis „fast immer".

Beispielitem: „Ich bin wütend." (State-Anger)
„Ich werde schnell ärgerlich." (Trait-Anger)
„Nach außen bewahre ich die Haltung." (Anger-control)

Zielgruppe: Jugendliche ab 14 Jahren und Erwachsene

Zeitbedarf: Durchführung: ca. 5–10 Minuten
Auswertung: ca. 5 Minuten

Validität: Das STAXI weist eine hohe faktorielle Validität auf. Die intensive Validierung geschah sowohl mittels experimenteller Untersuchungen als auch mittels Korrelationen zu verschiedenen Fragebögen. Daneben zeigten sich signifikante Unterschiede in den STAXI-Werten zwischen verschiedenen Gruppen psychiatrischer und psychosomatischer Patienten und Kontrollpersonen.

Reliabilität

Die interne Konsistenz in den Eichstichproben liegt zwischen .74 und .89. Die Retestreliabilität (3 Wochen) liegt fast ausnahmslos ≥ .70, für die State-Skala beträgt sie in verschiedenen Gruppen .20 bzw. .60. Aktuelle Angaben zur Reliabilität speziell bei klinischen Gruppen liefern Müller et al. (2001).

Normierung

Es werden geschlechts- und altersspezifische (15–30, 31–49, ab 50 Jahren) Perzentil- und Stanine-Werte angegeben, die auf einer bevölkerungsrepräsentativen Stichprobe (N = 999) beruhen. Weiterhin werden entsprechende Normwerte für eine studentische Stichprobe (N = 451) genannt. Daneben liegen Vergleichswerte (Mittelwert, Standardabweichung) für verschiedene klinische Gruppen vor.

Einsatzmöglichkeiten

Das STAXI kann sowohl bei eher grundlagenorientierten, psychologischen Fragestellungen als auch im Bereich der Klinischen und Medizinischen Psychologie und Psychosomatik eingesetzt werden. Es kann für diagnostische Fragestellungen, aber auch als prognostisches oder Outcome-Maß herangezogen werden (vgl. Bongard et al., 2001; Mussgay & Rüddel, 1999; Schützwohl & Maercker, 2000; von Hagen et al., 1994).

12 Schmerz

FESV (Fragebogen zur Erfassung der Schmerzbewältigung) 180
FSR (Fragebogen zur Schmerzregulation) 182
HSAL (Hamburger Schmerz-Adjektiv-Liste) 184
KSI (Kieler Schmerz-Inventar) 186
SES (Schmerzempfindungs-Skala) 188

Rezension: **FESV**
U. Daumann

Langname und Quelle: Fragebogen zur Erfassung der Schmerzbewältigung (FESV). Testmanual. Geissner, E. Göttingen: Hogrefe. 2001.

Testart: Klinischer Test, Persönlichkeitstest

Beschreibung: Der FESV erfasst das schmerzbezogene Bewältigungsrepertoire sowie die psychischen Beeinträchtigungen als bedeutsame Aspekte des Gesamtschmerzgeschehens. Dabei orientiert sich der Fragebogen an dem Mikro/Makro-Modell chronischer Schmerzen (Geissner, 1990) sowie den multifaktoriellen, dynamischen und prozessual orientierten Konzeptionen anderer Autoren. Entwickelt wurde das Verfahren anhand von Patientenäußerungen (Geissner & Würtele, 1992), wobei über item- sowie faktorenanalytische Verfahren 9 Primärskalen aus 3 Bereichen entwickelt wurden: Kognitive Schmerzbewältigung mit den Skalen Handlungskompetenzen (1), Kompetenzerleben (2) und Kognitive Umstrukturierung (3), Behaviorale Schmerzbewältigung mit den Dimensionen Mentale Ablenkung (4), Gegensteuernde Aktivitäten (5) und Ruhe/Entspannung (6) sowie der Bereich der schmerzbedingten psychische Beeinträchtigung mit den Subskalen schmerzbedingte Hilflosigkeit/Depression (7), Angst (8) und Ärger (9). Der Fragebogen umfasst 57 Selbstaussagen, die, bezogen auf den „typischen Schmerz in der letzten Zeit", auf einer 6-Punkte-Skala (von „1" = „stimmt überhaupt nicht" bis „6" = „stimmt vollkommen") beantwortet werden müssen. Der FESV erhebt nicht das Schmerzerleben. Diesbezüglich haben Geissner und Schulte (1996) die Schmerz-Empfindungs-Skala (SES, vgl. S. 188) entwickelt.

Beispielitem: „Wenn ich starke Schmerzen habe
„… lenke ich mich durch Hören schöner Musik ab." (Mentale Ablenkung)
„… bin ich mir sicher, daß ich es schaffen werde." (Kompetenzerleben)
„… bin ich verärgert." (Ärger)

Zielgruppe: Patienten mit persistenten und intermittierenden chronischen Schmerzen (18–80 Jahre). Entwickelt anhand von Stichproben mit Rheuma-, Rücken- und Kopfschmerzpatienten verschiedener Diagnosegruppen.

Zeitbedarf: Durchführung: 10–15 Minuten
Auswertung: 5–10 Minuten

Validität: Zusammenhangsanalysen zwischen den Skalen sowie zu Außenkriterien konnten modellkonforme Beziehungen erbringen (Konstruktvalidität). Daneben existieren zahlreiche Befunde zur konvergenten und diskriminanten Validität. Weiterhin konnte der FESV charakteristische Krankheitsgruppenunterschiede erfassen (differentielle Validität). Hinzu kommt eine gute Änderungssensitivität im Zusammenhang mit Interventionen und eine hohe prädiktive Validität für das Kriterium Schmerzreduktion.

Reliabilität

Der durchschnittliche Konsistenzkoeffizient liegt bei den Bewältigungsskalen bei .77 und bei den Beeinträchtigungsskalen bei .88. Die mittlere Retestreliabilität liegt nach 4 bzw. 8 Wochen im Gesamtmittel bei .81, bei den Beeinträchtigungsskalen um .84 und bei den Bewältigungsskalen bei .79. Somit kann von einer hinreichenden Messgenauigkeit ausgegangen werden.

Normierung

T-Wert-Normen, Prozenträngen sowie kritische Differenzen liegen für die jeweiligen Primärskalen vor (N = 401 Schmerzpatienten).

Einsatzmöglichkeiten

Relativ neues Verfahren, entwickelt für die Individualdiagnostik, epidemiologische sowie persönlichkeitspsychologische Studien, Therapieevaluation. Einsetzbar in der Statusdiagnostik, ebenso intendiert für Verlaufsuntersuchungen.

Rezension: **FSR**
U. Daumann

Langname und Quelle	Fragebogen zur Schmerzregulation. Schermelleh-Engel, K. Frankfurt am Main: Swets Test Services. 1995.
Testart	Klinischer Test, Medizinpsychologischer Test, Persönlichkeitstest
Beschreibung	Das theoriegeleitet konzipierte Verfahren basiert auf dem Schmerzregulationsmodell von Schermelleh-Engel (1992, 1996). Gemäß dieser Konzeption nimmt die Kompetenzeinschätzung (Vertrauen in die eigene Fähigkeit, erfolgreich mit den Schmerzen umzugehen) eine zentrale Steuerungsfunktion für den Schmerzbewältigungsprozess ein. Demnach geht eine höhere Kompetenzeinschätzung im Vergleich zu einer geringeren einher mit einer verminderten Schmerzintensität, weniger belastenden Emotionen und einem adaptivem Umgang mit den Schmerzen. Entsprechend der Beschreibung des Schmerzbewältigungsprozesses als einen kybernetischen Regelkreis wirken diese Variablen wiederum auf die Einschätzung der eigenen Kompetenz zurück. Der Fragebogen erhebt auf insgesamt 7 Subskalen folgende überdauernde und situationsunabhängige Schmerzkonstrukte: Die Kompetenzeinschätzung (1), das Schmerzerleben mit den Subskalen Schmerzintensität (2), Angst (3) und Depressivität (4), sowie das Schmerzverhalten mit den Subskalen Vermeidung (5), Resignation (6) und Ablenkung (7). Zu jeder Skala existieren jeweils 8 Aussagen, die mit den Worten „Wenn ich Schmerzen habe…" beginnen und auf einer 7-stufigen Ratingskala beantwortet werden müssen („1" = „nein, trifft gar nicht zu", „7" = „ja, trifft vollkommen zu").
Beispielitem	„Wenn ich Schmerzen habe, bin ich davon überzeugt, daß ich die Situation in den Griff kriege." (Skala 1, Kompetenz) „Wenn ich Schmerzen habe, lenke ich die Aufmerksamkeit auf etwas anderes." (Skala 7, Ablenkung)
Zielgruppe	Jugendliche und Erwachsene Patienten mit akuten oder chronischen Schmerzen
Zeitbedarf	Durchführung: ca. 10–15 Minuten Auswertung: ca. 10 Minuten (computerunterstütztes Auswertungsprogramm vorhanden)
Validität	Hinweise zur Konstruktvalidität liefern verschiedene Studien (Daumann, 1999; Nestoriuc, 1988; Schermelleh-Engel, 1996; Schermelleh-Engel et al., 1997; Schröder, 1990), bei denen sich die aus dem Modell zu erwartenden Skalenzusammenhänge ergaben. Mithilfe der Multitrait-Multimethod-Analyse konnte die konvergente und z.T. die diskriminante Validität bestätigt werden. Es fanden sich substantielle Zusammenhänge in die zu erwartende Richtung zwischen den FSR-Skalen und weiteren Verfahren. Unter anderem ergaben

sich Korrelationen von .54 bis .66 zwischen der Skala FSR-Schmerzintensität und dem Gesamtscore des HSAL (Hoppe, 1985, vgl. S. 184), Korrelationen von .45 bis .69 mit Visuellen Analogskalen, welche den Schmerzkonstrukten des FSR entsprachen, hohe Korrelationen zwischen FSR-Ablenkung und den adaptiven Strategien des SVF (Janke, Erdmann & Boucsein, 1985, vgl. S. 206) sowie ausgeprägte Zusammenhänge zwischen den FSR-Skalen Vermeidung/Resignation und den maladaptiven SVF-Skalen. Weiterhin ergaben sich substantielle Beziehungen zwischen den Emotionsskalen des FSR und einigen Persönlichkeitsinventaren. Auf der Ebene der manifesten und der latenten Variablen konnte anhand der Validierungsstichprobe (N=280 Patienten mit akuten und chronischen rheumatischen Beschwerden) die Eindimensionalität der einzelnen FSR-Skalen belegt werden.

Reliabilität

Anhand der Validierungsstichprobe wurden die Alpha-Koeffizienten nach Cronbach ermittelt, welche zwischen .70 (Vermeidung) und .86 (Depressivität) liegen. Die Retestreliabilitäten bei einer Stichprobe von N=14 Studenten und deren Angehörigen lagen bei Werten zwischen .79 (Vermeidung) und .97 (Schmerzintensität sowie Kompetenz).

Normierung

Aufgrund der Unterschiedlichkeit möglicher Schmerzursachen und fehlender eindeutiger Zuordnungen zu den Diagnosen wurde auf die Erstellung von Normen zu verschiedenen Schmerzgruppen verzichtet. In der Handanweisung zum FSR werden jedoch Mittelwerte und Standardabweichungen der Ergebnisse von folgenden Schmerzgruppen berichtet: Akutschmerz (N=92), Diverse Schmerzen (N=32), Migräne (N=39), Morbus Bechterew (N=43), Polyarthritis (N=55), Rückenschmerz (N=163), Gelenkschmerz (N=55) und Spannungskopfschmerz (N=98).

Einsatzmöglichkeiten

Einsatz bisher eher im Forschungsbereich: Evaluation therapeutischer Maßnahmen, Vergleiche verschiedener Schmerzgruppen, klinische Verlaufsdiagnostik. Bisher existieren geringere Erfahrungen in der Individualdiagnostik.

Rezension:	**HSAL**
U. Daumann	

Langname und Quelle	Hamburger Schmerz-Adjektiv-Liste (HSAL). Hoppe, F. Weinheim: Beltz. 1991.
Testart	Klinischer Test, Medizinpsychologischer Test
Beschreibung	Die HSAL dient der mehrdimensionalen Erfassung des Schmerzerlebens bei akuten und chronischen Schmerzen, unabhängig vom Schmerzverhalten sowie physiologischen Schmerzmaßen. Die Besonderheit dieses Verfahrens besteht in der getrennten Erfassung der sensorischen und der affektiven Schmerzkomponente, welche jeweils auf verschiedenen Faktoren repräsentiert sind. Diese Unterscheidung erscheint wichtig, da die therapeutische Beeinflussung von Schmerzkognitionen und -emotionen insbesondere die affektive Komponente des Schmerzes verändert. Bei der HSAL werden 37 Schmerzadjektive präsentiert, die der Patient auf einer 7-stufigen Ratingskala beantworten muss („0" = „stimmt gar nicht", „6" = „stimmt völlig"). Faktorenanalytisch konnten 2 Affektiv-Skalen (Schmerzleiden und Schmerzangst) und 2 Sensorik-Skalen (Schmerzschärfe und Schmerzrhythmik) extrahiert werden. Die Auswertung liefert Ergebnisse zu den 4 Primärskalen, zur sensorischen bzw. affektiven Komponente sowie zu einem Gesamt-Schmerzscore.
Beispielitem	Schmerzleiden: „schrecklich", Schmerzangst: „beängstigend", Schmerzschärfe: „reißend", Schmerzrhythmik: „pochend"
Zielgruppe	Erwachsene Patienten mit chronischen und akuten Schmerzen (18–70 Jahre)
Zeitbedarf	Durchführung: 5–10 Minuten Auswertung: ca. 5 Minuten (Es existiert eine computergestützte Fassung)
Validität	Insgesamt besitzt die HSAL eine inhaltlich-logische Gültigkeit. Hoppe (1991) führte zahlreiche Studien zur Validitätsbestimmung durch. Befunde zeigen, dass die Primärskalen untereinander relativ hoch korrelieren (bis zu .84: Schmerzleiden/Schmerzangst), wobei die Affektiv- und Sensorik-Skalen jeweils untereinander höhere Zusammenhänge aufweisen als gegeneinander. Weitere Befunde belegen die diskriminante Validität des sensorischen und affektiven Schmerzerlebens: Insgesamt fanden sich höhere Korrelationen der Affektiv-Skalen zu eindimensionalen Schmerzmaßen (insbesondere bei der Skala Schmerzleiden: .67) sowie zu verschiedenen Persönlichkeits- und Befindlichkeitsskalen: STAI (Laux et al., 1981, vgl. S. 174), BDI (Kammer, 1983, vgl. S. 160), FPI (Fahrenberg, Hampel & Selg, 1984, vgl. S. 54), Depressivitäts-Skala (D-S, Zerssen, 1976a, vgl. S. 126), EWL 60-S (Janke & Debus, 1986, vgl. S. 142), Beschwerde-Liste (B-L, Zerssen, 1976b, vgl. S. 140). Zudem belegen Veränderungsdaten sowie die Multitrait-Multimethod-Analyse die konvergente bzw. diskriminante Validität der HSAL. Weitere Gültigkeitsbelege liefern syndromspezifische HSAL-

Profile, Dimensionalitätstests der Skalen, Faktorenanalysen (Bestätigung des 4-faktoriellen Modells, Faktorielle Invarianz bei Längsschnittstudien) sowie die Tatsache, dass die HSAL Therapieeffekte durch medizinische sowie psychologische Behandlungen erfassen kann.

Anhand der Validierungsstichprobe (N=244) ermittelte Hoppe (1991) für die Primärskalen Konsistenzkoeffizienten zwischen .78 und .83, wobei die Affektiv-Skalen höhere Werte aufweisen. Die Retestreliabilitäten lagen bei einer Testwiederholung nach 2 Wochen (N=50) sowie nach 4 Wochen (N=170) bei Werten um .80. **Reliabilität**

Auf die Erstellung diagnosespezifischer Normen wurde bei der HSAL verzichtet (zu hohe Zahl möglicher Schmerzdiagnosen sowie zahlreiche Mischformen und diffuse Schmerzzustände). Statistische Kennwerte existieren allerdings zu folgenden Patientenstichproben: Chronischer Schmerz, verschiedene Syndrome (N=85), chronischer Kopfschmerz (N=244), degenerativ-rheumatische Erkrankungen im Wirbelsäulenbereich (N=188), Akute Lumbago (N=278), chronischer Spannungskopfschmerz (N=58). **Normierung**

Häufige Verwendung in der Status- und Prozessdiagnostik bei Schmerzzuständen: Differentielle Therapieindikationen für psychologische Interventionen (affektive Skalen als Indikator der emotionalen Verfassung), Vergleiche von Patientengruppen, Effektkontrolle von psychologischen und medizinischen Schmerzbehandlungen sowie Studien zur klinischen Wirksamkeit schmerzlindernder Medikamente. Ausschluss: medizinische Differentialdiagnose. **Einsatzmöglichkeiten**

Rezension: U. Soeder	**KSI**
Langname und Quelle	Kieler Schmerz-Inventar (KSI). Hasenbring, M. Bern: Huber. 1994.
Testart	Klinischer Test, Medizinpsychologischer Test
Beschreibung	Das Kieler Schmerz-Inventar umfasst 3 eigenständige Fragebögen, mit denen emotionale (ERSS) und kognitive (KRSS) Aspekte der Schmerzverarbeitung sowie Formen der Schmerzbewältigung auf Verhaltensebene (CRSS) erfasst werden. Den theoretischen Hintergrund bildet das biopsychosoziale Modell der Chronifizierung körperlicher Krankheiten von Hasenbring (1992). Unabhängig von den Ursachen der Schmerzen spielen die verschiedenen psychologischen Aspekte für die Aufrechterhaltung und Chronifizierung der Schmerzen eine wichtige Rolle. Mit dem Fragebogen ERSS (Emotionale Reaktionen in Schmerzsituationen) werden Gefühle erfasst, die mit dem Schmerzerleben einhergehen, wie z. B. Gereiztheit, Niedergeschlagenheit oder gehobene Stimmung, und die im Bereich „normaler Auffälligkeiten" liegen. Dieser Fragebogen besteht aus 15 Items, die zu den 3 Skalen Angst/Depressivität, Gehobene Stimmung und Gereizte Stimmung zusammengefasst werden. Der Fragebogen KRSS (kognitive Reaktionen in Schmerzsituationen) erfasst Gedanken, die einem durch den Kopf gehen, wenn man die Schmerzen bewusst registriert. Er besteht aus insgesamt 34 Items, die zu den 7 Faktoren Hilf-/Hoffnungslosigkeit, Behinderung, Katastrophisieren, Durchhalteappell, Coping-Signal, Bagatellisieren und Psychische Kausalattribution zusammengefasst werden. Der Fragebogen CRSS (Coping-Reaktionen in Schmerzsituationen) erfasst insgesamt 68 Handlungen und Gedanken, die zusammen mit den Schmerzen auftreten können. Dabei werden leichte und schwere Schmerzen getrennt beurteilt. Die Items werden zu den 8 Faktoren Vermeiden sozialer Aktivitäten, Bitte um soziale Unterstützung, Vermeiden körperlicher Aktivitäten, Nichtverbal/motorischer Ausdruck, entspannungsfördernde Ablenkung, Durchhaltestrategien, passive Maßnahmen und aktive Maßnahmen zusammengefasst. Die Items aller 3 Fragebögen werden jeweils nach ihrer Auftretenshäufigkeit mit einem 7-stufigen Selbstrating beurteilt. Sie beziehen sich auf den Zeitraum der vergangenen 14 Tage, um sowohl situative als auch längerfristige Einflüsse abbilden zu können.
Beispielitem	Wenn ich in den vergangenen 14 Tagen meine Schmerzen spürte, fühlte ich mich verletzbar/empfindsam. (ERSS) Wenn ich meine Schmerzen registriere, kommt mir dieser Gedanke: Ein Zeichen, dass ich mich wieder übernommen habe. (KRSS) Wenn ich Schmerzen habe, nehme ich ein Medikament. (CRSS) Antwortkategorien: Nie (0), fast nie (1), selten (2), manchmal (3), oft (4), meistens (5), immer (6)
Zielgruppe	Erwachsene mit akuten oder chronischen Schmerzen

Durchführung: 5 Minuten (ERSS), 10 Minuten (KRSS), 20 Minuten (CRSS) Auswertung: keine Angaben	**Zeitbedarf**

Die Konstruktvalidität der 3 Fragebögen und ihrer Unterskalen wurde u. a. hinsichtlich der Depressivität (Beck Depressions Inventar, BDI, Kammer, 1983, vgl. S. 160) und für den CRSS mit dem Fragebogen zum Schmerzverhalten (Hoppe, 1985) überprüft und bestätigt. Untereinander korrelieren die 3 Fragebögen insgesamt relativ wenig, so dass die theoretisch zu erwartende Unabhängigkeit der 3 Konstrukte bestätigt wurde. — **Validität**

Die Split-Half-Reliabilität liegt für die ERSS-Skalen zwischen .85 und .91, für die KRSS-Skalen zwischen .76 und .91 und für die CRSS-Skalen zwischen .64 und .91 und sind mit wenigen Ausnahmen als sehr gut zu bezeichnen. — **Reliabilität**

Es liegen keine Normwerte vor, aber die Testergebnisse lassen sich anhand zahlreicher klinischer und nicht-klinischer Vergleichsgruppen interpretieren. — **Normierung**

Der KSI wurde als Forschungsinstrument konzipiert, kann aber auch in der Individualdiagnostik eingesetzt werden.	**Einsatzmöglichkeiten**

Rezension: U. Daumann

SES

Langname und Quelle	Die Schmerzempfindungs-Skala (SES). Geissner, E. Göttingen: Hogrefe. 1996.
Testart	Klinischer Test, Medizinpsychologischer Test
Beschreibung	Mit der SES kann das subjektiv erlebte Schmerzempfinden gemessen und differenziert beschrieben werden. Dabei wird zwischen verschiedenen Komponenten der Schmerzerfahrung unterschieden, u. a. zwischen dem sensorischen und dem affektiven Anteil. Entwickelt wurde die SES anhand der deutschen Übersetzung der bei Melzack (1978) genannten Schmerzdeskriptoren. Diese wurden verschiedenen Stichproben vorgelegt, in mehreren Schritten faktoren- bzw. itemanalytisch überprüft und im Hinblick auf die inhaltliche Validität modifiziert. Dabei entstand eine 24-Item-Lösung mit insgesamt 5 Subskalen: Für den Bereich des affektiven Schmerzerlebens die Subskalen Allgemeine affektive Schmerzangabe (1) sowie Schmerzangabe der Hartnäckigkeit (2). Den Bereich der sensorischen Schmerzwahrnehmung erfassen die Subskalen Sensorische Schmerzangabe der Rhythmik (3), des lokalen Eindringens (4) und der Temperatur (5). Den jeweiligen Skalen sind zwischen 3 und 8 Items zugeordnet. Die Auswertung erfolgt auf der Ebene der Subskalen, dem affektiven bzw. sensorischen Schmerzanteil sowie im Hinblick auf ein Globalmaß der Schmerzintensität. Alle Items bestehen aus schmerzbeschreibenden Adjektiven mit dem Wortlaut „Ich erlebe meine Schmerzen als…", wobei im Vorfeld der Beurteilungszeitraum spezifiziert werden muss (diesbezüglich existieren verschiedene „Survey"-Versionen). Der Proband muss die Items auf einer 4-stufigen Skala (von „trifft genau zu" bis „trifft nicht zu") beantworten.
Beispielitem	„Ich empfinde meine Schmerzen als „… furchtbar." (Allgemeine affektive Schmerzangabe) „… schneidend" (Sensorische Schmerzangabe des lokalen Eindringens)
Zielgruppe	Personen zwischen 16 und 80 Jahren mit akuten oder chronischen Schmerzen
Zeitbedarf	Durchführung: ca. 5–10 Minuten Auswertung: bis zu 5 Minuten
Validität	Umfangreiche empirische Untersuchungen sowie verschiedenste Analysen belegen die gute inhaltlich-logische Gültigkeit der SES. So ließ sich die dimensionale Struktur des Verfahrens auch anhand von weiteren, unabhängigen Stichproben (Geissner, 1996) replizieren. Weitere Vergleiche erbrachten wie zu erwarten keine bedeutsamen Zusammenhänge der SES-Skalen zu soziodemographischen Daten, geringe Zusammenhänge zu schmerzanamnestischen Daten und Bewältigungsscores, jedoch signifikante Beziehungen zu eindimen-

sionalen Schmerzratings (bis zu .63) und psychischen Beeinträchtigungsmaßen (Geissner, Dalbert & Schulte, 1992). Weitere Gültigkeitsbelege liefern die charakteristischen SES-Profile, welche sich für die Krankheits- und Schmerzlokalisationsgruppen innerhalb der Validierungsstichprobe ergeben. Zudem ist die Änderungssensitivität der SES gut belegt: So konnte das Verfahren sowohl die heilungsbedingten Änderungen des Schmerzempfindens nach operativen Eingriffen (N=84) erfassen, als auch Therapieeffekte bei psychotherapeutischen Interventionen, multimodalen Schmerzbewältigungstrainings, ambulanter medikamentöser Behandlung, ambulanter Rückenschulpraxis sowie stationärer, multimodaler Schmerzbehandlung. Auch bei experimentell erzeugten Schmerzen spiegelte die SES Treatmenteffekte wider (Weiss, 1996).

Reliabilität

Anhand einer Validierungsstichprobe von N=1.042 (Chronische Schmerzpatienten aus verschiedenen Einrichtungen) wurden Alphakoeffizienten zwischen .72 und .92 ermittelt. Die Retestreliabilitäten nach 4 Wochen ohne weitere Schmerzbehandlungen lagen zwischen .89 und .96 (N=50).

Normierung

Anhand der Validierungsstichprobe (Geissner, 1996) werden als Normen einer „allgemeinen" Schmerzpopulation T-Werte und Prozentrangwerte für die SES-Globalskala sowie für die Subskalen berichtet. Darüber hinaus existieren Gruppennormen für folgende Teilstichproben: multilokuläre Schmerzen, postoperative Schmerzen, Spannungskopfschmerz, Migräne, degenerative Rückenschmerzen, Bandscheibenspätfolgen, Morbus Bechterew, Polyarthritis, neurogene Schmerzen.

Einsatzmöglichkeiten

Die SES ist einsetzbar zur Statusdiagnostik sowie Veränderungsmessung. In der Individualdiagnostik (z.B. Orthopädie, Rheumatologie, innere Medizin, Onkologie, Psychosomatik) kann sie Anwendung finden bei der Schmerzmessung und -diagnostik, als Screeningverfahren zur Identifikation „psychogener" Schmerzanteile (Geissner, 1996, S. 21) sowie zur Dokumentation und Evaluation der Schmerzbehandlung. Als Gruppenverfahren ist die SES in der medizinischen und psychologischen Therapieforschung sowie bei epidemiologische Studien verwendbar. Aufgrund der hohen Ökonomie besteht eine gute Integrierbarkeit in eine umfangreichere Testbatterie. Es existiert eine computergestützte Version der SES, evaluiert von Heuser & Geissner (1998).

13 Gesundheits-/Krankheitsverhalten

BEFO (Berner Bewältigungsformen) 192

EBF (Erholungs-Belastungs-Fragebogen) 194

FEG (Fragebogen zur Erfassung des Gesundheitsverhaltens) 196

FKV (Freiburger Fragebogen zur Krankheitsverarbeitung) 198

FMP (Fragebogen zur Messung der Psychotherapiemotivation) 200

KKG (Fragebogen zur Erhebung von Kontrollüberzeugungen
zu Krankheit und Gesundheit) 202

PATEF (Patiententheoriefragebogen) 204

SVF (Streßverarbeitungsfragebogen) 206

TSK (Trierer Skalen zur Krankheitsbewältigung) 208

UBV (Fragebogen zum Umgang mit Belastungen im Verlauf) 210

VEV (Veränderungsfragebogen des Erlebens und Verhaltens) 212

Rezension: **BEFO**
A. Dinkel

Langname und Quelle	Berner Bewältigungsformen. Heim, E., Augustiny, K., Blaser, A. & Schaffner, L. Bern: Huber. 1991.
Testart	Medizinpsychologischer Test
Beschreibung	Die Autoren des BEFO konzeptualisieren Bewältigung als Gegenpol zu Abwehr in dem Sinne, dass es sich bei Bewältigung um bewusste und handlungsorientierte Formen der Auseinandersetzung mit Belastungen handelt. Um die Nachteile von Selbstbeurteilungsverfahren zu umgehen („reaktive" Verfahren), wurde der BEFO als Fremdbeurteilungsverfahren auf Basis eines Interviews konzipiert. Damit soll die für ein psychodynamisches Verständnis von Krankheitsverarbeitung wichtige freie assoziative Berichterstattung des Patienten zugelassen werden. Das Interview soll strukturierte Informationen liefern, die operationalisierten Bewältigungsformen zugeordnet werden. Diese lassen sich unterteilen in handlungsbezogene (z.B. Aktives Vermeiden), kognitionsbezogene (z.B. Relativieren) und emotionsbezogene (z.B. Resignation) Bewältigungsformen. Insgesamt sind im BEFO 30 Subdimensionen der Bewältigung definiert, für die die Autoren Ankerbeispiele geben. Die Fremdeinschätzung kann nominal (ja/nein), ordinal (Rangreihe der Bewältigungsformen nach Wichtigkeit) oder intervallskaliert („nicht" bis „sehr stark") vorgenommen werden. Daneben gibt es eine Selbsteinschätzungsform als Fragebogen.
Beispielitem	Praktische Durchführung: Die Informationserhebung geschieht in Form eines halbstrukturierten, fokussierten Interviews. Dem Patienten wird in seinen Antworten Raum gelassen. Das Gespräch wird auf Tonband aufgenommen, es wird ein freies Diktat des Interview-Ablaufs empfohlen. Definition der Bewältigungsform Humor/Ironie (Kognitionsbezogene Bewältigung): „Durch humorvolles oder selbstironisches Überspielen wird die Bedeutung der Krankheitssituation relativiert."
Zielgruppe	Erwachsene
Zeitbedarf	Durchführung: ca. 20–40 Minuten Auswertung: ca. 30–60 Minuten
Validität	Die Konstruktvalidität zeigt sich u. a. darin, dass das BEFO-Fremdrating höher mit dem BEFO-Selbstratingfragebogen korreliert als mit dem Gießen-Test (GT, vgl. S. 56) und dem Freiburger Fragebogen zur Krankheitsverarbeitung (FKV, vgl. S. 198). Die Kriteriumsvalidität zeigt sich in Zusammenhängen der BEFO-Dimensionen mit der sozialen Anpassung von Brustkrebspatientinnen (vgl. Heim et al., 1997).

Reliabilität

Der BEFO weist eine befriedigende Interraterreliabilität auf. Die Intraraterreliabilität („Retest") wurde bestimmt, indem mehrere Tonbandprotokolle nach 2–3 Jahren durch dieselben Personen neu eingeschätzt wurden. Es ergab sich eine mittlere Reliabilität von .79. Angaben für den Selbstbeurteilungsbogen liegen im Handbuch nicht vor. Hessel et al. (2000) unterzogen den Selbstbeurteilungsbogen einer Faktoranalyse und berichten interne Konsistenzen für 3 Skalen. Diese schwanken zwischen .62 und .85.

Normierung

Eine Normierung wurde nicht durchgeführt. Für Vergleichswerte z. B. der Häufigkeit des Einsatzes bestimmter Bewältigungsformen muss auf publizierte Studien der Autoren und anderer Forscher zurückgegriffen werden (z. B. Doering et al., 2001; Heim et al., 1993; Schüßler, 1993). Die Studie von Hessel et al. (2000) liefert Vergleichswerte (Mittelwert, Standardabweichung, Rangreihe der Bewältigungsformen) für den Selbstbeurteilungsfragebogen, die an einer deutschlandrepräsentativen Bevölkerungsstichprobe von mehr als N = 2.000 Personen gewonnen wurden. Die Darstellung erfolgt getrennt nach Bewältigung einer aktuellen, einer vergangenen und einer phantasierten Erkrankung.

Einsatzmöglichkeiten

Die Autoren sehen ein weites Einsatzfeld für das Verfahren, von der Bewältigung somatischer und psychischer chronischer und akuter Erkrankungen bis hin zur Belastungsverarbeitung von Professionellen des Gesundheitswesens.

Rezension: **EBF**
H. Lehmann

Langname und Quelle	Erholungs-Belastungs-Fragebogen. Kallus, K.W., Frankfurt am Main: Swets Test Services. 1995.
Testart	Medizinpsychologischer Test, Persönlichkeitstest
Beschreibung	Mit dem Erholungs-Belastungsfragebogen wird in spezifischer Weise der gegenwärtige Belastungs- und Beanspruchungszustand einer Person unter Berücksichtigung von deren Erholungsaktivitäten bestimmt. Der Fragebogen ermöglicht somit die Erstellung einer detaillierten Beanspruchungs-Erholungs-Bilanz, welche sich aus den 12 Subskalen allgemeine Belastungen – Niedergeschlagenheit, emotionale Belastung, soziale Spannungen, ungelöste Konflikte – Erfolglosigkeit, Übermüdung – Zeitdruck, Energielosigkeit, körperliche Beschwerden, Erfolg-Leistungsfähigkeit, Erholung im sozialen Bereich, körperliche Erholung, allgemeine Erholung – Wohlbefinden, erholsamer Schlaf zusammensetzt. In der Langform (EBF-72/3) sind diesen Skalen 72 Items zugeordnet. In den beiden parallelen Kurzformen (EBF-24-A/3, EBF-24-B/3) wird jeder Bereich durch 2 Items abgebildet. Die Items verlangen eine Einschätzung der Häufigkeiten verschiedener Ereignisse in den letzten 3 Tagen, die durch eine entsprechende Formulierung gleichzeitig auch eine subjektive Bewertung zum Ausdruck bringen. Die Einschätzung erfolgt auf einer 7-stufigen diskreten Skala.
Beispielitem	„In den letzten (3) Tagen und Nächten …fühlte ich mich leistungsfähig." …habe ich mich über andere geärgert."
Zielgruppe	Erwachsene
Zeitbedarf	Durchführung: 10 Minuten (Langform), 4–5 Minuten (Kurzform) Auswertung: 3–4 Minuten
Validität	Konstruktkonforme Korrelationen mit der Eigenschaftswörterliste (EWL, Janke & Debus, 1978, vgl. S. 142) als Instrument zur Erfassung des aktuellen Befindens sowie Untersuchungen in verschiedenen Belastungssituationen (öffentliche Rede, Prüfung) liefern Belege für die Kriteriumsvalidität des Verfahrens. Medizinstudierende (N=20) zeigten demnach vor einer Prüfung signifikant niedrigere Erholungswerte zusammen mit bedeutend höheren Belastungswerten (Kallus & Liebelt, 1995). Die Konstruktvalidität wurde durch Interkorrelationen der verschiedenen Subtests geprüft, die sich jedoch über verschiedene Stichproben hinweg nur teilweise als stabil erwiesen. Anhand dieser Daten sowie durch eine Faktorenanalyse wird auch explizit, dass sich Belastung und Erholung nicht als ein bipolares Konstrukt beschreiben lassen, sondern hinsichtlich ihrer Häufigkeiten in der Retrospektive eher unabhängig sind.

Reliabilität

Die inneren Konsistenzen (Cronbachs Alpha) der einzelnen Skalen sind für 7 Stichproben (N = 64–420) aufgeführt, wobei die größte Stichprobe den EBF-72 bearbeitete. Die Werte liegen im Bereich von .47 (N = 64, EBF-A, körperliche Erholung) bis .97 (N = 420, EBF-72, allgemeine Erholung). Für eine Stichprobe von N = 72 lagen die Retestreliabilitäten nach 24 Stunden im Bereich von .79 und .91.

Normierung

Es werden Vergleichswerte verschiedener Stichproben angegeben, die jedoch nicht als Normen interpretiert werden können, sondern eher als situationsunspezifische empirische Anhaltspunkte, also Referenzwerte, gelten.

Einsatzmöglichkeiten

Das Instrument eignet sich zur Zustands- und Verlaufsdiagnostik. Es ist für Forschungszwecke (speziell die Kurzform), insbesondere aber auch in der Sportpsychologie (vgl. Katschemba & Kellmann, 2001), in der Klinischen Psychologie (vgl. Tietze et al., 2001), Gesundheitspsychologie (Kallus et al., 2001) und auch in der Arbeitspsychologie anwendbar.

Rezension: **FEG**
G. Tchitchekian

Langname und Quelle	Fragebogen zur Erfassung des Gesundheitsverhaltens (FEG). Dlugosch, G. E. & Krieger, W. Frankfurt am Main: Swets Test Services. 1995.
Testart	Gesundheitspsychologischer Test
Beschreibung	Der Fragebogen zur Erfassung des Gesundheitsverhaltens basiert auf kognitiv orientierten Modellen, die Wahrnehmung, Einstellungen, Erwartungen und Motive als entscheidend für gesundheitliche Verhaltensprozesse sehen. In Anlehnung an gesundheitspsychologische Theorien u. a. dem Health-Belief-Modell (Kirscht, 1988), der Theory of Reasoned Action (Ajzen & Fischbein, 1980) und der sozial-kognitiven Gesundheitstheorie (Schwarzer, 1992) entwickelten die Autoren eigene Konzeptionen. Danach wirken neben dem Gesundheitszustand vor allem kognitive Variablen auf das Gesundheitsverhalten und die Intention, dieses Verhalten zu ändern, ein. Operationalisiert werden diese Variablen über die Zufriedenheit mit dem eigenen Gesundheits- und Risikoverhalten, dem erlebten Einfluss des eigenen Verhaltens auf die Gesundheit sowie das Wissen um durch das Risikoverhalten verursachte Krankheiten (Laienätiologie). Außerdem werden funktionale Verknüpfungen des Verhaltens, situative Einflüsse im Sinne von Barrieren und Ressourcen sowie die Einschätzung der Erreichbarkeit der intendierten Veränderungen herangezogen. Das Verfahren enthält neben soziodemographischen und medizinischen Fragen insgesamt 85 Fragenkomplexe mit zahlreichen Items/Auswahlmöglichkeiten für die Gesundheitsbereiche Ernährung, Bewegung, Alkohol, Rauchen, Medikamente, Schlaf, Wohlbefinden/Probleme, Umgang mit Gesundheit und Krankheit, in denen das Gesundheitsverhalten, funktionale Verknüpfungen sowie die Änderungsintention ermittelt werden.
Beispielitem	„Wieviel Bewegung haben Sie an einem gewöhnlichen Wochentag: sehr wenig (1-2-3-4-5) sehr viel" „Wie häufig üben Sie folgende körperlichen Aktivitäten aus (täglich, mehrmals pro Woche, seltener, nie): Wandern, große Spaziergänge, Wald-Dauerlauf, Trimmen, Fahrradfahren, Schwimmen…"
Zielgruppe	Erwachsene (klinische und nicht klinische Stichproben)
Zeitbedarf	Durchführung: 30–45 Minuten Auswertung: (computerisiert): ca. 5 Minuten
Validität	Es werden von den Autoren (Handbuch, S. 86–87) gute Übereinstimmungen mit anderen Testverfahren bzw. Variablen (Profile of Mood States, POMS, Bullinger et al., 1990; Freiburger Beschwerdeliste, FBL, Fahrenberg, 1975, vgl. S. 144, Body Mass Index) berichtet. Außerdem wurde das Verfahren erfolgreich zur Evaluation stationärer und ambulanter Gesundheitsförderungsmaßnahmen eingesetzt.

Die einzelnen Skalen wurden rational konstruiert und faktorenanalytisch überprüft. Die Konsistenzwerte (Cronbachs Alpha) liegen für die jeweiligen Skalen zwischen .60 und .91.

Reliabilität

Es werden alters- und geschlechtsspezifische Mittelwerte und Standardabweichungen für alle Skalen, Indizes und Summenscores vorgelegt (n > 1000).

Normierung

Neben Forschungsfragestellungen vor allem in der Gesundheitspsychologie (z. B. aktuelles Gesundheitsverhalten, Prüfung von Interventionseffekten bei Kur-/Rehamaßnahmen) erscheinen Einsatzmöglichkeiten im Bereich der Gesundheitsförderung und -Beratung besonders sinnvoll (Manual, S. 40).

Einsatzmöglichkeiten

Rezension: M. Romppel

FKV

Langname und Quelle: Freiburger Fragebogen zur Krankheitsverarbeitung. Muthny, F. A. Weinheim: Beltz. 1989.

Testart: Medizinpsychologischer Test

Beschreibung: Krankheitsverarbeitung ist definiert als „die Gesamtheit der Prozesse, um bestehende oder erwartete Belastungen im Zusammenhang mit Krankheit emotional, kognitiv oder aktional aufzufangen, auszugleichen oder zu meistern" (Handbuch, S. 5). Mit dem vorliegenden Verfahren soll versucht werden, unter Einbeziehung von Verhalten, Kognition und Emotion klinisch bedeutsame Formen der Krankheitsverarbeitung erfassbar zu machen. Durch unterschiedliche Instruktionen kann der Verarbeitungsfokus dabei sowohl auf einem aktuellen als auch einem zurückliegenden Zeitraum liegen. Die Langform des FKV (FKV102) besteht aus 102 Selbstschilderungen, zu denen der Proband auf einer 5-stufigen Skala Stellung nehmen soll. Faktorenanalytisch wurden die Items folgenden 12 Skalen zugeordnet: Problemanalyse und Lösungsverhalten, Depressive Verarbeitung, Hedonismus, Religiosität und Sinnsuche, Misstrauen und Pessimismus, Kognitive Vermeidung und Dissimulation, Ablenkung und Selbstaufwertung, Gefühlskontrolle und sozialer Rückzug, Regressive Tendenz, Relativierung durch Vergleich, Compliance-Strategien und Arztvertrauen sowie Selbstermutigung. Die Kurzform (FKV-LIS) umfasst 35 Aussagen in Infinitivform, die 5 Skalen zugeordnet sind (Depressive Verarbeitung, Aktives problemorientiertes Coping, Ablenkung und Selbstaufbau, Religiosität und Sinnsuche, Bagatellisierung und Wunschdenken). Die Kurzform kann zur Selbsteinschätzung (FKV-LIS SE) oder zur Fremdeinschätzung (FKV-LIS FE) verwendet werden.

Beispielitem: „Ich habe mir gewünscht, dass das Problem verschwinden oder sich in nichts auflösen werde." (Langform, Skala Kognitive Vermeidung und Dissimulation)
„Ich war überzeugt, dass die Behandlung erfolgreich sein würde." (Langform, Skala Selbstermutigung)
„Informationen über Erkrankung und Behandlung suchen." (Kurzform, Skala Aktives problemorientiertes Coping)
„Ins Grübeln kommen." (Kurzform, Skala Depressive Verarbeitung)

Zielgruppe: Erwachsene, vereinzelt ist das Verfahren auch bei Jugendlichen eingesetzt worden

Zeitbedarf: Durchführung: ca. 10 Minuten (Kurzform) bis 30 Minuten (Langform)
Auswertung: ca. 5–10 Minuten

Validität

Das Verfahren weist aufgrund der Ableitung aus theoretischen Copingkonstrukten inhaltliche Validität auf. Die vom Autor angegebene Faktorenstruktur konnte nicht durchgängig repliziert werden. Die Übereinstimmung mit anderen Verfahren zur Erfassung von Krankheitsverarbeitung ist Gegenstand der Diskussion (z. B. Faller, 1995). Die Skalen „Bagatellisierung und Wunschdenken" und „Depressive Verarbeitung" der Kurzform korrelieren negativ (–.16 bis –.43) mit dem Grad der Adaption und der Lebenszufriedenheit sowie positiv (.23 bis .50) mit dem Ausmaß an Beschwerden und depressiver Symptomatik. Es gibt Hinweise auf die prognostische Validität des Verfahrens (z. B. Zielke & Wagner, 1995).

Reliabilität

Die internen Konsistenzen (Cronbachs Alpha) der Skalen der Langform liegen zwischen .69 und .94, die der Kurzform zwischen .68 und .77.

Normierung

Im Handbuch sind Mittelwerte und Standardabweichungen verschiedener Patientenstichproben angegeben.

Einsatzmöglichkeiten

Mit dem Freiburger Fragebogen zur Krankheitsverarbeitung kann ein breites Spektrum von Coping- und Krankheitsverarbeitungs-Modi abgebildet werden. Die Erhebung kann sich dabei sowohl auf einen aktuellen als auch einen zurückliegenden Zeitraum (z. B. Zeitpunkt der Diagnosestellung) beziehen, eine Anpassung der Instruktion für bestimmte Patientengruppen ist möglich. Das Verfahren kann als Einzel- oder Gruppentest durchgeführt werden. Vor allem die Kurzform ist ökonomisch einsetzbar und findet gute Akzeptanz bei den Befragten. Neben der Selbsteinschätzung ist mit Hilfe der Kurzform auch eine Fremdeinschätzung möglich. Das vorgestellte Verfahren ist an einer Vielzahl klinischer Stichproben verschiedener Indikationsbereiche eingesetzt worden, meist handelte es sich um Patienten mit chronischen Erkrankungen. Vereinzelt wurde auch untersucht, wie Angehörige erkrankter Personen mit der Erkrankung umgehen. Neben einer deskriptiven Analyse der verwendeten Verarbeitungsstrategien ist es möglich, durch den Vergleich verschiedener Diagnosegruppen Aufschlüsse über die Spezifität der Verarbeitungsprozesse und Gemeinsamkeiten in der Krankheitsverarbeitung zu erlangen (z. B. Muthny, 1992). Grundsätzlich erscheint der FKV auch zur Verlaufsmessung geeignet (z. B. Zielke & Wagner, 1995). Die mit Hilfe des FKV erfassten Merkmale der Krankheitsverarbeitung können mit Merkmalen der Erkrankung (Krankheitsdauer, Krankheitsphase, Krankheitsverlauf, Erkrankungsschwere), Patientenmerkmalen (Alter, Geschlecht, subjektive Krankheitstheorien, subjektiver Gesundheitszustand, psychische Befindlichkeit) und Merkmalen der sozialen Umwelt (soziale Unterstützung) in Beziehung gesetzt werden.

Rezension: U. Soeder

FMP

Langname und Quelle Fragebogen zur Messung der Psychotherapiemotivation. Schneider, W., Basler, H.-D. & Beisenherz, B. Weinheim: Beltz-Test. 1989.

Testart Klinischer Test, Persönlichkeitstest

Beschreibung Die Psychotherapiemotivation zu Beginn und während einer psychotherapeutischen Behandlung hat großen Einfluss auf den Verlauf und den Erfolg einer Psychotherapie. Die Psychotherapiemotivation wird dabei als komplexes Konstrukt angesehen, in das einerseits Leidensdruck und Krankheitsgewinn als affektive Komponenten und andererseits Laienvorstellungen über Ätiologie, psychotherapeutische Vorerfahrungen und Behandlungserwartungen als kognitive Komponenten eingehen. Der Test besteht aus 4 Subskalen mit insgesamt 47 Items. Die Skala Krankheitserleben repräsentiert die Aspekte des Leidensdrucks und des sekundären Krankheitsgewinns. Die Skala Laienätiologie erfragt Annahmen des Patienten über Faktoren, die seine Krankheit auslösen. Die Skala Allgemeine Behandlungserwartungen ermittelt Erwartungen und Einstellungen gegenüber verschiedenen organischen und psychotherapeutischen Behandlungsansätzen. Schließlich erhebt die Skala Psychotherapie spezifische Einstellungen des Patienten gegenüber Psychotherapie und entsprechende Vorerfahrungen. Zusätzlich zu den Skalen wird ein Gesamtwert Psychotherapiemotivation gebildet. Die einzelnen Items sind als Feststellungen formuliert, über deren Zutreffen anhand einer 5-stufigen Skala mit den Polen 1 (= stimmt uneingeschränkt) und 5 (= stimmt überhaupt nicht) geurteilt werden soll.

Beispielitem „Meine seelischen Probleme haben die körperlichen Beschwerden stark beeinflusst." (Skala Laienätiologie)
„Eine Lösung meiner persönlichen Probleme könnte mir mehr helfen als Medikamente." (Skala Allgemeine Behandlungserwartungen)
„Ich habe gründliche Informationen über eine psychologische Behandlung von Fachleuten erhalten." (Skala Psychotherapie)
„Meine Beschwerden behindern mich im Alltag stark." (Skala Krankheitserleben)

Zielgruppe Erwachsene Psychotherapiepatienten

Zeitbedarf Durchführung: 20–30 Minuten
Auswertung: ca. 5 Minuten

Validität Die Validität des FMP wurde u. a. an Expertenurteilen validiert und führte zu Korrelationen zwischen .37 und .49 für die Subskalen und .57 für die Gesamtskala, was von den Autoren als befriedigend hoch angesehen wird. Cluster- und faktorenanalytische Auswertungen bestätigen die Skalenbildung.

Hinweise auf die differentielle Validität liefern die Daten von Patientengruppen aus unterschiedlichen Behandlungseinrichtungen, die sich in gut interpretierbarer Weise unterscheiden.

Reliabilität

Die interne Konsistenz liegt mit Werten für Cronbachs Alpha zwischen .71 und .86 für die Subskalen und .91 für die Gesamtskala in einem befriedigenden Bereich. Die Retestreliabilität liegt bei Werten zwischen .67 und .96 für die Subskalen und .86 für die Gesamtskala.

Normierung

Für die Subskalen und die Gesamtskala liegen T-, Prozentrang- und Stanine-Werte zur Normierung vor.

Einsatzmöglichkeiten

Der FMP ist als Forschungsinstrument konzipiert, der Aufschluss geben soll über die Ausprägung der Psychotherapiemotivation in verschiedenen Behandlungseinrichtungen, und über die zeitliche Veränderung der Motivation im Laufe von Behandlungen. Das Instrument soll dagegen nicht als Eignungsverfahren für Psychotherapie eingesetzt werden. Vielmehr soll es dem Behandler Anhaltspunkte für weitere motivationsbildende Maßnahmen an die Hand geben.

Rezension: **KKG**
C. Ulbrich

Langname und Quelle	Fragebogen zur Erhebung von Kontrollüberzeugungen zu Krankheit und Gesundheit. Lohaus, A. & Schmidt, G. M. Göttingen: Hogrefe. 1989.
Testart	Psychometrischer Persönlichkeitstest, Einstellungstest
Beschreibung	Die Wahrnehmung der sozialen Umwelt und des Zusammenhangs von Ereignissen mit dem eigenen Tun ist abhängig von den Kontrollüberzeugungen, davon, inwieweit sich eine Person als selbstbestimmt und Einfluss nehmend erlebt. Neben generalisierten (von bisherigen Kontrollerfahrungen abhängigen) werden bereichsspezifische Kontrollüberzeugungen ausgebildet. Gesundheit und Krankheit ist einer dieser Bereiche. Abhängig von Erfahrungen und Vorwissen werden innerhalb des Bereiches – also bezüglich unterschiedlicher Erkrankungen – wiederum spezifische Kontrollüberzeugungen wirksam. Internalität beschreibt dabei die Einstellung, dass Gesundheit und Krankheit durch die eigene Person beeinflussbar und kontrollierbar sind. Die Einstellung einer Person, die der Meinung ist, ihre Gesundheit bzw. Krankheit ist durch das Verhalten anderer Menschen beeinflusst, wird sozial external genannt. Fatalistische Externalität meint die Einstellungen, wonach Gesundheit und Krankheit nicht kontrollierbar, sondern abhängig von Zufall oder Schicksal sind. Der Fragebogen, bestehend aus 21 Items, erfasst die Skalen Internalität, soziale Externalität, fatalistische Externalität mit jeweils 7 Items anhand einer 6-stufigen Likert-Skala von 1 (trifft sehr zu) bis 6 (trifft gar nicht zu). Der Fragebogen gestattet eine Aussage zu Kontrollüberzeugungen bezüglich Krankheit und Gesundheit. Durch eine entsprechende Zusatzinstruktion kann der Proband auf ein spezifisches Erkrankungsgeschehen orientiert werden, auf welches dann die Items zu beziehen sind.
Beispielitem	„Wenn ich mich körperlich nicht wohl fühle, dann habe ich mir das selbst zuzuschreiben."
Zielgruppe	Personen ab 12 Jahren
Zeitbedarf	Durchführung: ca. 10–15 Minuten (keine Zeitbegrenzung) Auswertung: ca. 5 Minuten
Validität	Die geringen Interkorrelationen der 3 Subskalen weisen auf deren Unabhängigkeit hin. Die theoretisch begründete Skalenzugehörigkeit der Items wird anhand der Faktorenanalyse bestätigt. Es ergibt sich eine angemessene Konstruktvalidität. Zur Prüfung der kriterienbezogenen Validität wurden Korrelationen zwischen KKG und dem Freiburger Persönlichkeitsinventar (FPI, vgl. S. 54) herangezogen. Die geringen Korrelationen zu generalisierten Kontrollüberzeugungen bzw. stabilen Persönlichkeitsmerkmalen belegen eine gute diskriminante Validität.

Reliabilität

Ermittelt an einer Analysestichprobe von N=366 ergaben sich Retestreliabilitäten (Messwiederholung nach 2 Wochen) zwischen .66 und .78. Die internen Konsistenzen (Cronbachs Alpha) liegen für die 3 Skalen zwischen .64 und .77.

Normierung

Der Test wurde an einer Stichprobe von 1.092 Jugendlichen (12–20 Jahre) und 420 Erwachsenen normiert. Es liegen Z-Werte, T-Werte und Prozentrangangaben vor.

Einsatzmöglichkeiten

Der KKG kann im diagnostischen und Interventionsprozess zur Abschätzung der Compliance und bei krankheitsprophylaktischen Fragestellungen zum Einsatz kommen.

Rezension: G. Tchitchekian

PATEF

Langname und Quelle
Patiententheoriefragebogen (PATEF). Zenz, H., Bischoff, C. & Hrabal, V. Göttingen: Hogrefe. 1996.

Testart
Klinischer Test, Gesundheitspsychologisches- und Verhaltensmedizinisches Verfahren

Beschreibung
Der Fragebogen versteht sich als Hilfe für den Patienten, mit dem er dem Arzt seine eigenen Annahmen und Überzeugungen über die Ursachen seiner aktuellen Beschwerden mitteilen kann. Entgegen einem traditionellen Verständnis der Patientenrolle, die durch die Abgabe der Verantwortlichkeit für den Heilungserfolg und die Unterordnung unter diagnostische Prozeduren und ärztliche Anordnungen gekennzeichnet ist, wollen die Autoren diese Asymmetrie der Arzt-Patient-Beziehung abbauen und den Patienten an der medizinischen Problemlösung beteiligen. Angestrebt wird dadurch nicht zuletzt einer Verbesserung der Compliance. Dessen ungeachtet bleibt der Arzt infolge seiner professionellen Kompetenz und seiner diagnostischen Möglichkeiten dem Patienten in der Ursachenforschung überlegen. So sieht sich der PATEF als Kompromiss zwischen dem Bemühen um Einbeziehung des Patienten und dem medizinischen Erklärungsmodell. Beeinflusst von der Attributionstheorie Heiders (1958) und dem Konzept des „locus of control" von Rotter (1982) geht das dem Testverfahren zugrunde liegende Krankheitsmodell davon aus, dass jede Krankheit äußerlich oder innerlich, psychisch oder physisch sowie durch eigenes oder fremdes Verhalten verursacht sein kann. Darauf basiert das Konzept der 5 Hauptskalen des PATEF, denen insgesamt 46 Items von Krankheit verursachenden Umständen zugeordnet werden. Für jedes Item ist anzugeben, wie wahrscheinlich der genannte Sachverhalt eine Ursache für die momentanen Beschwerden darstellt (5-stufig von „sicher nicht (0 Punkte)" bis „ganz sicher (4 Punkte) Die Skalen lauten: (1) PSA (psychosozial außen, 8 Items): Die Krankheit ist psychosozial durch eine äußere Einwirkung bedingt, z. B. Belastungen durch die Familie, das Arbeitsklima oder Konflikte mit anderen Menschen. Diese oftmals als schwer beeinflussbar angesehenen Ursachen können zu depressiven Verstimmungen und Hilflosigkeit führen. (2) PSI (psychosozial innen, 10 Items): Die Krankheit ist psychosozial durch einen Sachverhalt in der inneren Persönlichkeitsdisposition des Patienten bedingt, z. B. innere Unzufriedenheit, geringes Selbstwertgefühl und Defizite in der Lebensbewältigung. Hohe Werte auf dieser Skala weisen auf eine psychotherapeutische Behandlungsbedürftigkeit hin. (3) GESV (Gesundheitsverhalten, 10 Items): Die Krankheit ist bedingt durch einen besonderen Umgang mit dem eigenen Körper im Sinne eines unangemessenen Gesundheitsverhaltens, z. B. im Lebensstil, den Arbeitsbelastungen und anderen alltäglichen Aktivitäten des Patienten. Hohe Werte auf dieser Skala weisen auf eine starkes Gefühl der Eigenverantwortlichkeit für die Krankheit hin. (4) NTA (naturalistisch außen, 8 Items): Die Krankheit ist bedingt durch eine naturalistische Ursache im Form äußerer Umstande, z. B. Umweltfaktoren wie Luftverschmutzung, Krankheitserreger, Klima usw. Ein hoher Wert kann eine fatalistische Einstellung des Patienten und eine geringe Bereitschaft zur Mitarbeit anzeigen. (5) NTI (naturalistisch innen, 10 Items): Die Krankheit

ist verursacht durch einen naturalistischen Sachverhalt, dessen Gründe der eigenen körperlichen Konstitution zugeschrieben werden, z. B. im Sinne genetischer Ursachen. Hier deuten hohe Werte ebenfalls darauf hin, dass die Patienten sich eher passiv auf die Behandlung verlassen als aktiv selbst auf ihre Genesung hinzuwirken. Die Auswertung zeigt über die Werte der einzelnen Skalen die Grundrichtung der Krankheitstheorie an (psychosoziale/naturalistische, endogene/exogene Verursachung), über den Gesamtscore kann darüber hinaus eine Aussage über die Intensität, mit der sich der Patient mit den Ursachen seiner Erkrankung beschäftigt, getroffen werden.

„Können Ihre jetzigen Beschwerden dadurch verursacht werden, dass … Ihre Mitmenschen Sie nicht verstehen oder nicht ernst nehmen?" (PSA) … Sie mit Ihren Problemen nicht fertig werden?" (PSI)	**Beispielitem**
Erwachsene Patienten, die wegen Beschwerden den Arzt aufsuchen	**Zielgruppe**
Durchführung: ca. 20 Minuten Auswertung: ca. 5 Minuten	**Zeitbedarf**
In Studien an Herzinfarkt-, Kopfschmerz- und Rückenschmerzpatienten konnten gute Übereinstimmungen zwischen verschiedenen Skalen des PATEF und Behandlungserwartungen, Angst vor Rückfällen und Therapie-Outcome berichtet werden, die als Hinweise für die Validität des Verfahrens gelten können.	**Validität**
Sowohl die interne Konsistenz (Cronbachs Alpha) der Skalen als auch die Retestreliabilität (.70 bis .79) können als gut bezeichnet werden.	**Reliabilität**
Es liegen Normtabellen vor, nach Geschlecht und Alter differenziert, mit Stanine-Werten für die Einzelskalen und den Gesamtscore.	**Normierung**
In der täglichen Praxis hilft das Verfahren dem Arzt, den Patienten und seine Ansichten über die Krankheitsentstehung kennenzulernen und ihn besser in die Therapie einzubinden. Damit wird zugleich das Vertrauensverhältnis zwischen beiden gestärkt.	**Einsatzmöglichkeiten**

Rezension: A. Dinkel	**SVF**
Langname und Quelle	Streßverarbeitungsfragebogen. Janke, W., Erdmann, G. & Kallus, K.W. 2. erw. Aufl. Göttingen: Hogrefe. 1997.
Testart	Medizinpsychologischer Test, Persönlichkeitstest
Beschreibung	Der SVF dient der Erfassung habitueller Stressverarbeitungsformen. Er fokussiert somit den dispositionellen Umgang mit Belastungen. Dementsprechend wird ein situationsunspezifisches Vorgehen gewählt, d. h. die Beantwortung der Items bezieht sich ganz generell auf eine Belastungssituation. Der SVF besteht aus 114 Items, die 19 Skalen zugeordnet sind. Die Items werden auf einer 5-stufigen Ratingskala eingeschätzt („gar nicht" bis „sehr wahrscheinlich"). Die Skalen sind: Bagatellisierung, Herunterspielen, Schuldabwehr, Ablenkung, Ersatzbefriedigung, Selbstbestätigung, Situationskontrolle, Reaktionskontrolle, Positive Selbstinstruktionen, Soziales Unterstützungsbedürfnis, Vermeidung, Flucht, Soziale Abkapselung, Gedankliche Weiterbeschäftigung, Resignation, Selbstmitleid, Selbstbeschuldigung, Aggression, Pharmakaeinnahme. Die revidierte und erweiterte Form SVF 120 enthält zusätzlich die Skala Entspannung mit 6 Items. Es werden Skalensummenwerte berechnet. Für den SVF 120 können zusätzlich die Sekundärwerte Positivstrategien und Negativstrategien bestimmt werden. Eine Kurzform des Verfahrens, SVF 78, wurde von Ising et al. (2001) vorgestellt.
Beispielitem	„Wenn ich durch irgendetwas oder irgendjemanden beeinträchtigt, innerlich erregt oder aus dem Gleichgewicht gebracht worden bin …sage ich mir, es geht schon alles wieder in Ordnung." (Bagatellisierung) …versuche ich, Haltung zu bewahren." (Reaktionskontrolle)
Zielgruppe	Erwachsene von 20–64 Jahren (SVF) bzw. 20–79 Jahren (SVF 120)
Zeitbedarf	Durchführung: ca. 15 Minuten Auswertung: ca. 15 Minuten
Validität	Die Validität des SVF zeigt sich in Korrelationen zu anderen Persönlichkeitsmaßen sowie zu verschiedenen Depressivitätsmaßen. Weiterhin liegen Befunde zur Situations- und Reaktionsgeneralität vor. Für den SVF 120 liegen Daten zu Faktorenanalysen und Interkorrelationen vor.
Reliabilität	Die interne Konsistenz der Skalen des SVF liegt zwischen .66 und .92. Die Retestreliabilität nach etwa einem Monat schwankt zwischen .69 und .86. Beim SVF 120 liegen die internen Konsistenzen zwischen .61 und .92. Die Split-Half-Reliabilitäten betragen .63 bis .94.

Normierung

Für den SVF werden geschlechtsspezifische T-Werte für die Subtests genannt, die auf den Angaben von N = 200 Personen beruhen; weiterhin Referenzwerte, die auf den Angaben von N = 170 Studenten beruhen. Zusätzlich werden Mittelwertprofile für spezielle Gruppen somatisch und psychisch Kranker aufgeführt (N = 27 bis N = 84). Für den SVF 120 liegen geschlechtsspezifische T-Werte für die Subskalen und die Sekundärskalen vor, die auf einer Standardisierungsstichprobe von N = 512 beruhen.

Einsatzmöglichkeiten

Das Verfahren eignet sich zum Einsatz in der klinisch-psychologischen Stressforschung, aber auch als differentielles oder prognostisches Maß bei verschiedenen Krankheitsbildern. Beispielsweise setzten Frischenschlager et al. (1990) den SVF bei onkologischen Patienten ein.

Rezension: **TSK**
A. Dinkel

Langname und Quelle Trierer Skalen zur Krankheitsbewältigung. Klauer, T. & Filipp, S.-H. Göttingen: Hogrefe. 1993.

Testart Medizinpsychologischer Test

Beschreibung Die TSK sind ein Verfahren zur Erfassung der Krankheitsbewältigung. Gelenkt durch Überlegungen von Lazarus & Folkman (1984) gehen die Autoren u. a. davon aus, dass Bewältigungsverhalten durch viele verschiedene Verhaltensakte gekennzeichnet ist und verhaltensnah erfasst werden sollte. Als Basisdimensionen betrachten die Autoren dabei: Verhaltens- oder Kontrollebene (intrapsychisch vs. aktional-motorisch), Soziabilität (behaviorale vs. mentale Nutzung sozialer Ressourcen), Aufmerksamkeitsorientierung (Zentrierung auf vs. Abkehr von der Krankheit). Die TSK beinhalten 37 Items, die Gedanken und Verhaltensweisen beschreiben, die im Umgang mit Krankheit auftreten können. Sie werden auf einer 6-stufigen Skala beurteilt („nie" bis „sehr häufig"). Die Items verteilen sich auf 5 Skalen, die in etwa die theoretischen Basisdimensionen abbilden. Dies sind: Rumination, Suche nach sozialer Einbindung, Bedrohungsabwehr, Suche nach Information und Erfahrungsaustausch, Suche nach Halt in der Religion.

Beispielitem „Ich habe darüber gegrübelt, ob andere mir gegenüber auch wirklich ehrlich und offen sind." (Rumination)
„Ich sagte mir, daß ich einfach eine schlechte Zeit durchmache und in Zukunft wieder Glück haben kann." (Bedrohungsabwehr)

Zielgruppe Chronisch kranke Erwachsene

Zeitbedarf Durchführung: ca. 15 Minuten
Auswertung: ca. 5 Minuten

Validität Die TSK weisen eine hohe faktorielle Validität auf. Im Handbuch werden weiterhin positive Korrelationen zu anderen Bewältigungsfragebögen (Stressverarbeitungsfragebogen, SVF, vgl. S. 206, Fragebogen zum Umgang mit Belastungen im Verlauf, UBV, vgl. S. 210) aufgeführt. Ebenso werden Daten zur Kriteriumsvalidität (konkurrent und prädiktiv) genannt.

Reliabilität Die interne Konsistenz der Skalen liegt um .80. Die Testhalbierungsreliabilitäten bewegen sich von .61 bis .90.

Normierung

Als Normen werden geschlechtsspezifische T-Werte und Prozentrangwerte für Patienten mit schweren körperlichen Erkrankungen (N = 878) und entsprechende Werte für Krebspatienten (N = 408) angegeben.

Einsatzmöglichkeiten

Der Fragebogen eignet sich sowohl für Forschungszwecke als auch für die Einzelfall- und Differentialdiagnostik. Der Einsatz ist besonders angezeigt bei Krebspatienten, da hier die meisten Vergleichswerte aus Untersuchungen vorliegen (z. B. Appel & Hahn, 1996; Ferring et al., 1996). Das Verfahren kam aber auch schon beispielsweise bei dermatologischen Patienten (Schmid-Ott et al., 1999) und Tinnitus-Patienten (Jäger & Lamprecht, 2001) zum Einsatz.

Rezension: **UBV**
A. Dinkel

Langname und Quelle Fragebogen zum Umgang mit Belastungen im Verlauf. Reicherts, M. & Perrez, M. Bern: Huber. 1993.

Testart Klinischer Test, Medizinpsychologischer Test

Beschreibung Das Anliegen des UBV ist die Erfassung verschiedener Komponenten und des Prozesses der Bewältigung von Belastungen. Die Autoren gehen davon aus, dass Belastungsverarbeitung situationsspezifisch und dynamisch ist. Zur Belastungsverarbeitung gehören die Einschätzung der Situation, emotionale Belastungsreaktionen, Bewältigungsintentionen sowie das eigentliche Bewältigungsverhalten (Näheres zu dem spezifischen Ansatz bei Reicherts, 1988). Bei dem UBV handelt es sich um einen Situations-Reaktions-Fragebogen mit modularer Struktur. Im Situationsteil werden standardisiert Problemsituationen dargestellt. Diese beinhalten jeweils 3 Phasen: Auftreten, Andauern und Abschluss (positives oder negatives Bewältigungsergebnis). Im Reaktionsteil werden unabhängig von der spezifischen Belastungssituation 3 Formen der Gefühlsbewältigung (Palliation) erfasst. Weiterhin umfasst dieser Teil die Komponenten Emotionale Stressreaktion, Situationseinschätzung, Bewältigungsintention, Bewältigung selbstbezogen, Bewältigung umgebungsbezogen, Kausalattribution. Diese sind in Subdimensionen untergliedert. Durch Zusammenfassung der verschiedenen Situationsdurchläufe ergibt sich der Messwert der Reaktionsdimensionen. Die Items des Reaktionsteils werden auf 4- bis 5-stufigen Ratingskalen mit unterschiedlichen Ankern (z. B. „auf keinen Fall" bis „auf jeden Fall") beurteilt. Interpretiert werden können Einzelvariablen, zusammengefasste Variablen, Muster der Belastungsverarbeitung, individuelle Profile und der Episodenverlauf. Der UBV umfasst in der Gesamtform 18 und in der Kurzform 4 Belastungssituationen.

Beispielitem Situationsteil:
Eintreten: Es existieren Unstimmigkeiten mit dem Partner. Der Partner macht in einem Gespräch Andeutungen, „dass er Sie zur Zeit sehr schwierig findet".
Fortbestehen:
Der Partner wiederholt etwas später seine unbestimmte Anschuldigung.
Negativer Ausgang:
Es ist unklar, was der Partner meint, die Vorwürfe stehen weiter im Raum.
Reaktionsteil:
In dieser Situation tue ich folgendes:
„Ich mache mir klar, dass die Situation nicht so schlimm/wichtig ist im Vergleich zu anderem." (Bewältigung selbstbezogen)

Zielgruppe Erwachsene von 20–67 Jahren

Durchführung: Gesamtform mindestens 2.5 Stunden, maximal ca. 4 Stunden, Kurzform: ca. 30–45 Minuten Auswertung: zwischen ca. 20 und 60 Minuten	**Zeitbedarf**

Konvergente Validität zeigte sich in Korrelationen mit einem anderen Bewältigungsfragebogen. Weiterhin ergaben sich erwartungskonforme Unterschiede zwischen klinischen und nicht-klinischen Personengruppen. Die prädiktive Validität zeigte sich in der Vorhersagekraft des UBV in Bezug auf Stressreaktionen, Bewertungen und Bewältigungsverhalten in einem komplexen Rollenspiel bzw. zu einer computerunterstützten Selbstbeobachtung im Alltag.	**Validität**
Interne Konsistenzen liegen um .90 für die Gesamtform und .80 für die Kurzform. Die Retestreliabilität nach 6 Wochen beträgt durchschnittlich .80.	**Reliabilität**
Es liegen geschlechtsspezifische Stanine-Werte für Personen im Alter von 20–67 Jahren vor, basierend auf Schweizer Studenten (N=104) und nicht-studentischen Erwachsenen (N=101).	**Normierung**

Das Verfahren ist sowohl für den Einsatz in nicht-klinischen als auch in klinischen Kontexten geeignet, wobei jeweils die Durchführungsdauer bedacht werden sollte. Es lässt sich als interventionsorientiertes Diagnose- und Evaluationsinstrument nutzen.	**Einsatz- möglichkeiten**

Rezension: **VEV**
A. Dinkel

Langname und Quelle Veränderungsfragebogen des Erlebens und Verhaltens. Zielke, M. & Kopf-Mehnert, C. Weinheim: Beltz. 1978.

Testart Klinischer Test

Beschreibung Der VEV basiert auf einem der klientenzentrierten Gesprächspsychotherapie entlehnten Verständnis von Veränderung im Erleben und Verhalten. „Der Fragebogen soll die Stärke und Ausrichtung der Veränderung im Erleben und Verhalten von Klienten nach Beendigung einer klientenzentrierten Psychotherapie erfassen" (Manual, S. 9). Mit dem Fragebogen sollen sowohl unmittelbare als auch langfristige Therapieeffekte bestimmt werden. Da Veränderungsmessung in Form von Prä-Post-Vergleichen mit einigen statistischen Problemen verbunden ist, wählten die Autoren den Weg der direkten Veränderungsmessung. Diese wurde realisiert durch 42 Aussagen in Komparativform. 28 Items sind positiv formuliert, eine Zustimmung zu der Aussage zeigt eine Veränderung in Richtung Verbesserung an. 14 Items sind negativ formuliert, eine Zustimmung zeigt eine Veränderung in Richtung Verschlechterung an, dies jeweils in Bezug auf einen zu definierenden, vorangegangenen Zeitpunkt. Der Antwortmodus sieht eine Skala von +3 (Veränderung in gleicher Richtung) bis −3 (Veränderung in entgegengesetzter Richtung) vor. Der Summenscore kann zwischen 42 und 294 variieren. Die eindimensionale, bipolare Skala der Veränderung wird gekennzeichnet durch die beiden Pole „Entspannung, Gelassenheit und Optimismus" vs. „Spannung, Unsicherheit und Pessimismus" im Erleben und Verhalten. Ein hoher Gesamtwert stellt eine Veränderung im Sinne einer Zunahme von Entspannung, Gelassenheit und Optimismus dar. Vor kurzem haben Zielke und Kopf-Mehnert (2001b) eine revidierte Form des VEV vorgelegt (VEV-R-2001). Die Veränderungen beziehen sich auf die Präsentation der Items, wodurch die bis dahin zum Teil notwendigen gedanklichen doppelten Verneinungen von Aussagen vermieden werden (paarweise Anordnung positiver und negativer Veränderungsaussagen, Änderung des Beantwortungsmodus).

Beispielitem „Irgendwie sehe ich wieder mehr Sinn in meinem Leben."
„Diese quälende Unsicherheit ist stärker geworden." (Originalversion)
Im Vergleich zu dem Zeitpunkt vor Beginn der Behandlung
„fühle ich mich gehetzter ... weniger gehetzt." (Revidierte Version)

Zielgruppe Personen in psychotherapeutischer Behandlung. Im Manual werden keine expliziten Aussagen über den Altersbereich getroffen, für den der Fragebogen geeignet ist. In der Analysestichprobe des VEV-R-2001 waren jeweils etwa 3 % der Personen unter 20 bzw. über 60 Jahre alt, allerdings wird auch hier keine Unter- bzw. Obergrenze genannt.

Zeitbedarf Durchführung: ca. 15 Minuten
Auswertung: ca. 5 Minuten

Validität

Die konkurrente Kriteriumsvalidität wurde bestimmt, indem der Zusammenhang zwischen Prä-Post-Differenzen weiterer Skalen, die verschiedene Facetten psychischer Belastung wie Angst, Hypochondrie und Neurotizismus erfassen, und dem VEV-Wert überprüft wurde. Es wurden also Korrelationen zwischen indirekten und direkten Veränderungswerten berechnet, die die Validität des Verfahrens stützen. Weiterhin zeigten sich signifikante Unterschiede im VEV zwischen einer Therapie- und einer Wartegruppe. Die diskriminante Validität zeigte sich durch nichtsignifikante Korrelationen zu Intelligenzmaßen. Einen kurzen Überblick über konvergente Validitätsbelege (z.B. Zusammenhänge zu Krankheitsverarbeitung) liefern Zielke & Kopf-Mehnert (2001a). Erste Belege der Validität des VEV-R-2001 finden sich bei Zielke & Kopf-Mehnert (2001b).

Reliabilität

Im Handbuch werden verschiedene Reliabilitätsmaße genannt, die alle > .90 liegen, mit Ausnahme der Retestreliabilität. Diese wurde bei Personen der Normalbevölkerung bestimmt und liegt bei .61. Die innere Konsistenz für den VEV-R-2001 wird mit .98 angegeben (Zielke & Kopf-Mehnert, 2001b).

Normierung

Basierend auf den Ergebnissen einer Therapiegruppe und einer nach verschiedenen Merkmalen parallelisierten Kontrollgruppe (jeweils N=45) werden im Handbuch Kritische Grenzen für den Gesamtwert angegeben. Ab diesen Summenwerten kann von einer positiven bzw. negativen Veränderung gesprochen werden kann. Es werden Grenzwerte für 3 unterschiedliche Signifikanzniveaus genannt. Entsprechende Angaben liegen auch für den VEV-R-2001 vor (Zielke & Kopf-Mehnert, 2001b).

Einsatzmöglichkeiten

Bereits im Manual weisen die Autoren darauf hin, dass der VEV nicht auf die Evaluation von klientenzentrierten Gesprächspsychotherapien beschränkt sein sollte. Der VEV kann und wird generell zur Einzelfalldokumentation vor allem ambulanter Psychotherapieverläufe eingesetzt. Es ist aber auch ein Einsatz des VEV bei stationärer Behandlung möglich. Hierüber berichten z.B. Kriebel et al. (2001), die weiterhin eine Kurzform des VEV vorstellen. Daneben wurde der VEV in Therapieevaluationsstudien psychischer und psychosomatischer Erkrankungen verwendet (vgl. Zielke & Kopf-Mehnert, 2001a).

14 Alkoholismus

FFT (Fragebogen zum Funktionalen Trinken) 216
KFA (Kurzfragebogen für Alkoholgefährdete) 218
LAST (Lübecker Alkoholabhängigkeits- und -Missbrauchs-
Screening-Test) 220
MALT (Münchner Alkoholismus-Test) 222
TAI (Trierer Alkoholismusinventar) 224

Rezension: **FFT**
G. Tchitchekian

Langname und Quelle Fragebogen zum Funktionalen Trinken (FFT). Belitz-Weihmann, E. & Metzler, P. Frankfurt am Main: Swets. 1997.

Testart Klinischer Test

Beschreibung Auf dem Hintergrund der sozial-kognitiven Lerntheorie und dem daraus abgeleiteten Konzept der Alkoholabhängigkeit wurde der FFT als Selbstbeurteilungsverfahren für Personen entwickelt, die Erfahrungen mit Alkoholkonsum haben. Alkoholkonsum ist demzufolge ein erlerntes und von sozialen Regeln bestimmtes Verhalten, dass das eigene Befinden positiv beeinflusst und zur Bewältigung von sozialen oder Leistungsanforderungen dient. In diesem Sinn ist „funktionales Trinken" wesentlicher Bestandteil der psychischen Abhängigkeit bei Alkoholkonsum. Die Items operationalisieren daher die „intendierten Erlebnis-, Befindens- und Verhaltensänderungen durch Alkohol bis hin zum sukzessiven und sich ausweitenden Ersatz aktiver Problem- und Konfliktlösungsstrategien" (Belitz-Weihmann & Metzler, 1993). Der Fragebogen enthält ausschließlich Items, die sich auf die positiven bzw. erwünschten Wirkungen des Alkohols beziehen. Damit sollen Antwortverzerrungen vermieden werden, die durch negativ getönte Fragen entstehen. Die Langfassung des Fragebogens enthält 93 Items in Form von Selbstaussagen, die 5 Subskalen zugeordnet werden können. „Exzitative Alkoholwirkung": Bezieht sich auf die stimulierende Wirkung des Alkohols, erhöhte Selbstsicherheit, subjektive Steigerung der Verhaltenseffizienz und verringerte Selbstkontrolle. „Psychopharmakologische Alkoholwirkung": Erfasst die antidepressive, anxiolytische und sedierende Wirkung des Alkohols. „Soziodynamische Funktion des Trinkens": Erfragt sozial integrierend wirkende Aspekte des Alkoholkonsums, Trinkeralibis und alkoholzentrierte Beziehungsmuster. „Normausnutzendes Hintergrundtrinken": Nutzung der Permissivität von Trinknormen, Integration des Trinkens in das Alltagsleben sowie Trinkverhalten als Belohnung. „Subjektiv erlebte Symptome der psychischen und physischen Abhängigkeit": Zielt auf manifeste Alkoholabhängigkeit, ohne dass jedoch direkt danach gefragt wird. Die Beantwortung der Items erfolgt über eine 4-stufige Skalierung (Aussage trifft „überhaupt nicht zu" = 0 bis trifft „voll zu" = 3). Die Auswertung erfolgt anhand der Gesamtpunktwerte der 5 Skalen. Die Kurzform FFT-K umfasst die Subskalen 1–4 und damit 64 Items.

Beispielitem „Ich finde mich innerlich oftmals richtig befreit, wenn ich etwas getrunken habe." (Psychopharmakologische Alkoholwirkung)
„Am schnellsten komme ich mit anderen Menschen beim Trinken ins Gespräch." (Soziodynamische Funktion des Trinkens)

Zielgruppe Erwachsene (18–65 Jahre)

Zeitbedarf

Durchführung: ca. 20 Minuten, Kurzform: ca. 15 Minuten
Auswertung: ca. 5 Minuten, Computerversion: ca. 1 Minute

Validität

Die diskriminanzanalytische Validierung des FTT an der Gesamtstichprobe von N = 339 abstinenten Alkoholabhängigen und Gesunden war gut. Allein mit der Skala „Psychopharmakologische Alkoholwirkung" konnten 90 % der Probanden korrekt reklassifiziert werden. Bei Einbeziehung aller Skalen werden sogar nur 5 % falsch zugeordnet (Belitz-Weihmann & Metzler, 1993, S. 395–396). Im Testmanual finden sich weitere Beispiele für Prüfungen, so zum Einfluss des Geschlechts, des Alters, der Krankheitsphase und des Alkoholikertyps (Delta vs. Gamma), die insgesamt zufriedenstellende Ergebnisse zeigten.

Reliabilität

Die an den Subskalen der Stichprobe ermittelten Koeffizienten (Cronbachs Alpha, Spearman-Brown, Split-Half-Reliabilität) erreichten Werte zwischen .86 und .96 (Belitz-Weihmann & Metzler, 1996).

Normierung

Es erschien den Autoren für die klinische Diagnostik nicht sinnvoll die Population der Gesunden als Bezugsgröße heranzuziehen, so dass die Kennwerte an der Teilstichprobe der Alkoholabhängigen (N = 244) normiert wurden. Es finden sich zusammen mit z- und T-Werten auch Daten zur soziodemographischen Zusammensetzung der Stichprobe (Alter, Geschlecht, Beruf, Abhängigkeitstyp, Abhängigkeitsphase) (Belitz-Weihmann & Metzler, 1993).

Einsatzmöglichkeiten

Das Verfahren ist besonders zur Unterscheidung von abhängigen und nichtabhängigen Trinkern geeignet. Darüber hinaus können auch im Vorfeld der Abhängigkeit wertvolle Hinweise zu Trinkmotiven und Trinkgewohnheiten gewonnen werden. Dies macht den FFT auch für die Ausgestaltung von Therapie und Beratung brauchbar. Bei wichtigen Therapieentscheidungen sollten allerdings auch immer weitere klinische und labormedizinische Befunde herangezogen werden. Die Kurzversion FFT-K ist insbesondere bei starken Verleugnungstendenzen empfehlenswert, da die Subskala „Subjektiv erlebte Symptome der psychischen und physischen Abhängigkeit" fehlt. Die Computerversion des FFT (Schuhfried, 1995) enthält zusätzlich die Formulierung der Items in der Vergangenheitsform und ist daher für Probanden geeignet, die abstinent leben bzw. deren manifeste Alkoholerkrankung längere Zeit zurückliegt.

Rezension: **KFA**
G. Tchitchekian

Langname und Quelle	Kurzfragebogen für Alkoholgefährdete. KFA. Feuerlein W., Küfner, H., Haf, C.-M., Ringer, C. & Antons, K. Weinheim: Beltz. 1989.
Testart	Klinischer Test
Beschreibung	Durch Selbstbeurteilungen des Probanden soll eine Erstdiagnose „Alkoholismus" ermöglicht werden, vor allem in Frühstadien und bei unklarem Krankheitsbild. Zugrunde liegt ein Konzept des Alkoholismus, das den Abhängigkeitsaspekt (Kontrollverlust, Wirkungstrinken, Einengung auf den Alkoholkonsum), die psychosozialen Probleme und – im Gegensatz zu vergleichbaren Instrumenten – auch die körperlichen Schädigungen des Trinkenden umfasst. Aus 4 Bereichen sind insgesamt 22 Fragen mit „ja/nein" zu beantworten. Die Items stammen aus einem vom Erstautoren am Max-Planck-Institut für Psychiatrie in München (Feuerlein, 1975) entwickelten Fragebogen, der wiederum auf deutschen und amerikanischen Verfahren sowie der klinischen Erfahrung des Autors beruhte. Somatischer Bereich (4 Items): Organschädigung und Beschwerden infolge chronischen Alkoholmissbrauchs (Tremor, Brechreiz, Alkoholverträglichkeit). Psychischer Bereich (6 Items): Nervosität, Gedächtnislücken, Schlafstörungen, Schuldgefühle usw. Sozialer Bereich (5 Items): Schwierigkeiten wegen Alkoholabusus wie finanzielle Probleme, Auffälligkeit im Straßenverkehr u. ä. Abhängiges Trinkverhalten (7 Items): Kontrollverlust, Trinksysteme, versteckte Vorräte etc. Bejahte Fragen werden in der Auswertung mit einem Punkt aufaddiert, 4 Items werden mit je 4 Punkten gewichtet.
Beispielitem	„Vertragen Sie zur Zeit weniger Alkohol als früher?" (somatischer Bereich) „Trinken Sie Alkohol, um Stresssituationen besser bewältigen zu können oder um Ärger und Sorgen zu vergessen?" (abhängiges Trinkverhalten)
Zielgruppe	Jugendliche und Erwachsene
Zeitbedarf	Durchführung: ca. 5 Minuten Auswertung: ca. 3 – 5 Minuten
Validität	Da den Items schon vorhandene Instrumente und praktische klinische Erfahrungen zugrunde lagen, kann eine inhaltlich-logische Gültigkeit angenommen werden. Gemessen am Außenkriterium „Klinische Diagnose" korreliert der KFA-Score zu .81 (Feuerlein et al., 1976) bei Männern, in einer Frauenstichprobe zu .85 mit dem Münchner Alkoholismus Test (MALT, Haf & Feuerlein, 1984, vgl. S. 222).

Reliabilität

Die angegebenen Werte für die innere Konsistenz (Cronbachs Alpha) von .88 und für die Split-Half-Reliabilität (Spearman-Brown) von .94 (Männer) und .89 (Frauen) sind als gut zu bezeichnen (Feuerlein et al., 1976, Haf & Feuerlein, 1984).

Normierung

Angegeben werden Itemhäufigkeiten und Summenwerte der untersuchten Stichproben (Feuerlein et al., 1989).

Einsatzmöglichkeiten

Als Selbsteinschätzungsinstrument zur Identifikation von Alkoholgefährdeten und zur Abklärung der Diagnose „Alkoholismus" ist der KFA ein ökonomischer „Filtertest". Von der Verwendung bei der Gutachtenerstellung hinsichtlich eines Alkoholmissbrauchs ist jedoch wegen der leichten Verfälschbarkeit abzuraten. Der Test kann als Einzel- oder Gruppentest, aber auch zur Selbstdiagnose verwendet werden.

Rezension: G. Tchitchekian

LAST

Langname und Quelle	Lübecker Alkoholabhängigkeits- und -Missbrauchs-Screening-Test (LAST). Rumpf, H. J., Hapke, U. & John, U. Göttingen: Hogrefe. 2001.
Testart	Medizinpsychologischer Test, Screening-Test
Beschreibung	Angesichts der hohen Prävalenz der Alkoholabhängigkeit sind ökonomische und valide Strategien zur Identifikation Gefährdeter gerade in Allgemeinkrankenhäusern vonnöten, wo viele Patienten wegen alkoholbedingter organischer Folgeerscheinungen behandelt werden. Dort werden jedoch Alkoholprobleme deutlich unterdiagnostiziert (Möller et al., 1987). Als sinnvoll hat sich eine 2-stufige diagnostische Strategie erwiesen, bei der nach Screening mit einem Kurzfragebogen auffällige Patienten einer ausführlichen Diagnostik unterzogen werden (John et al., 1996). Eine Itemselektion aus 2 bewährten Kurzfragebögen (CAGE, dt. Richter & Zahn, 1991 und MAST, Selzer, 1971) führte zum Lübecker Alkoholismus Screening Test (LAST, Rumpf, Hapke, Hill und John, 1997). Er umfasst 7 Fragen, die dichotom mit „Ja" oder „Nein" beantwortet werden, wobei bis auf ein negativ gepoltes Item alle „Ja"-Antworten mit je 1 Punkt bewertet werden. Eine Gesamtzahl von 2 oder mehr Punkten („cut-off") deutet auf Probleme mit Alkohol hin.
Beispielitem	„Haben Sie schon jemals wegen Ihres Trinkens Schwierigkeiten bei der Arbeit gehabt?"
Zielgruppe	Erwachsene (18–65 Jahre)
Zeitbedarf	Durchführung: ca. 2 Minuten Auswertung: ca. 1 Minute
Validität	Die Quote der richtig erkannten Personen mit Alkoholabhängigkeit oder -missbrauch (Sensitivität) liegt im Allgemeinkrankenhaus bei durchschnittlich .82 und .63 in Arztpraxen. Die Rate richtig erkannter Personen ohne Alkoholabhängigkeit oder -missbrauch (Spezifität) liegt entsprechend bei .91 Allgemeinkrankenhaus) und .93 (Arztpraxen). Goldstandard ist jeweils die ICD-10 bzw. DSM-III-R Klassifikation. Diese Werte entsprechen bzw. liegen noch etwas über denjenigen der Ausgangstests CAGE und MAST. Eine deutliche Korrelation des LAST mit dem wöchentlichen Alkoholkonsum weist ebenfalls auf seine Validität hin (Rumpf et al., 1997).

Die interne Konsistenz (Cronbachs Alpha) liegt im Allgemeinkrankenhaus zwischen .80 und .81, in Arztpraxen bei .69 (Rumpf et al., 2001).

Reliabilität

Cut-off des LAST gilt für die Gruppe der 18- bis 64-Jährigen.

Normierung

Als ökonomischer Screening-Test geeignet jene Patienten zu identifizieren, die Alkoholprobleme haben und zugleich bereit sind, sich mit diesen auseinander zusetzen. Da diese Teilgruppe meist sozial gut integriert und stabil ist, erhöhen sich die Behandlungschancen in diesen Fällen überdurchschnittlich (Volz, Rist & Alm, 1998).

Einsatzmöglichkeiten

Rezension: G. Weißhahn	**MALT**
Langname und Quelle	Münchner Alkoholismus-Test. Feuerlein, W., Küfner, H., Ringer, C. & Antons, K. Weinheim: Beltz. 1979.
Testart	Klinischer Test
Beschreibung	Der MALT kombiniert psychologische und medizinische Aspekte zur Diagnosestellung bezüglich einer Alkoholabhängigkeit. Er ist aus 2 Teilen zusammengesetzt. Ein 7 Items umfassender Fremdbeurteilungsteil (MALT-F) wird vom behandelnden Arzt bearbeitet. Er besteht aus einem kurzen Interview und einer körperlich-neurologischen Untersuchung. In die Auswertung gehen damit hauptsächlich objektivierbare medizinische Daten ein (z.B. Blutalkoholspiegel zum Untersuchungszeitpunkt). Ein 24 Items umfassender Selbstbeurteilungsfragebogen (MALT-S) wird vom Patienten ausgefüllt. Er erfasst mit den Antwortkategorien „trifft zu"/„trifft nicht zu" Verhalten, Einstellungen und Kognitionen zum Trinken sowie subjektiv erlebbare Folgen von Alkoholmissbrauch und -abhängigkeit. Die Summenwerte beider Beurteilungen werden zu einem Gesamtwert addiert, wobei die Fremdbeurteilung vierfaches Gewicht erhält. Nach der Höhe des Gesamtwertes erfolgt eine Klassifizierung in „unauffällig im Normalbereich", „Verdacht auf Alkoholismus bzw. Alkoholgefährdung" und „Alkoholabhängigkeit". Die Testkonstruktion ist an der klassischen Testtheorie orientiert, die Items wurden aus einem Pool von ursprünglich 250 durch empirische Überprüfung gewonnen.
Beispielitem	„An der Arbeitsstelle hat man mir schon einmal Vorhaltungen wegen meines Alkoholtrinkens gemacht." „Ich glaube, ich sollte mein Trinken einschränken."
Zielgruppe	Erwachsene jeden Alters
Zeitbedarf	Untersuchung: 10–15 Minuten Selbstbeurteilungsteil: 5 Minuten Auswertung: 1 Minute
Validität	Die kriteriumsorientierte Testentwicklung sorgt für ausreichende Validität des Tests. Beide Testteile korrelieren mit .69, damit dient der Gesamtwert einer sicheren Diagnosestellung. Bezüglich des klinischen Urteils als Außenkriterium wird eine Validität von .85 erreicht. Der Anteil falsch negativer Diagnosen „Alkoholabhängigkeit" liegt bei 2 %, falsch positive Diagnosen wurden in der Kontrollgruppe nicht gestellt.
Reliabilität	Die Retestreliabilität für den Selbstbeurteilungsteil liegt bei .94. Auerbach & Melchertsen (1981) ermittelten eine Retestreliabilität von .72 für den Fremdbeurteilungsteil und .87 für den Gesamttest sowie eine Interraterreliabilität für die Fremdbeurteilung von 83 %.

Normierung

Die Klassifizierungsgrenzen wurden an einer Normierungsstichprobe von 429 psychiatrischen Patienten und einer Kontrollgruppe von 474 somatisch erkrankten Patienten ermittelt.

Einsatzmöglichkeiten

Im stationären Setting können mit dem MALT Verdachtsdiagnosen bei Einweisung geprüft werden. Im ambulanten Setting dient er der Abklärung von Alkoholabhängigkeit als Ursache beobachtbarer Leitsymptome. Darüber hinaus ist er als Screening-Instrument in Reihenuntersuchungen anwendbar. Die direkten Fragen des Selbstbeurteilungsteils provozieren sozial erwünschte Antworten, weshalb er zur Gutachtenerstellung nur eingeschränkt einsetzbar ist. Eine Vielzahl übersetzter Versionen liegt vor.

Rezension: G. Tchitchekian

TAI

Langname und Quelle Trierer Alkoholismusinventar (TAI). Funke, W., Funke, J., Klein, M. & Scheller, R. Göttingen: Hogrefe. 1987.

Testart Klinischer Test, computergestützte Version vorhanden

Beschreibung Das „Trierer Alkoholismusinventar" versteht sich als Instrument zur Differentialdiagnostik der Alkoholabhängigkeit, das unterschiedliche Aspekte alkoholabhängigen Verhaltens und Erlebens erfasst, die für die Behandlung von Alkoholikern herangezogen werden können. Alkoholismus wird dabei als multiples Syndrom betrachtet, das auf mehreren Ebenen die Person des Alkoholikers und seine Umgebung betrifft. Entsprechend umfassend sollten die Informationen sein, die für die Formulierung von Therapiezielen und therapeutischen Interventionen herangezogen werden. Als Itempool wurden die 147 ins Deutsche übersetzten Items des „Alcohol Use Inventory" (AUI, dt. von Keller, Funke, Klein & Scheller, 1983) verwendet, die sich faktorenanalytisch auf 90 Items – davon 13 nur für Patienten mit Partner – reduzieren und 7 Skalen (davon 2 Partnerskalen) zuordnen ließen. Vorangestellt sind dem Fragebogen die Angabe soziobiographischer und biographischer Daten und Informationen zur „Trinkervorgeschichte". Die vorgegebenen Antwortmöglichkeiten sind 4-stufig und überwiegend formuliert als „oft", „manchmal", „selten", und „nie". Zum Teil wird nach vorgegebenen Häufigkeiten gefragt. Gemäss den eingeführten Kurzbezeichnungen beschreiben die 7 Skalen den Bearbeiter des Fragebogens in Bezug auf die Dimensionen (1) Schweregrad (24 Items): Es werden vor allem negative Empfindungen nach dem Trinken und Aspekte des Kontrollverlustes angesprochen. (2) Soziales Trinken (13 Items): Hier stehen soziale Aspekte des Trinkens im Vordergrund. (3) Süchtiges Trinken (12 Items): Andauerndes, suchthaftes Trinken wird thematisiert. (4) Motive (17 Items): Insbesondere positive Trinkmotive werden erfragt. (5) Schädigung (11 Items): Psychoperzeptuelle Konsequenzen krankhaften Trinkens und Versuche der Selbstbehandlung physiologischer Begleiterscheinungen werden hier erfasst. (6) Partnerprobleme wegen Trinkens (6 Items). (7) Trinken wegen Partnerproblemen (7 Items). Zur Auswertung werden den Abstufungen Zahlenwerte von 1–4 zugeordnet und skalenweise aufaddiert. Die Rohwerte können dann in Prozentrangwerte, T-Werte und Stanine-Werte umgewandelt werden. Es liegt im Rahmen des Hogrefe Testsystems (HTS) eine Computerversion vor.

Beispielitem „Hielten Sie Ihren Alkoholspiegel während des Tages auf einer gewissen Höhe?" (Skala „Süchtiges Trinken")
„Wie viel Flaschen haben Sie während Ihrer Trinkzeit pro Tag getrunken? gar keine bis zu drei Flaschen bis zu sechs Flaschen mehr als sechs Flaschen." (Skala „Soziales Trinken")

Zielgruppe Erwachsene (18–65 Jahre)

Durchführung: ca. 30 Minuten Auswertung: ca. 5 Minuten	**Zeitbedarf**

Zur Validitätsprüfung des TAI wurden verschiedene Wege eingeschlagen. Plausible Zusammenhänge zwischen sozio- und biographischen Merkmalen der Patienten und bestimmten TAI-Skalen konnten nachgewiesen werden (Externe Validität). Zum anderen ließen sich Korrelationen der TAI-Skalen mit den Skalen verschiedener Persönlichkeitstests wie dem Minnesota Multiphasic Personality Inventory (MMPI, dt. Kurzform, Gehring & Blaser, 1982), dem Freiburger Persönlichkeitsinventar (FPI, Fahrenberg, Hampel & Selg, 1984, vgl. S. 54), dem Biographischen Inventar zur Diagnose von Verhaltensstörungen (BIV, Jäger et al., 1976) und der Göttinger Abhängigkeitsskala (GABS, Jacobi, Brandt-Jacobi & Marquard, 1987) im Sinne konvergenter bzw. divergenter Validität interpretieren (Funke et al., 1987, S. 22 ff.). Einige auf alkoholspezifische Laborkennwerte bezogene Validitätshinweise waren weniger zufriedenstellend (Funke et al., 1987, S. 28 ff.). Besser ließen sich Befunde katamnestischer Erhebungen (Abstinente/Gebesserte vs. Rückfällige 1 Jahr nach Therapieende) mit TAI-Skalen in Verbindung setzen (Funke et al., 1987, S. 21 f.). **Validität**

Es werden zufriedenstellende bis gute Werte (.70 bis .91) für die internen Konsistenzen (nach Cronbach und Guttmann) und für die Retestreliabilität (nach 3 und 14 Tagen) berichtet (Funke et al., 1987, S. 7 ff.). **Reliabilität**

Normwerte (Prozentrang-, T- und Stanine-Werte) für die Eichstichprobe liegen nach Geschlecht getrennt und als Gesamtwerte vor (Funke et al., 1987, S. 11, S. 46 ff.). **Normierung**

Das Verfahren ist für den routinemäßigen Einsatz in der täglichen beratenden und therapeutischen Arbeit im ambulanten und stationären Bereich geeignet, wo es die Konzeption von individuellen Therapiemaßnahmen verbessern soll. Für die Einzeldiagnostik sollten jedoch auch immer Kontextinformationen mit herangezogen werden. Daneben kann es auch in der anwendungsorientierten Forschung verwendet werden, wenn es um die Vergleichbarkeit von Stichprobenmerkmalen unterschiedlicher Studien geht.	**Einsatzmöglichkeiten**

15 Körperbild/Körpererleben

FBeK (Fragebogen zur Beurteilung des eigenen Körpers) 228

FKB-20 (Fragebogen zum Körperbild) 230

Rezension: G. Tchitchekian

FBeK

Langname und Quelle Fragebogen zur Beurteilung des eigenen Körpers (FBeK). Strauss, B. & Richter-Appelt, H. Göttingen: Hogrefe. 1996.

Testart Klinischer Test

Beschreibung Aus der endokrinologischen Forschung mit hirsuten Patientinnen, die ihren (maskulin) behaarten Körper als deutlich verändert erleben, ergab sich für die Autoren (Strauss & Appelt, 1984) die Notwendigkeit ein Verfahren zu entwickeln, das zur Erfassung des Körpererlebens geeignet sei, zumal vorliegende Instrumente (projektive Verfahren, Fragebogen, Einschätzung von Körpermassen) unbefriedigend erschienen. Ein weiterer Grund für die Konzeption des FBeK war die Überlegung, dass Aspekte der bewussten Einstellung zum Körper in der Therapie psychischer Störungen ebenfalls bedeutsam sind. Grundlage des Fragebogens war die Arbeit von Cormann und Holtschoppen (1978). Der Fragebogen besteht aus insgesamt 52 Items, die zustimmend oder ablehnend („stimmt/stimmt nicht") beantwortet werden können. Zur Auswertung werden die Aussagen zu Skalen zusammengefasst, Skalenscores werden durch Aufsummieren der Punktwerte (0 oder 1 Punkt) gebildet. In der ersten Version (Strauss & Appelt, 1983) wurde eine dreifaktorielle Lösung ermittelt. In der aktuellen, revidierten Fassung (Strauss & Richter-Appelt, 1996) wird aus inhaltlichen Erwägungen heraus von den Autoren außerdem eine Vierfaktorenlösung vorgeschlagen, bei der 6 Items unberücksichtigt bleiben. Die Handanweisung ermöglicht beide Auswertungsvarianten. Die Skalen der Dreifaktorenlösung bezeichnen: 1) „Unsicherheit/Missempfinden" (19 Items): Die Inhalte umfassen eher negative Aspekte des Körpers, wie mangelnde Empfindsamkeit, den Wunsch nach mehr körperlicher Erlebnisfähigkeit oder nach einem anderen Körper sowie Unsicherheit und des Äußeren und körperlicher Reaktionen. 2) „Attraktivität/Selbstvertrauen" (13 Items): Hier werden positive Beurteilungen des Körpers thematisiert, so die Zufriedenheit und Identifikation mit dem Aussehen, der Figur und einzelnen Körpermerkmalen, Feststellungen des Vertrauens zum eigenen Körper und der eigenen Attraktivität. Der dritte Faktor wurde „Akzentuierung des Körpers/Sensibilität" genannt und bezeichnet mit 20 Items die Bedeutung des Körperäußeren, die Sensibilität für Äußerlichkeiten und Körpervorgänge, aber auch Sorgen um die Gesundheit und Leistungsfähigkeit. Bei der neuerstellten Vierfaktorenlösung ergeben sich folgende Skalen: 1) „Attraktivität/Selbstvertrauen (15 Items): ist nahezu identisch mit der gleichnamigen Skala des Dreifaktorenmodells. 2) „Akzentuierung des körperlichen Erscheinungsbildes" (12 Items): darin wird jener Aspekt der besonderen Betonung des Aussehens, der fast narzisstischen Freude an der Beschäftigung mit dem eigenen Körper hervorgehoben, der in der ersten Version bereits als „Akzentuierung des Körpers/Sensibilität" thematisiert worden ist. 3) „Unsicherheit/Besorgnis" (13 Items): hebt den Aspekt der fast hypochondrischen Beschäftigung mit dem eigenen Körper, dem Gefühl der Verunsicherung und Misstrauen körperlichen Vorgängen gegenüber hervor, der im dritten Faktor der ersten Version enthalten war. 4) „Körperlich-sexuelles Missempfinden" (6 Items): hier finden Feststellungen Eingang, die ursprünglich der ersten Skala zugeordnet waren und Aspekte sexueller Unzufriedenheit/Missempfinden und Scham beschreiben.

„Mein Körper macht oft, was er will." (Skala „Unsicherheit/Besorgnis") „Ich schaue häufig in den Spiegel." (Skala „Akzentuierung des äußeren Erscheinungsbildes")	**Beispielitem**
Jugendliche und Erwachsene (15–60 Jahre)	**Zielgruppe**
Durchführung: ca. 10–15 Minuten Auswertung: 5–10 Minuten	**Zeitbedarf**
Es liegen für die Erstversion des FBeK zahlreiche Untersuchungen zur konvergenten bzw. divergenten Validität zu anderen Instrumenten (z. B. Freiburger Persönlichkeitsinventar (FPI, vgl. S. 54). Gießener Beschwerdebogen (GBB, vgl. S. 146), Eigenschaftswörterliste (EWL, vgl. S. 142) vor, die für eine entsprechende Validität der Skalen sprechen. Als differentiell valide erwies sich das Verfahren sowohl bei unterschiedlichen klinischen Gruppen (u. a. Patienten mit Hauterkrankungen, sexuellen Funktionsstörungen, Patientinnen mit Essstörungen, gynäkologischen Patientinnen) als auch bei gesunden Probanden (Strauss & Richter-Appelt, 1996, S. 17–21).	**Validität**
Die interne Konsistenz (Cronbachs Alpha) liegt zwischen .69 und .85, Split-Half nach Spearman-Brown bei .71 bis .82 und die Retestreliabilität (nach 4 Wochen) für die Dreifaktorenlösung bei .67 bis .84 (Strauss & Richter-Appelt, 1996, S. 16).	**Reliabilität**
Für die revidierte Fassung liegen T-Werte und Prozentränge für studentische Stichproben (getrennt nach Geschlecht) vor, die jedoch nicht als repräsentativ gelten können. Für die untersuchten klinischen und nicht-klinischen Gruppen liegen ebenfalls Referenzwerte vor (Strauss & Richter-Appelt, 1996, S. 29–33). Durch Brähler et al. (2000) wurden Mittelwerte, Standardabweichungen, T- und Prozentrangwerte an einer bevölkerungsrepräsentativen Stichprobe erhoben.	**Normierung**
Der FBeK eignet sich besonders zur Untersuchung von Körperkonzepten bestimmter klinischer Gruppen, in denen das Körperbild besonders bedeutungsvoll ist (z. B. Adipositas, Anorexie). Darüber hinaus ist der Einsatz bei sexualwissenschaftlichen (z. B. Traumata, Sexualstörungen) und sportpsychologischen Fragestellungen gut denkbar. Aber auch zur Veränderungsmessung bei psychotherapeutischen, speziell körpertherapeutischen Maßnahmen ist die Anwendung möglich.	**Einsatzmöglichkeiten**

Rezension: **FKB-20**
G. Tchitchekian

Langname und Quelle	Fragebogen zum Körperbild (FKB-20). Clement, U. & Löwe, B. Göttingen: Hogrefe. 1996.
Testart	Klinischer Test
Beschreibung	Aus der psychosomatischen Forschung heraus entstanden beabsichtigt der Fragebogen zum Körperbild diejenigen psychischen Dimensionen abzubilden, welche zur Repräsentation des Körpers verwendet werden. Damit soll ein Beitrag zur Quantifizierung von Körperbildstörungen geleistet werden. Unter Körperbild verstehen die Autoren den „körperbezogenen Aspekt des Selbstkonzeptes (…), der sich aus der Gesamtheit der Einstellungen zum eigenen Körper (Wahrnehmungen, Gefühle, Wertungen) konstituiert" (Löwe & Clement, 1995, S. 96). Der Fragebogen besteht aus 20 Items, die sich auf 2 Skalen mit je 10 Items verteilen. Die Subskala „Ablehnende Körperbewertung" (AKB) analogisiert denjenigen Anteil des Körperbildes, der eine Bewertung des eigenen Körpers beinhaltet. Damit sind sowohl die Beurteilung der äußeren Körpererscheinung als auch Gefühle der Stimmigkeit und des körperlichen Wohlbefindens gemeint. Die Subskala „Vitale Körperdynamik" (VKD) thematisiert Aspekte des Körperbildes, die sich auf die dynamische Auseinandersetzung des eigenen Körpers mit der Umwelt beziehen, z. B. Fitness, Kraft oder Gesundheit. Weitere Items beziehen sich auf körperintensive Aktivitäten wie Sexualität und Tanz. Die Items beider Skalen sind jeweils 5-stufig skaliert („trifft nicht zu" bis „trifft völlig zu"). Die Punktwerte beider Subskalen werden zur Auswertung aufaddiert, wobei auf der ersten Skala die negative Polung von 8 Items zu beachten ist.
Beispielitem	„Manchmal wünsche ich mir, völlig anders auszusehen." (Skala „Ablehnende Körperbewertung") „Ich fühle mich topfit." (Skala „Vitale Körperdynamik")
Zielgruppe	Erwachsene (18–65 Jahre)
Zeitbedarf	Durchführung: 5–10 Minuten Auswertung: 5 Minuten
Validität	Die faktorielle Validierung an verschiedenen Gruppen ergab eine gute Replikation der zweidimensionalen Struktur des FKB-20 (Löwe & Clement, 1996, S. 361). Auch konnte der Fragebogen mit hinreichender Sensitivität (= Anteil der richtig diagnostizierten Personen mit Körperbildstörungen) und Spezifität (= Anteil der richtig diagnostizierten Personen ohne Körperbildstörungen) Patienten mit verschiedenen Diagnosen hinsichtlich ihrer Körperbildstörungen klassifizieren. Die gesamte Fehlerrate liegt deutlich unter 10% (Löwe & Clement, 1996, S. 366).

Reliabilität

Als Maß der internen Konsistenz der Subskalen wurde Cronbachs Alpha berechnet. Die Werte für mehrere Stichproben aus u. a. depressiven, hypochondrischen, anorektischen und transsexuellen Patienten sowie den Kontrollgruppen von Medizin- und Sportstudenten liegen im zufriedenstellenden Bereich von .76 bis .84 (Löwe & Clement, 1996, S. 365).

Normierung

Es liegen lediglich skalenbezogene Vergleichswerte (Mittelwerte, Standardabweichungen, Perzentile) der untersuchten Stichproben sowie Mittelwerte und Standardabweichungen der unterschiedlichen klinischen Diagnosegruppen vor (Clement & Loewe, 1996, S. 22–24).

Einsatzmöglichkeiten

Aufgrund der vorliegenden Ergebnisse kann der FKB-20 als geeignet zur Operationalisierung des Körperbildes bei psychisch beeinträchtigten und bei psychisch unauffälligen Erwachsenen gelten. Kürzlich veröffentlichte Studien (Sack, Henniger & Lamprecht, 2002) erwiesen die Eignung des Instrumentes auch zur Verlaufsmessung von psychotherapeutischer Behandlung bei essgestörten Patienten.

16 Essverhalten/-störungen

FEV (Fragebogen zum Eßverhalten) 234
IEG (Inventar zum Eßverhalten und Gewichtsproblemen) 236
SIAB (Strukturiertes Inventar für Anorektische
und Bulimische Eßstörungen) 238

Rezension: H. Berth	**FEV**
Langname und Quelle	Fragebogen zum Eßverhalten. Pudel, V. & Westenhöfer, J. Göttingen: Hogrefe. 1989.
Testart	Klinischer Test
Beschreibung	Mit dem FEV werden die psychologischen Determinanten des Essverhaltens, insbesondere des „gezügelten Essens" (Herman & Polivy, 1975) erfasst. Das Konzept des gezügelten Essens steht in enger Beziehung zu Essstörungen, wie Bulimia nervosa, Anorexia nervosa und Adipositas (Wardle, 1980; Schweiger et al., 1992). Ausgehend von Forschungen zum Konzept des „latent Adipösen" (Pudel et al., 1975) und des gezügelten Essens wurde durch Stunkard & Messick (1985) ein Befragungsinstrument in englischer Sprache entwickelt. Es umfasste die 3 Dimensionen 1) Kognitive Kontrolle des Essverhaltens, gezügeltes Essen, 2) Störbarkeit des Essverhaltens und 3) Erlebte Hungergefühle und deren Verhaltenskorrelate. Der FEV ist die deutsche Übersetzung dieses Bogens. Eine computergestützte Version ist im Testsystem CORA enthalten.
Beispielitem	„Ich esse absichtlich kleine Portionen, um nicht zuzunehmen." (Skala Kognitive Kontrolle des Essverhaltens, gezügeltes Essen) „Manchmal schmeckt es mir so gut, dass ich weiter esse, obwohl ich schon satt bin." (Skala Störbarkeit des Essverhaltens) „Ich bin meistens so hungrig, dass ich öfter zwischen den Mahlzeiten esse." (Skala Erlebte Hungergefühle und deren Verhaltenskorrelate)
Zielgruppe	Erwachsene
Zeitbedarf	Durchführung: ca. 15 Minuten Auswertung: ca. 5 Minuten
Validität	Zur Ermittlung der Gütekriterien wurden zwischen 1985 und 1988 drei Stichproben mit insgesamt über 90.000 Personen herangezogen. Faktorenanalysen zeigten in den verschiedenen Stichproben ähnliche 3-faktorielle Lösungen. Die Skalen des FEV sind relativ unabhängig von soziodemographischen Merkmalen wie Alter, Dauer der Gewichtsprobleme oder Schulbildung. Bezüglich der Konstruktvalidität wurde u. a. der Zusammenhang der 3 Skalen zu Körpergewicht, Nahrungsaufnahme und bisherigen Diäten ermittelt. Der FEV konnte in einem Trainingsprogramm bei Essgestörten auch seine prognostische Validität unter Beweis stellen. Bezüge zu anderen klinischen Testverfahren sind im Handbuch jedoch nicht dokumentiert.
Reliabilität	Die internen Konsistenzen (Cronbachs Alpha) betragen in den 3 Skalen zwischen .75 und .87. Die Split-Half-Reliabilitäten nach Spearman-Brown sind zwischen .74 und .86 angegeben.

Normierung

Normwerte liegen nur für Frauen vor. Sie sind für die 3 Skalen verbal umschrieben von „sehr gering" bis „sehr hoch". Weitere Einordnungen können anhand der Werteverteilungen (Summenwert, Prozent, kumulierte Prozent) vorgenommen werden, die für verschiedene Stichproben im Handbuch angegeben sind.

Einsatzmöglichkeiten

Mit dem FEV können Aussagen über 3 grundlegende psychologische Dimensionen des Essverhaltens, die kognitive Kontrolle und die Störbarkeit des Essverhaltens sowie das Hungererleben, getroffen werden. Er eignet sich damit (eingeschränkt) zur klinischen Diagnostik und insbesondere aber für Therapieverlaufs- und -erfolgskontrollen im Umfeld von Essstörungsbehandlungen (vgl. Berth, 2002).

Rezension: **IEG**
G. Tchitchekian

Langname und Quelle Inventar zum Eßverhalten und Gewichtsproblemen (IEG). Diehl, J.-M. & Staufenbiel, T. Eschborn: Klotz. 1994.

Testart Klinischer Test

Beschreibung Mit dem IEG soll eine möglichst große Zahl von Facetten des Problembereichs „Essen und Gewicht", die von der Ernährungspsychologie als bedeutsam angesehen werden, erfasst werden. Auf der Basis von 471 Aussagen zu Ernährungseinstellungen und -verhalten, die aus verschiedenen vorliegenden Verfahren und Skalen zusammengestellt wurden, wurden durch Faktorenanalysen und nachfolgenden Itemanalysen 145 Items extrahiert, die 14 Subskalen zugeordnet wurden: 1) Einstellung zum Essen (Stellenwert des Essens) (10 Items), 2) Stärke und Auslösbarkeit des Essbedürfnisses (17 Items), 3) Sozialsituative Auslöser für Mehressen (8 Items), 4) Wirkung des Essens (9 Items), 5) Essen als Mittel gegen (emotionale) Belastung (20 Items), 6) Essen und Gewicht als Problem (14 Items), 7) Zügelung des Essens (11 Items), 8) Einstellung zur gesunden Ernährung (10 Items), 9) Einstellung zu Übergewichtigen (7 Items), 10) Essgeschwindigkeit (11 Items), 11) Essen zwischen den Mahlzeiten (5 Items), 12) Nächtliches Essen (4 Items), 13) Esszwänge in der Kindheit (3 Items), 14) Belastung durch Übergewicht (16 Items). Darüber hinaus wurden, ebenfalls faktorenanalytisch aus anderen Instrumenten gewonnen, 9 Zusatzskalen zur speziellen Erfassung von Essstörungssymptomen (ESI, Essstörungsinventar) erstellt: 15) Angst vor Gewichtszunahme (6 Items), 16) Unzufriedenheit mit der Figur (6 Items), 17) Bulimie (Ess-/Fressanfälle) (6 Items), 18) Übelkeit und Erbrechen nach dem Essen (5 Items), 19) Gefühl äußerer Esszwänge (3 Items), 20) Überforderungs- und Minderwertigkeitsgefühle (6 Items), 21) Perfektionismus und Leistungsmotiviertheit (5 Items), 22) Zwischenmenschliche Verschlossenheit (5 Items), 23) Angst vor den eigenen Gefühlen (5 Items). In einem 2. Teil des Inventars werden zusätzliche Fragen zu Gewicht- und Übergewicht, zur Gewichtszufriedenheit und zum Tabakkonsum gestellt. Ein 3. Teil erhebt die für das Ernährungsverhalten wesentlichen demographischen Merkmale. Die selbstbezogenen Aussagen werden 4-stufig beantwortet („trifft nicht", „überwiegend nicht", „überwiegend zu", „trifft zu").

Beispielitem „Wenn ich mich ärgere, esse ich mehr." (Skala „Essen als Mittel gegen (emotionale) Belastung")
„Nach den Mahlzeiten verspüre ich den Drang zu erbrechen." (Zusatzskala „Übelkeit und Erbrechen nach dem Essen")

Zielgruppe Jugendliche und Erwachsene (12–65 Jahre)

Durchführung: ca. 30–45 Minuten Auswertung: ca. 10 Minuten (mit dem auf Diskette mitgelieferten PC-Programm)	**Zeitbedarf**

Das Verfahren ist faktoriell und inhaltlich valide (Diehl & Staufenbiel, 1994). **Validität**

Cronbachs Alpha zur Kennzeichnung der inneren Konsistenz der Skalen beträgt .61 (Skala 21) bis .91 (Skalen 2 und 18). **Reliabilität**

Es werden Prozentrangnormen für Frauen und Männer für verschiedene Alters-, Schul-, Bildungs- und Gewichtsgruppen mitgeteilt (Diehl & Staufenbiel, 1994). **Normierung**

Als Einzel- oder Gruppentest verwendbar erlaubt das Verfahren im Rahmen individueller Ernährungsberatung eine umfassende Diagnose von Essverhaltens- und Gewichtsproblemen bzw. die Evaluation beratender oder therapeutischer Maßnahmen. Mit dem ESI lassen sich zusätzlich gezielt Essstörungen erfassen.	**Einsatz-möglichkeiten**

Rezension: H. Berth	**SIAB**
Langname und Quelle	Strukturiertes Inventar für Anorektische und Bulimische Eßstörungen. Fichter, M. & Quadflieg, N. Göttingen: Hogrefe. 1999.
Testart	Klinischer Test, Paper-and-Pencil-Test, Interview
Beschreibung	Mit dem SIAB werden (pathologische) Essstörungssymptome ermittelt. Dabei wird das Vorliegen der Merkmale für 2 Zeiträume abgefragt: jetzt (in den letzten 3 Monaten) und früher (vor den letzten 3 Monaten). Weitere Fragen beschäftigen sich mit der differentialdiagnostischen Abgrenzung, der sozialen Integration und Sexualität. Bei der Entwicklung des SIAB wurden vorhandene Essstörungsinterviews berücksichtigt und an die neueren Entwicklungen der Diagnostik angepasst (Fichter et al., 1991; Fichter et al., 1998). Die Diagnosestellung kann sowohl mit einem Selbsteinschätzungsbogen (SIAB-S) als auch einem Interview (SIAB-EX) erfolgen. Beide Formen erfassen identische Problembereiche. Der Fragebogen kann so z. B. als ökonomisches Screeninginstrument eingesetzt werden, um für Essstörungen anfällige Probanden zu ermitteln, um dann mittels des Einzel-Interviews die Symptomatik genauer zu explorieren. Das SIAB ist das umfassendste deutschsprachige Inventar zur Essstörungsdiagnostik (Berth, 2000). Die Skalen des Verfahrens lauten: I Bulimische Symptome, II Allgemeine Psychopathologie, III Schlankheitsideal, IV Sexualität und Soziale Integration, V Körperschema, VI Gegensteuernde Maßnahmen, Substanzmissbrauch, Fasten und Autoaggression, VII Atypische Essanfälle.
Beispielitem	„Mein Selbstwertgefühl war abhängig von meiner Figur und meinem Gewicht." „Obwohl andere (z. B. Ärzte) sagten, ich sei zu dünn, fand ich mich eher zu dick."
Zielgruppe	Jugendliche und Erwachsene von 12–65 Jahren
Zeitbedarf	Durchführung: ca. 30–60 Minuten Auswertung: ca. 15 Minuten
Validität	Werte sind separat für Fragebogen- und Interviewform dokumentiert. SIAB-EX: Es werden zahlreiche Angaben zu Beziehungen zwischen dem SIAB-EX und anderen klinischen Verfahren (z. B. SCL-90-R, vgl. S. 102, TFEQ, BDI, vgl. S., 160, EDI-2, PERI-D) berichtet. Die Zusammenhänge (Pearson-Korrelationen) zwischen SIAB-EX-Gesamtwert und EDE (Eating Disorder Examination), einem anderen strukturiertem Interview zur Erfassung von Essstörungen, bei N=80 Personen liegen zwischen .61 und .77. SIAB-S: Der Gesamtwert korreliert zwischen .44 und .69 mit einzelnen Skalen der EDE (N=81 Probanden). Weitere Angaben zu diskriminanter und konvergenter Konstruktvalidität wurden in Vergleichen zu SCL-90-R, TFEQ, BDI, EDI-2 und PERI-D bei N > 300 Personen ermittelt.

Werte sind separat für Fragebogen- und Interviewform dokumentiert. Die **Reliabilität**
Interkorrelationen der Subskalen mit dem Gesamtwert des SIAB-S liegen zwischen .41 und .86. Die internen Konsistenzen (Cronbachs Alpha) bewegen sich für Subskalen und Gesamtwert zwischen .69 und .74. Die Übereinstimmungen (paarweise Vergleiche) zwischen SIAB-S (Selbsteinschätzung) und SIAB-EX (Expertenurteil) bei N = 377 Probanden liegen zwischen .30 und .60 (Pearson-Korrelationen) bzw. zwischen .40 und .80 (Cohens Kappa). Die interne Konsistenz des SIAB-EX (Cronbachs Alpha) wird für Subskalen und Gesamtwert zwischen .52 und .93 angegeben.

Normwerte sind für die Interpretation der Diagnosen eigentlich nicht erforderlich. Angegeben sind Vergleichsdaten für SIAB-EX und SIAB-S (Mittelwert, Standardabweichung) von 377 erwachsenen Probanden (11 Männer, 366 Frauen), die wegen einer Essstörung stationär behandelt wurden (auch getrennt nach den Diagnosen Anorexia nervosa und Bulima nervosa) und von 111 gesunden Frauen. **Normierung**

Das SIAB ermöglicht die Diagnosestellung für aktuell vorliegende bzw. früher vorhandene folgende Störungen nach DSM-IV und/oder ICD-10: Anorexia nervosa (differenziert nach restriktivem und binge eating/purging-type bei DSM-IV), Bulimia nervosa (differenziert nach purging und non-purging type bei DSM-IV), Nicht näher bezeichnete Essstörung nach DSM-IV einschließlich Binge Eating Disorder, atypische Anorexia nervosa nach ICD-10 und verschiedene zusätzliche Essstörungs-Syndrome. Der Einsatz des SIAB ist sowohl für die Aktualdiagnostik als auch für Verlaufsuntersuchungen (Therapieerfolgskontrolle) möglich. Der Fragebogen kann auch im Gruppenversuch durchgeführt werden. **Einsatzmöglichkeiten**

17 Neuropsychologie

AAT (Aachener Aphasie Test) 242
BT (Benton-Test) 245
MMST (Mini-Mental-Status-Test) 246
NET (Neglect-Test) 248
RBMT (Rivermead Behavioural Memory Test) 250
TAP (Testbatterie zur Aufmerksamkeitsprüfung) 254
TT (Token Test) 258
WMS-R (Wechsler Gedächtnistest – Revidierte Fassung) 260
ZVT (Zahlen-Verbindungs-Test) 262

Rezension: F. Ostermann

AAT

Langname und Quelle Aachener Aphasie Test. Huber, W., Poeck, K., Weniger, D. & Willmes, K. Göttingen: Hogrefe. 1983.

Testart Neuropsychologischer Test

Beschreibung Dem Test liegt eine mehrschichtige Vorstellung von Sprachverarbeitung zugrunde. Eine aphasische Störung wird als Defizit sprachsystematischer Komponenten (Phonologie, Semantik, Morphosyntax) verstanden, dass sich multimodal (Sprechen, Hören, Lesen und Schreiben) zeigen kann. Der Test besteht aus einer Analyse der Spontansprache und 5 Untertests. Für die Spontansprache wird ein etwa 10- bis 15-minütiges halbstandardisiertes Interview geführt. Dies wird verschriftlicht und die Äußerungen in Phrasen eingeteilt. Nach 6 verschiedenen Beobachtungsebenen (Kommunikationsverhalten, Artikulation und Prosodie, Automatisierte Sprache, Semantische Struktur, Phonematische Struktur und Syntaktische Struktur) werden die sprachlichen Leistungen zwischen 0 (nicht beurteilbar) und 5 (ohne Defizit) beurteilt. Die übrigen Testteile sind an die Untersuchungsmappe gekoppelt. Der Token Test (TT, vgl. S. 258) wird mit 50 Aufgaben durchgeführt, max. 50 Fehler charakterisieren eine schwerste Störung. Die übrigen Teile sind nach sprachlichen Modalitäten und sprachsystematischen Gesichtspunkten gegliedert, Nachsprechen, Schriftsprache, Benennen und Sprachverständnis. Nachsprechen besteht ebenfalls aus 50 Aufgaben von Lauten über Wörter bis Sätze, maximal 150 Punkte. Im Untertest Schriftsprache werden lautes Lesen, Zusammensetzen nach Diktat und Schreiben nach Diktat mit je 10 Aufgaben überprüft, maximal 90 Punkte. Aus 4 Aufgabengruppen mit je 10 Bildern besteht das Benennen von Objekten und Situationen. Objekte sollen über einfache Nomina und über Komposita, Farben über Farbadjektive benannt werden und Situation sollen in Sätzen ausgedrückt werden, maximal 120 Punkte. Ebenfalls aus 4 Aufgabengruppen besteht das Sprachverständnis, auditives Verstehen für Wörter und Sätze sowie Lesesinn-Verstehen für Wörter und Sätze. Für jeden Patienten wird so ein eigenes sprachliches Leistungsprofil erstellt. Ausführliche Auswertehinweise und Referenztabellen enthält die Handanweisung. Die Untersuchungsmappe enthält eine Schulungskassette. Auswerte-Software kann über den Verlag oder Phönix-Software, Bonn bezogen werden.

Beispielitem Die Aufgaben „Schreiben nach Diktat veranschaulichen, wie verschiedene linguistische Aspekte in den Aufbau der Items eingeflossen sind: Tal, Quark, Schlucht, Künstler, Montage, Heiterkeit, Leichtmetallleiter, sie wird seine Frau, er glaubte heiter zu sein, wohin wird sie es mir bringen". Es wurden alle Wortarten (Inhalts- und Funktionswörter, Komposita, Fremdwort), die Wortlängen, Varianten im Wortaufbau (einfacher, abgeleiteter und zusammengesetzter), einige Rechtschreibaspekte (langer „a"-Vokal, „Qu-/Sch-/ch"-Schreibung) sowie grammatikalische Satzaspekte (Aussagesatz, Nebensatz, Fragesatz, Wortstellung, Zeiten) berücksichtigt.

Zielgruppe

Aus einer Population hirnorganischer Patienten können solche mit erworbenen Sprachstörungen (= Aphasie) gefiltert und systematisch beschrieben werden. Weiterhin wird nach Aphasie-Standardsyndromen (Amnestische, Broca, Wernicke, Globale Aphasie) oder -Sonderformen (Transkortikale, Leitungsaphasie) differenziert. Außerdem wird der Schweregrad der Aphasie bestimmt. Laut Normierung geeignet für Patienten mit vaskulärer Genese im Alter zwischen 21 und 70 Jahren, sonst keine Angaben. Eine kritische Diskussion für jugendliche Aphasiker findet sich bei Hoffmann (1987).

Zeitbedarf

Durchführung: ca. 60–90 Minuten
Auswertung: ca. 30–60 Minuten

Validität

Durch verschiedene psychometrische Analysen konnte die Konstruktvalidität gut belegt werden (Huber. et al., 1980; Willmes et al., 1980). Zusammenfassungen (Handanweisung Kap. 4; Poeck, 1989, S. 100 ff.) und kritische Würdigungen finden sich bereits an anderer Stelle (Krause, 1985). Es werden über den Test nur sprachsystematische Leistungen erfasst und keine anderen. Der Test trennt zwischen Aphasikern und Nicht-Aphasikern. Außerdem werden Patienten mit verschiedenen Syndromen unterschieden. Die Aufgabengruppen wurden sinnvoll zu Untertests zusammengefasst. Ebenso konnte das Konstruktionsmerkmal gesteigerter sprachlicher Schweregrade belegt werden. Weiterhin unterscheiden sich erwartungsgemäß Patientengruppen mit ihren Leistungen in den Schwierigkeitsstufen der Aufgaben. Nach Sprachtherapie verändern sich die Leistungen.

Reliabilität

Wie die Validität ist die Reliabilität ebenfalls gut belegt (s.o., Weniger et al., 1981). Verschiedene Beurteiler kommen zu hohen übereinstimmenden Einstufungen. Kurzzeitige Test-Wiederholungen zeigen Abweichungen, aber weder Lerneffekte noch überzufällige Fluktuationen.

Normierung

Es liegen 376 Aphasiker und 100 Kontrollpersonen (rechtshemisphärisch geschädigte und gesunde) zugrunde. Die Auslese zwischen Aphasikern und Nicht-Aphasikern erfolgt mittels eines Auswerteprogramms (ALLOC) oder manuell über 2 Untertests (Token Test und Schriftsprache). Die Leistungsfähigkeit pro Untertest ergibt sich aus den Prozenträngen, der allgemeine Schweregrad aus den Stanine-Werten und der syndromspezifische Schweregrad (schwer, mittel, leicht) aus den Terzilen. Die Handanweisung enthält alle notwendigen Tabellen. Eine stabile diagnostische Aussage wird nach Abklingen der Akutphase angenommen, ca. 6 Monate post onset.

Einsatzmöglichkeiten

Der Test wird zur Sicherung der Sprachdiagnose eingesetzt oder in Fällen, in denen keine oder eine bisher unterspezifizierte sprachtherapeutische Diagnose besteht. Veränderungen im Leistungsstand lassen sich durch wiederholte Testung belegen. Problematisch ist die Beurteilung von Reststörungen (Hoffmann, 1987) und sehr schweren Sprachstörungen (vgl. Bauer et al., 1988). Die therapeutische Relevanz der Ergebnisse wird kritisch diskutiert (Hoffmann, 1987; Pollow, 1988). Neuropsychologische Begleitstörungen müssen gesondert erfasst werden (Greitemann, 1986). In klinisch-neurologischen Einrichtungen ist der AAT Standard, weiterhin in Einrichtungen für Kinder-/Jugendliche und der Phoniatrie mit neuropsychologischem Differenzierungsbedarf. In der Regel wird ein geschulter Untersucher aus Sprachtherapie, Psychologie oder Ärzteschaft die Untersuchung vornehmen. Der Test ist für gutachterliche Zwecke einsetzbar. Die psychometrische Aussagefähigkeit des AAT wird deutlich, wenn man die Untersuchungsaussagen älterer oder vergleichbarer Aufgabenbatterien gegenüberstellt (vgl. Lang, 1981).

BT

Rezension: H. Schmitz-Peiffer

Langname und Quelle: Benton-Test. Benton, A. L. Deutsche Bearbeitung Benton Sivan, A. & Spreen, O. 7. Aufl. Bern: Huber. 1996.

Testart: Neuropsychologischer Test

Beschreibung: Der BT ist ein Verfahren, das eine Prüfung des visuellen Wahrnehmens, Behaltens sowie visuo-konstruktiver Fähigkeiten ermöglicht. Er beinhaltet 3 unterschiedliche, nahezu gleichartige Sets abstrakter Zeichnungen (C, D, E) mit jeweils 10 geometrischen Stimuluskarten. Die Aufgabe des Probanden ist es, die Figuren der gezeigten Karten so genau wie möglich nachzuzeichnen. Dabei können unterschiedliche Zeitintervalle bezüglich der Dauer der Präsentation der Karte und dem Zeitintervall bis zur Aufforderung des Abzeichnens gewählt werden (A, B, C, D), vom direkten Kopieren bis zu einer 15 Sekunden-Verzögerung. Neben einem Bewertungsregelsatz für Auslasser, Verzerrungen, Perseverationen, Rotationen, Ortsverschiebungen und Größenfehler existiert eine Übersicht korrekt und nicht korrekt gewerteter Beispiele über alle Formen.

Beispielitem: „Ich werde Ihnen eine Karte mit einer oder mehreren Figuren zeigen. Betrachten Sie diese Karte bitte 10 Sekunden lang. Anschließend werde ich die Zeichnung verdecken und Sie zeichnen bitte das, was sie gesehen haben. Versuchen Sie genau das zu zeichnen, was Sie gesehen haben."

Zielgruppe: Kinder ab 7 Jahren, Jugendliche und Erwachsene (15–69 Jahre)

Zeitbedarf:
Durchführung: ca. 5–10 Minuten
Auswertung: keine Angaben

Validität: Es liegen diverse Untersuchungen vor. Breidt (1970) wies korrelative Zusammenhänge des BT mit diversen Untertests des WAIS, wobei die Koeffizienten von .46 und .62 mit der Blockspanne die niedrigsten Korrelationen zeigten.

Reliabilität: Interraterreliabilitäten liegen je nach Wahlform und Art der Scores zwischen .90 (Egeland, Rice & Penny, 1967) und .98 (Swan, Morrison & Eslinger, 1990).

Normierung: Es liegen Normwerte für alle Altersgruppen und für die verschiedenen Formen des Tests vor.

Einsatzmöglichkeiten: Neuropsychologische Diagnostik.

Rezension: H. Schmitz-Peiffer

MMST

Langname und Quelle	Mini-Mental-Status-Test. Folstein, M. F., Folstein, S. E. & McHugh, P. R., Deutschsprachige Fassung: Kessler, J., Markowitsch, H. J. & Denzler, P. Weinheim: Beltz Test. 1990.
Testart	Klinischer Test, Neuropsychologischer Test
Beschreibung	Der MMST erfasst kognitive Störungen bei älteren Personen. In Form eines Screenings werden in relativ kurzer Zeit alltagsbezogene Bereiche geprüft, die von kognitiv nicht beeinträchtigten Personen in der Regel problemlos zu beantworten sind. Das Verfahren besteht aus den folgenden 5 Skalen: Orientierung, Merkfähigkeit/Erinnerungsfähigkeit, Aufmerksamkeit, Rechenfähigkeit und Sprache. Insgesamt können maximal 30 Punkte erreicht werden. Der MMST ersetzt keine neuropsychologische Testung und genügt nur teilweise testtheoretischen Kriterien (Kessler et al., 1990).
Beispielitem	Aufmerksamkeit/Rechenfähigkeit: „Bitten Sie den Patienten, von 100 in 7er Schritten rückwärts zu zählen. Abbruch nach 5 Subtraktionen (93, 86, 79, 72, 65)." Sprache (Benennen): „Zeigen Sie dem Patienten eine Armbanduhr und fragen Sie ihn nach dem entsprechenden Wort. Wiederholen Sie den Vorgang mit einem Bleistift."
Zielgruppe	Alle geriatrisch auffälligen Personen
Zeitbedarf	Durchführung: ca. 5–10 Minuten Auswertung: ca. 2 Minuten
Validität	Nach Folstein et al. (1975) wurde die kriterienbezogene Validität des MMST über Korrelationen mit dem Wechsler Intelligenztest ermittelt. Dabei ergab sich für den Verbal-IQ ein Pearson-Korrelationskoeffizient von .78 ($p < .0001$), für den Handlungs-IQ entsprechend ein .66 ($p < .001$).
Reliabilität	Die Interraterreliabilität des MMST ergab nach Folstein et al. (1975) einen Korrelationskoeffizienten nach Pearson von .827, wenn 2 Untersucher den Test nach einem Abstand von 24 Stunden wiederholten. Die Zuverlässigkeit bei Wiederholung durch den gleichen Untersucher nach 24 Stunden betrug .887.

Normierung

Es liegen Vergleichswerte von Parkinson-Kranken, Depressiven, Schizophrenen, Alkoholikern, Dementen, nichtinstitutionalisierten Alten und Altersheimbewohnern bei jeweils unterschiedlichen Stichprobenumfängen vor (s. Kessler et al., 1988).

Einsatzmöglichkeiten

Der MMST kann im klinischen sowie im neuropsychologischen Bereich im Rahmen einer ersten orientierenden Diagnostik verwendet werden, ersetzt jedoch nicht eine ausführliche neuropsychologische Diagnostik. Er eignet sich aufgrund enthaltener Gedächtnisitems nur bedingt zur Verlaufskontrolle.

Rezension: **NET**
H. Lehmann

Langname und Quelle Neglect-Test. Ein Verfahren zur Erfassung visueller Neglectphänomene. Fels, M. & Geissner, E. 2., korrigierte Aufl. Göttingen: Hogrefe. 1997.

Testart Neuropsychologischer Test, Leistungstest

Beschreibung Der NET ist eine deutsche überarbeitete Version des Behavioural Inattention Test von Wilson, Cockburn & Halligan (1987), mit dem visuelle Negelectphänomene diagnostiziert und quantifiziert werden können. Es handelt sich bei einem Neglect um die „Unfähigkeit eines Patienten, auf visuelle Reize einer Raumhälfte zu reagieren" (Handbuch, S. 7), die sich häufig als Folge einer Läsion im rechten Parietallappen einstellt. Typischerweise werden hierbei Reize auf der Körper- oder Raumseite vernachlässigt, die kontralateral zur Läsion liegen. Die Diagnostik einer solchen Störung wird dabei häufig durch die fehlende oder mangelnde Krankheitseinsicht des Patienten (Anosagnosie) erschwert. Der NET besteht insgesamt aus 17 Aufgaben. 7 Aufgaben erfassen als reine Paper-and-Pencil-Tests die Aufmerksamkeitsleistungen des Patienten, ohne einen speziellen Alltagsbezug, denn Neglectphänomene entstehen nach Ansicht der Autoren als „Folge eines Aufmerksamkeitsdefizites" (Handbuch, S. 8). Mit 10 weiteren Aufgaben sollen störungsbedingte Auswirkungen auf spezifische Fähigkeiten in der alltäglichen Lebensführung (z.B. Zeitung lesen, Schreiben, Speisekarte lesen, Uhrzeit ablesen) ausfindig gemacht werden. Eine exploratorische Faktorenanalyse belegt, dass sich alle Testaufgaben einer Dimension zuordnen lassen.

Beispielitem Buchstaben ausstreichen: Auf dem Aufgabenblatt werden fünf Buchstabenzeilen mit je 34 Buchstaben vorgegeben. Die Aufgabe des Patienten besteht darin, die Stimulusbuchstaben E und R durchzustreichen.
Zeitungsartikel: Ein kurzer dreispaltiger Zeitungsartikel ist laut vorzulesen.

Zielgruppe Erwachsene mit Hirnschädigungen unterschiedlicher Ätiologie

Zeitbedarf Durchführung: 15–35 Minuten
Auswertung: 15–20 Minuten

Validität Mit Hilfe einer einfaktoriellen Varianzanalyse wurde die Sensitivität des Verfahrens für die Unterscheidung zwischen Neglectphänomenen, anderen neurologischen Beeinträchtigungen (rechtshirnige Läsion ohne visuellen Neglect, linkshirnige Läsion ohne Aphasie und ohne visuellen Neglect, linkshirnige Läsion mit Aphasie und ohne visuellen Neglect, Hemianopsie nach links, Hemianopsie nach rechts) sowie Normalpersonen geprüft. In den Diagnosegruppen zeigten sich signifikante Unterschiede der Testleistungen. Konstruktvalidität und externe Validität des Verfahrens sind durch Korrelationen mit

Leistungen in den Bereichen: Gedächtnis, Merkfähigkeit, abstraktes Denken sowie räumlich-konstruktive Fähigkeiten (verschiedene Untertests des HAWIE, vgl. S. 20, und WIP) sowie mit Befindlichkeit und verschiedenen Verhaltensmaßen (z. B. Barthel-Index) belegt.

Reliabilität

Die interne Konsistenz (Cronbachs Alpha) liegt bei .94. Die Retestreliabilität wurde an einer Stichprobe von 19 Patienten mit hirnorganischen Schädigungen (davon 9 Personen mit visuellem Neglect) durch eine Testwiederholung nach 2 Wochen ermittelt. Für den Gesamttestwert liegt diese bei .93.

Normierung

Für verschiedene klinische Gruppen (Neglect, rechtshirnige Läsion ohne visuellen Neglect, linkshirnige Läsion ohne Aphasie und ohne visuellen Neglect, linkshirnige Läsion mit Aphasie und ohne visuellen Neglect, Hemianopsie nach links, Hemianopsie nach rechts) und für Normalpersonen werden Mittelwerte und Standardabweichungen der Scores (Roh- und Standardwerte) angegeben. Es findet sich außerdem eine Einteilung des Wertebereiches nach Schweregrad eines möglichen visuellen Neglects.

Der NET wird hauptsächlich in der neuropsychologischen Diagnostik sowie zur Therapieevaluation eingesetzt.

Einsatzmöglichkeiten

Rezension: **RBMT**
A. Dinkel

Langname und Quelle Der Rivermead Behavioural Memory Test. Wilson, B. R., Cockburn, J. & Baddeley, A. Deutsche Übersetzung der zweiten Auflage des englischen Originaltests: Beckers, K., Behrends, U. & Canavan, A. Bury St. Edmunds: Thames Valley Test Company. 1992.

Testart Neuropsychologischer Test

Beschreibung Der RBMT stellt einen Gedächtnistest dar, der speziell die alltagsbezogenen Gedächtnisleistungen hirngeschädigter Menschen erfassen soll. Die Entwicklung des Tests geschah unter der Maßgabe, damit mehr Informationen über die Fähigkeiten hirngeschädigter Menschen zur Bewältigung alltäglicher Anforderungen zu liefern als andere Tests, die sich häufig auf die experimentelle Erfassung von Lern- und Behaltensleistungen abstrakten Materials beschränken. Konsequenterweise zielt der RBMT auf die Erfassung von Gedächtnisfunktionen mittels Aufgaben, die sehr alltagsnah sind. Die Autoren der deutschsprachigen Version bemerken dazu (Handbuch, S. 4): „Der RBMT ist stark verhaltensorientiert und besonders geeignet als Test bei sehr schweren Gedächtnisstörungen... Die einzelnen Aufgaben des RBMT erscheinen wenig kulturabhängig." Der Test berücksichtigt folgende Gedächtnisleistungen: Namens- und Gesichtergedächtnis, Behalten eines Weges sowie verbaler Informationen und Absichten, Orientierung inklusive Datum. Die meisten Aufgaben verlangen eine zeitlich verzögerte Reproduktion. Zwischen Darbietung einer Aufgabe und Reproduktion derselben werden jeweils andere Aufgaben dargeboten, wodurch eine Ablenkung von der jeweiligen Zielaufgabe erreicht werden soll. Aufgrund dieser Struktur des Tests ergeben sich insgesamt 12 Items. Die Rohwerte der Items können in einen standardisierten Profilwert (Wertebereich 0–2) oder in einen Screeningwert (0/1) umgewandelt werden. Die Summe der Profilwerte kann somit zwischen 0 und 24, die der Screeningwerte zwischen 0 und 12 variieren. Je niedriger der Summenwert, desto schlechter ist die Gedächtnisleistung. Der RBMT liegt in 4 Parallelversionen vor. Dadurch soll eine wiederholte Testung von Personen unter Ausschluss von Übungseffekten ermöglicht werden.

Beispielitem Verabredung treffen: Eine Uhr mit Alarm wird auf 20 Minuten eingestellt. Die Testperson soll eine bestimmte Frage stellen, wenn die Uhr klingelt.
Verabredung erinnern: Wenn die Uhr klingelt und die Testperson nicht spontan fragt, sollte der Untersucher einen Hinweis geben, etwa: „Was sollten Sie tun, wenn diese Uhr klingelt."
Verzögerte Wiedergabe einer Geschichte: „Erinnern Sie sich noch an die Geschichte, die ich Ihnen vorhin vorgelesen habe? Ich würde gerne wissen, an was Sie sich genau erinnern. Erzählen Sie mir jetzt alles, was Sie behalten haben."

Personen mit Hirnschädigung (z. B. Zerebrovaskuläre Schädigung, Schädelhirntrauma, Hypoxische Hirnschädigung, Hirntumore), 15–69 Jahre	**Zielgruppe**

Durchführung: ca. 30 Minuten Auswertung: ca. 5 Minuten	**Zeitbedarf**

Validität

In der englischsprachigen Originalversion (Ergänzungsheft 1 zur Handanweisung) zeigte sich ein erwartungsgemäßer Unterschied zwischen hirnverletzten Patienten und gesunden Kontrollpersonen. Die Patienten zeigten sowohl auf der Ebene einzelner Items als auch in den Summenwerten niedrigere Werte, wobei die Unterschiede jedoch nicht statistisch geprüft wurden. Um zu überprüfen, inwieweit der RBMT tatsächlich alltägliche Gedächtnisprobleme abbildet, wurde der Zusammenhang zwischen Testleistung und der Fremdeinschätzung von Gedächtnisschwierigkeiten durch die behandelnden Therapeuten bestimmt. Hier ergaben sich signifikante hohe Korrelationen, so dass davon ausgegangen werden kann, dass der RBMT valide alltägliche Gedächtnisleistungen abbildet. Hinsichtlich der konvergenten Validität ergaben sich signifikante Korrelationen mit anderen Gedächtnistests. Die meisten der Korrelationen fallen recht niedrig aus (.20 bis .30), so dass die Autoren schlussfolgern, dass „der RBMT im weitesten Sinne eine Messung ganz allgemeiner Gedächtnisleistungen darstellt" (Ergänzungsheft 1, S. 10). In der deutschsprachigen Validierungsstudie (Ergänzungsheft 2) zeigten sich signifikante Unterschiede in der Gedächtnisleistung zwischen verschiedenen Patientengruppen: Patienten mit hypoxischer Hirnschädigung schnitten im Gesamtprofilwert signifikant schlechter ab als die Gruppe der Patienten mit zerebrovaskulärer Schädigung bzw. Schädelhirntrauma.

Reliabiliät

Angaben zur Reliabilität liegen lediglich für die englischsprachige Originalversion vor (Ergänzungsheft 1). Es werden keine Aussagen zur inneren Konsistenz getroffen. Die Interraterübereinstimmung innerhalb einer Teilstichprobe von Patienten betrug 100 %. Die Paralleltestreliabilität der 4 Versionen lag bei > .80. Die Retestreliabilität betrug .85 (jeweils Profilwertsumme), abgesehen von der Aufgabe „Erinnern eines persönlichen Gegenstandes" zeigten sich keine signifikanten Übungseffekte.

Normierung

Die Handanweisung liefert Cut-off-Werte für Screening- und Profilsummenwert, anhand derer eine Einteilung der Gedächtnisleistung in normal, leicht gestört, mittelschwer gestört und schwer gestört getroffen werden kann. Diese beruhen auf der englischen Originaluntersuchung (N = 176 hirnverletzte Patienten, N = 118 gesunde Kontrollpersonen). Im Ergänzungsheft 2 werden Normdaten für Profilwerte mitgeteilt, die auf der deutschen Untersuchung beruhen (N = 67 hirnverletzte Patienten, N = 90 gesunde Kontrollpersonen). Basierend auf den Daten der Kontrollgruppe werden alterskorrigierte Cut-off-Werte angegeben, die eine Einteilung der Gedächtnisleistung in normal, leicht gestört, deutlich gestört, stark gestört und sehr stark gestört ermöglichen.

Einsatz-möglichkeiten | Der RBMT wurde in erster Linie entwickelt, um die Erfassung alltagsnaher Gedächtnisleistungen von hirnverletzten Personen und deren Veränderung während der Behandlung zu ermöglichen. Daraus ergibt sich ein primärer Einsatz in der stationären und ambulanten neurologischen Rehabilitation. Daneben kann der Test bei älteren Menschen eingesetzt werden. Im englischsprachigen Supplement 3 wird eine Studie bei über 100 Personen im Alter von 70–94 Jahren beschrieben, die Normwerte für diese Personengruppe liefert. Ebenso ist der Einsatz des RBMT bei Kindern ab 11 möglich. Die englischsprachige Beilage zur Handanweisung liefert Vergleichswerte für Kinder mit normaler bis leicht unterdurchschnittlicher intellektueller Leistungsfähigkeit. Moradi et al. (1999) setzten den RBMT bei Kindern und Jugendlichen mit Posttraumatischer Belastungsstörung ein. Modifizierte Formen des RBMT liegen vor für Kinder zwischen 5 und 10 Jahren (Wilson et al., 1993) sowie für Personen mit eingeschränkter physischer Mobilität (Clare et al., 2000). Hoffmann et al. (2001) stellen eine psychometrische Analyse des RBMT vor, die auf dem Einsatz bei Abhängigkeitskranken beruht.

Rezension: M. Preier	**TAP**
Langname und Quelle	Testbatterie zur Aufmerksamkeitsprüfung. Zimmermann, P. & Fimm, B. Testbatterie zur Aufmerksamkeitsprüfung (TAP) Version 1.0. Handbuch. Würselen: Psytest. 1993.
Testart	Neuropsychologischer Test, Leistungstest
Beschreibung	Statt eines einheitlichen Konzepts der Aufmerksamkeit unterscheidet man heute verschiedene spezifische Teilaspekte. Gerade im Bereich der Neuropsychologie ist diese Unterteilung wichtig, da Patienten nach Hirnschädigung z. T. sehr spezifische Defizite in den einzelnen Teilbereichen aufzeigen können. Die TAP trägt dem Rechnung, indem sie aus 12 computerisierten Verfahren besteht, die verschiedene Unterfunktionen von Aufmerksamkeit erfassen sollen. Jedes dieser Verfahren kann einzeln durchgeführt und ausgewertet werden und wird im folgenden kurz beschrieben.

(1) Alertness: Dieses Verfahren soll die tonische und phasische Alertness erfassen. Mit tonischer Alertness ist die allgemeine Reaktionsbereitschaft auf einen Reiz gemeint, während die phasische Alertness die Fähigkeit bezeichnet, auf einen Hinweisreiz hin kurzfristig das Aufmerksamkeitsniveau zu steigern (Zimmermann, North & Fimm, 1993). In der TAP werden zur Erfassung von Alertness eine einfache Reaktionszeitaufgabe und eine Reaktionszeitaufgabe mit Hinweisreiz kombiniert: In kurzen Abständen wird ein Kreuz in der Mitte des Bildschirmes dargeboten und die jeweilige Reaktionsgeschwindigkeit gemessen. In der Hälfte der insgesamt 80 Durchgänge ertönt kurz vor Darbietung des Kreuzes ein Warnton.

(2) Arbeitsgedächtnis: Das Arbeitsgedächtnis wird als ein Kurzzeitspeicher mit deutlich beschränkter Kapazität aufgefasst, in dem Informationen über einen kurzen Zeitraum aufbewahrt und durch Aufmerksamkeitsprozesse bearbeitet werden können (Zimmermann, North & Fimm, 1993). Das Konzept des Arbeitsgedächtnisses stellt somit eine Verbindung zwischen Gedächtnissystemen und Aufmerksamkeitssystemen her. In der TAP wird die Funktion des Arbeitsgedächtnisses dadurch geprüft, dass ein visueller Reiz mit einem zuvor gezeigten Reiz fortlaufend verglichen werden muss. Es sind verschiedene Durchführungsarten möglich. In der Standarddurchführung soll dann eine Reaktion erfolgen, wenn eine gerade dargebotene Zahl der vorletzten gezeigten Zahl entspricht.

(3) Augenbewegung: „Die Ausrichtung der Augen auf einen relevanten Ausschnitt des Gesichtsfelds gehört zu den effektivsten Funktionen selektiver Informationsaufnahme" (Handanweisung, S. 19). Patienten mit Gehirnläsionen zeigen hierin häufig Schwierigkeiten (Posner & Peterson, 1990). Bei dem in der TAP realisierten Untersuchungsansatz werden die Leistungen in einer sog. GAP-Bedingung mit einer Overlap-Bedingung verglichen. Bei der GAP-Bedingung erlischt ein stets in der Mitte dargebotener Fixationsreiz kurz vor dem Aufleuchten des neuen Blickziels, während bei der Overlap-Bedingung der Fixationsreiz auch beim Erscheinen des neuen Blickziels bestehen bleibt. Die Overlap-Bedingung erfordert daher eine zusätzliche Lösung der Aufmerksamkeit vom Fixationsreiz. Die Reaktion erfolgt in dieser Bedingung daher im Mittel einige Millisekunden später. In der TAP werden offene und geschlossene

Quadrate in der Mitte sowie rechts und links entweder in der Gap- oder in der Overlapbedingung dargeboten. Die Reaktion soll lediglich bei offenen Quadraten erfolgen, wobei die Unterscheidung durch die geringen Unterschiede der Reize nur durch Fixierung korrekt erfolgen kann.

(4) Gesichtsfeld- bzw. Neglectprüfung: Ziel dieser Untersuchung ist eine grobe Prüfung von Gesichtsfeldausfällen, da ein im zentralen Bereich intaktes Gesichtsfeld für die anderen Tests eine Voraussetzung darstellt. Zudem soll das Verfahren helfen, zwischen einem Gesichtsfeldausfall und einem visuellen Neglect (Vernachlässigung von visuellen Reizen einer Seite) zu differenzieren (Zimmermann, North & Fimm, 1993). Bei der Prüfung erscheinen nacheinander und scheinbar zufällig, auf dem gesamten Bildschirm verteilt, flackernde Reize. Der Proband soll, sobald er einen solchen Reiz wahrnimmt, möglichst schnell eine Taste drücken. Wird innerhalb von 3 Sekunden nicht reagiert, gilt der Reiz als nicht wahrgenommen. Um sicherzustellen, dass der Proband die Mitte des Bildschirms fixiert, gibt es eine weitere Aufgabe: In der Mitte des Bildschirms werden Buchstaben dargeboten, die von Zeit zu Zeit wechseln. Bei jedem Wechsel soll der neue Buchstabe laut vorgelesen werden. Während bei der Gesichtsfeldprüfung der Bildschirm bis auf den Fixationsreiz und dem gelegentlich auftauchendem Zielreiz leer ist, sind bei der Neglectprüfung über den Bildschirm Zahlen verstreut, zwischen denen der kritische Reiz erscheinen kann. Es wird davon ausgegangen, dass bei Vorliegen eines Neglects „… durch die Zahlenmaske die visuelle Aufmerksamkeit im zur Läsion ipslateralen Halbfeld gebunden wird…" (Handanweisung, S. 23). Neglectpatienten sollten in dieser Bedingung daher deutlich schlechter abschneiden als in der anderen.

(5) Geteilte Aufmerksamkeit: Die Geteilte Aufmerksamkeit wird „… mittels ‚Dual-task'-Aufgaben, in denen gleichzeitig zwei Reizdarbietungen beachtet werden müssen, …" überprüft (Handanweisung, S. 26). Bei der Standardeinstellung der TAP wird dies durch eine optische und eine zugleich ablaufende akustische Aufgabe realisiert. Es muss eine sich ständig verändernde Anordnung aus insgesamt 16 Kreuzen und Punkten daraufhin überprüft werden, ob sie ein aus 4 Kreuzen bestehendes Quadrat enthält. Bei der akustischen Aufgabe werden alternierend ein hoher und ein tiefer Ton dargeboten. Gelegentlich wird diese Abfolge unterbrochen, und es ertönt 2-mal hintereinander ein gleicher Ton, woraufhin ebenfalls durch Tastendruck reagiert werden soll.

(6) Go/Nogo-Test: „Go/Nogo-Aufgaben sollen die spezifische Fähigkeit zur Unterdrückung einer nicht adäquaten Reaktion überprüfen…" (Handanweisung, S. 29). Bei der voreingestellten Durchführungsform werden in scheinbar zufälliger Reihenfolge mittig 5 Quadrate mit verschiedenen, einander ähnlichen Füllmustern dargeboten. Bei 2 dieser Muster soll der Proband möglichst schnell reagieren, die anderen 3 soll er hingegen ignorieren.

(7) Inkompatibilität: „Dieser Untersuchungsansatz zielt darauf, die Fähigkeit zur Fokussierung der Aufmerksamkeit zu prüfen, d.h. die Fähigkeit zur Zurückweisung irrelevanter, u.U. automatisch verarbeiteter Reizaspekte" (Handanweisung, S. 31). Die Realisierung erfolgt durch einen kurzzeitig dargebotenen Pfeil, der rechts und links vom in der Mitte gelegenen Fixationspunkt eingeblendet wird. Der gezeigte Pfeil zeigt ebenfalls nach rechts oder links. Die Aufgabe besteht darin, mit der rechten oder linken Hand eine Reaktionstaste zu bedienen, abhängig davon, in welche Richtung der Pfeil zeigt. Auf welcher Seite der Pfeil jedoch dargeboten wird, soll vom Probanden ignoriert werden.

(8) Intermodaler Vergleich: Diese Aufgabe soll die Fähigkeit erfassen, Informationen aus verschiedenen sensorischen Kanälen erfassen und integrieren zu können (Zimmermann, North & Fimm, 1993). Dazu ertönt aus dem Lautsprecher kurz ein hoher (790 Hz) oder tiefer (530 Hz) Ton. Kurz darauf wird in der Mitte des Bildschirms ein Pfeil dargeboten, der nach oben oder unten zeigt. Reagiert werden soll bei Übereinstimmung der beiden Modalitäten, d.h. wenn nach einem hohen Ton ein Pfeil nach oben oder auf einen tiefen Ton ein Pfeil nach unten gezeigt wird.

(9) Reaktionswechsel (Flexibilität): „Die selektive Aufmerksamkeit setzt neben der Fähigkeit zur Fokussierung auch die Fähigkeit zum Wechsel des Aufmerksamkeitsfokus voraus..." (Handanweisung, S. 35). Bei dieser Aufgabe wird untersucht, inwieweit der Proband in der Lage ist, fortlaufend zwischen 2 Klassen von Zielreizen zu wechseln. In dem Untertest erscheinen jeweils 1 Buchstabe und 1 Zahl rechts und links vom Fixationspunkt. Auf welcher Seite welcher Reiz erscheint, ist nicht vorhersagbar. Der Proband soll fortlaufend eigenständig zwischen den Zielen Zahl und Buchstabe wechseln und auf der Seite die Taste betätigen, wo sich zu diesem Zeitpunkt der jeweilige Zielreiz befindet. In einer Alternativbedingung mit figuralem Material muss zwischen den Zielreizen runde Form und eckige Form alterniert werden.

(10) Verdeckte Aufmerksamkeitsverschiebung: Mit verdeckter Aufmerksamkeitsverschiebung ist die Fähigkeit gemeint, den „...Fokus der Aufmerksamkeit ohne Augenbewegung verlagern..." zu können (Handanweisung, S. 37). Dieser Prozess dient der Vorbereitung für eine sakkadische Augenbewegung. Zur Prüfung der verdeckten Aufmerksamkeitsverlagerung wird rechts und links vom Fixationspunkt ein Kreuz dargeboten, auf dessen Erscheinen hin der Proband so schnell wie möglich die jeweilige Taste drücken soll, ohne jedoch die Augen auf das Ziel zu richten. Kurz vor Erscheinen des Zielreizes wird in der Mitte des Bildschirms ein Pfeil dargeboten, der mit hoher Wahrscheinlichkeit in die Richtung weist, in welcher der Zielreiz auftauchen wird. Weist der Pfeil in die richtige Richtung, so erfolgt die Reaktion von Probanden üblicherweise etwas schneller, als wenn der Pfeil in die entgegengesetzte Richtung weist. In der TAP wird die zeitliche Differenz zwischen diesen beiden Bedingungen erfasst und als Zeitbedarf für die verdeckte Aufmerksamkeitsverschiebung interpretiert.

(11) Vigilanztests: In der Neuropsychologie wird unter Vigilanz die Fähigkeit verstanden, unter relativ monotonen Reizbedingungen die Aufmerksamkeit über einen längeren Zeitraum hinweg aufrecht erhalten zu können (Zimmermann, North & Fimm, 1993). In der TAP sind 4 verschiedene Untertests realisiert worden. In allen Untertests lassen sich eine hohe oder niedrige Rate kritischer Ereignisse und die Durchführungszeit einstellen. Der akustische Vigilanztest besteht aus 2 verschieden Tönen, die sich immerfort abwechseln. Reagiert werden soll, wenn hintereinander 2-mal derselbe Reiz ertönt. Es gibt 2 Vigilanztests zur visuellen Modalität. In der einen Bedingung „hüpft" ein Füllmuster stets zwischen 2 leeren, übereinander angeordneten Quadraten hin und her. Gelegentlich erscheint es 2-mal hintereinander an derselben Stelle, worauf hin reagiert werden soll. In einer kombinierten optisch/akustischen Variante werden Töne und Buchstaben dargeboten. Reagiert werden muss, wenn auf einen hohen Ton hin ein „E" erscheint oder auf einen tiefen Ton ein „N".

(12) Visuelles Scanning: „Mit diesem Test soll die Fähigkeit zum visuellen Abtasten des Gesichtsfeldes geprüft werden" (Handanweisung, S. 43). Nach Ein-

schätzung der Autoren ist sie zudem als „Sreeninguntersuchung" geeignet, da hierin verschiedene Aspekte der Aufmerksamkeit eingehen. Die Aufgabe erfordert vom Probanden die möglichst schnelle Suche von in 5 Zeilen und 5 Spalten angeordneten kleinen Quadraten. Jedes der Quadrate ist in eine Richtung geöffnet. Vom Probanden soll überprüft werden, ob ein Quadrat enthalten ist, dass eine Öffnung nach oben enthält. Sobald er ein solches Quadrat entdeckt, soll er möglichst schnell die linke Reaktionstaste betätigen, findet er hingegen keines, so soll er möglichst schnell die rechte Taste betätigen. Im Anschluss an den Tastendruck erscheint sofort eine neue Konstellation kleiner Quadrate, und die Suche beginnt aufs Neue.

Zielgruppe

Kinder von 6–18 Jahren und Erwachsene bis 79 Jahre

Zeitbedarf

Durchführung: Die Untertests dauern zwischen 5 und max. 60 Minuten. Eine Durchführung aller Untertests mit den voreingestellten Parametern dauert ca. 90 Minuten.
Auswertung: 5 Minuten

Validität

Die Gültigkeit der TAP kann zumindest für die meisten Unterverfahren als nachgewiesen gelten. Es gibt Untersuchungen zur faktoriellen Validität, konvergenten Validität, diskriminanten Validität und differentiellen Validität. Es bestehen Korrelationen zum ZVT (vgl. S. 262), zur LPS-Kurzform und d2 (vgl. S. 34). Zudem schneiden Patienten mit Hirnläsionen in allen untersuchten Unterverfahren deutlich schlechter ab als Gesunde.

Reliabilität

Die internen Konsistenzen werden zwischen .75 und .99 angegeben. Die Retestreliabilität wurde nur explorativ an einer kleinen Stichprobe (N = 36) untersucht. Hier zeigten sich i. d. R. hohe Koeffizienten bei den mittleren Reaktionsgeschwindigkeiten, während Fehlerparameter z. T. sehr niedrige Koeffizienten erzielten. Eine Untersuchung der Reliabilität bei einer Stichprobe von Kindern von Földényi et al. (2000) kam zu einem ähnlichen Ergebnis.

Normierung

Die Normstichproben liegen je nach Untertest zwischen 53 und 200. Ab einem Alter von 60 Jahren liegt lediglich ein N von 7 vor. Allerdings wurden für eine Reihe von Untertests ergänzende Normdaten für Probanden über 60 Jahre publiziert (Bodenburg, S., Popp, B. & Kawski, 2001). Ab der Version 1.6 der TAP sind auch Normen für Kinder und Jugendliche integriert worden. Die Ergebnisse der untersuchten Tests können i. d. R. direkt am PC als T-Werte oder Prozentränge ausgeben werden.

Einsatzmöglichkeiten

Die TAP kann sowohl im klinischen Bereich als auch zu Forschungszwecken eingesetzt werden. Sie sollte insbesondere bei neuropsychologischen Fragestellungen zur Anwendung kommen.

Rezension: **TT**
F. Ostermann

Langname und Quelle	Token Test. Orgass, B. Göttingen: Hogrefe. 1982.
Testart	Klinischer Test, Neuropsychologischer Test
Beschreibung	Der TT wurde ursprünglich von De Renzi & Vignolo (1962) zur Erfassung rezeptiver Störungen bei Aphasie entwickelt. Er hat sich über die Jahre als reliables und valides klinisches Verfahren zur Auslese aphasischer Beeinträchtigungen erwiesen (Wallesch et al., 1998). In seiner standardisierten deutschen Fassung von Orgass (1976) besteht er aus 5 Untertests zu 10 Aufgaben. Dem Probanden liegen 10 bzw. 20 Plättchen vor, die sich in Form, Farbe und Größe unterscheiden. Nach der auditiv gegebenen Anweisung soll der Proband die entsprechenden Plättchen zeigen. Dabei steigern sich die zu verarbeitenden Informationen; Farbe + Form, Größe + Farbe + Form, Farbe + Form + Farbe + Form sowie Größe + Farbe + Form + Größe + Farbe + Form. Im V. Teil sind Objektmanipulationen durchzuführen. Die vereinfachte Auswertung unterscheidet nur zwischen „falsch/richtig" gelöster Aufgabe; eine Wiederholung ist pro Anweisung zulässig, bei mehr als 2 Wiederholungen und korrektem Ergebnis gelten diese auswertetechnisch als falsch. Nach 5 Fehlern in Folge kann der Untertest abgebrochen werden. Die Fehler werden insgesamt (auch bei abgebrochenen Aufgaben) addiert (Summenwert) und alterskorrigiert. Eine schriftliche Version ist möglich (Hartje & Poeck, 1978). Eine Kurzform nur aus dem V. Teil konnte sich klinisch bisher nicht durchsetzen (Orgass et al., 1973).
Beispielitem	Die jeweils ersten Anweisungen der 5 Untertests lauten wie folgt: Zeigen Sie den roten Kreis. Zeigen Sie das kleine grüne Viereck. Zeigen Sie den weißen Kreis und das rote Viereck. Zeigen Sie den kleinen blauen Kreis und den großen gelben Kreis. Legen Sie das weiße Viereck auf den grünen Kreis.
Zielgruppe	Alle hirnorganisch Geschädigten zur Auslese aphasischer Beeinträchtigungen
Zeitbedarf	Durchführung: 10–20 Minuten Auswertung: 5 Minuten
Validität	Grundsätzlich differenziert der TT zwischen aphasischen Patienten und anderen Hirngeschädigten ohne Aphasie mit einer Trefferquote von 91%. Der Anteil von falsch positiven Testbefunden liegt bei 5%, auch in der Kurzfassung (Hartje et al., 1972; zit. nach Orgass et al., 1973). Der gesamte Aachener Aphasie Test teilt ebenfalls 90% der aphasischen Patienten richtig auf (vgl. Huber et al., 1983: 58, Tabelle 19).
Reliabilität	Der Test ist äußerst homogen und weist eine ebenso hohe Konsistenz wie hohe Retest-Werte auf.

Normierung

Dem Test liegt eine Stichprobe von 100 Aphasikern und nichtaphasischen Hirngeschädigten im Alter von 15–85 Jahren zugrunde. Bei der Auswertung ist eine sinnvolle Alterskorrektur vorzunehmen.

Einsatzmöglichkeiten

Der Test ist in fast allen neurologisch-klinischen Arbeitszusammenhängen einsetzbar. Er trifft eine solide Auslese aphasischer Störungen und dient zur Schweregrad-Bestimmung. Praktisch durchgesetzt hat sich die Variante im Aachener Aphasie Test (AAT, Huber et al., 1983, vgl. S. 242). Entsprechend sicher fallen die Verlaufstestung sowie die Feststellung von positiven oder negativen Veränderungen aus. Ebenso zuverlässig kann der TT bei Kindern und Jugendlichen (Niebergall et al. 1978; Remschmid et al., 1977) eingesetzt werden. Allerdings kann der TT nicht zwischen Aphasikern und Dementen oder Debilen unterscheiden (Schumacher et a. 1983). Die Arbeiten der Konstanzer Forschungsgruppe um Cohen über sprachliche oder kognitive Einflüsse auf den TT fasst Kelter zusammen (1990: 102 ff., dort weitere Lit.). Es besteht eine Software-Variante, die Stachowiak in sein Programm integriert hat (vgl. LingWare, Phoenix Software Haus in Bonn).

Rezension: **WMS-R**
T. Oeste

Langname und Quelle Wechsler Gedächtnistest – Revidierte Fassung. Härting, C., Markowitsch, H. J., Neufeld, H., Calabrese, P., Deisinger, K. & Kessler, J. (Hrsg.). Deutsche Adaptation der revidierten Fassung der Wechsler Memory Scale. Bern: Huber. 2000.

Testart Leistungstest, Neuropsychologischer Test

Beschreibung Der Wechsler Gedächtnistest – Revidierte Fassung ist die ins Deutsche adaptierte und eigens normierte Fassung der revidierten Wechsler Memory Scale. Die Aufgaben dieser Testbatterie tragen der Tatsache Rechnung, dass Gedächtnis kein „unitärer Prozess" (Handbuch, S. 11) ist. Als allen Gedächtnisprozessen zugrunde liegende Basisleistung erfolgt eine gesonderte Einschätzung von Aufmerksamkeitsfunktionen. Ein als „Allgemeines Gedächtnis" bezeichneter Index bildet die Leistungsfähigkeit des Kurzzeitgedächtnisses beim Lernen und der unmittelbaren Wiedergabe neuer episodischer (an Ort und Zeit gebundener) Informationen ab. Er wird aus einer Kombination der Indizes „Verbales Gedächtnis" und „Visuelles Gedächtnis" zusammengesetzt. Letztere wurden konzipiert, um materialspezifische Defizite darzustellen. Zur Bewertung von Behaltensleistungen, die über die Spanne des Kurzzeitgedächtnisses hinausgehen, erfolgt eine wiederholte Abfrage der Information einzelner Untertests nach ca. 30 Minuten. Dies gestattet eine Erfassung „amnesietypischer Leistungseinbußen nach zeitlicher Verzögerung des mnestischen Abrufs" (Handbuch, S. 14). Der WMS-R besteht aus 13 Untertests. Die Abklärung der Orientierungsleistungen geschieht zur Beurteilung der Durchführbarkeit des Tests. Die gewichteten summierten Rohwerte der übrigen 12 Untertests werden in 5 Testindizes wie folgt zusammengefasst: Aufmerksamkeit/Konzentration (Mentale Kontrolle, Zahlenspanne, Blockspanne), Verbales Gedächtnis (Logisches Gedächtnis I, Verbale Paarerkennung I), Visuelles Gedächtnis (Figurales Gedächtnis, Visuelle Paarerkennung I, Visuelle Wiedergabe I), Allgemeines Gedächtnis (kombiniert aus den beiden vorhergehenden Indizes), Verzögerte Wiedergabe (Logisches Gedächtnis II, Verbale Paarerkennung II, Visuelle Paarerkennung II, Visuelle Wiedergabe II).

Beispielitem Aufmerksamkeit/Konzentration: Mentale Kontrolle (schwierigstes Item: schnelles Zählen in 3er-Schritten von 1–40). Zahlenspanne: Nachsprechen von Zahlenreihen (vorwärts und rückwärts). Visuelle Merkspanne: (analog zur Zahlenspanne werden hier auf einem Brett montierte Würfel angetippt). Verbales Gedächtnis: Logisches Gedächtnis I besteht aus der jeweils unmittelbaren Reproduktion von 2 kurzen Geschichten (je 25 Merkeinheiten). Bei der Visuellen Paarerkennung I müssen Wortpaare unterschiedlicher Schwierigkeiten (z. B. Baby – Geschrei, Salat – Stift) gelernt werden. Visuelles Gedächtnis: Der Untertest Figurales Gedächtnis erfordert das Wiedererkennen abstrakter geometrischer Muster aus einer Anzahl von Ablenkern. Bei der Visuellen Paarerkennung müssen Verknüpfungen von Strichfiguren mit Farben gelernt werden. Die Visuelle Wiedergabe erfordert die freie Reproduktion verschieden komplexer geometrischer Figuren.

Jugendliche ab 15 Jahren, Erwachsene bis 74 Jahre mit Verdacht auf Beeinträchtigung mnestischer Funktionen	**Zielgruppe**

Durchführung: 45–60 Minuten, ohne verzögerte Wiedergabe ca. 30 Minuten Auswertung: ca. 10–20 Minuten	**Zeitbedarf**

Die Untersuchung einer klinischen Stichprobe (N = 125) hirngeschädigter und psychiatrischer Patienten sind im Handbuch (Kap. 5) aufgeführt und werden lokalisations- und ätiologiespezifisch zur Belegung der Gültigkeit der Skalen herangezogen. Dabei konnte die allgemeine Sensitivität des Verfahrens belegt werden. Darüber hinaus ließen sich lokalisationsabhängige Effekte hinsichtlich der Materialspezifität und ätiologietypische Unterschiede feststellen. Eine Übersicht zur faktoriellen Validität der Originalskalen und weitere Befunde zur Validität der Skalen finden sich bei Lezak (1995). — **Validität**

Die Retestreliabilitäten (6-Monate-Intervall) liegen zwischen .42 und .83 für die einzelnen Untertests und zwischen .80 und .88 für die 5 Indizes. Für die in der Auswertung nicht eindeutigen Untertests „Logisches Gedächtnis" und „Visuelle Wiedergabe" wurden Interraterreliabilitäten von .99 bzw. .97 ermittelt. — **Reliabilität**

Normwerte wurden zwischen März 1996 und Januar 1997 an 210 Probanden (7 Altersgruppen) erhoben. Die bevölkerungsrepräsentative Zusammensetzung der Stichprobe erfolgte unter Berücksichtigung demographischer Daten des Statistischen Jahrbuchs der Bundesrepublik Deutschland von 1995. Normwerte liegen als Indexäquivalente der summierten gewichteten Rohwerte (analog zur bekannteren IQ-Skala mit Mittelwert = 100 und Standardabweichung = 15) für die 5 Testindizes vor. Für einzelne Untertests (Zahlenspanne, Visuelle Merkspanne, Logisches Gedächtnis I und II, Visuelle Wiedergabe I und II) können auch die Prozentränge ermittelt werden. Eine Umrechnungstabelle (Indexwert/Prozentrang) ist im Handbuch auf S. 55 aufgeführt. Zusätzlich sind für alle Untertests die Mittelwerte und Standardabweichungen der Rohwerte angegeben (Handbuch, S. 52). Unterschiede zwischen den einzelnen Testindizes können auf statistische Bedeutsamkeit geprüft werden (Tabelle 11 im Handbuch, S. 60). — **Normierung**

Die WMS-R kann zur Diagnostik klinisch relevanter Gedächtnisstörungen bei neurologischen und psychiatrischen Patienten eingesetzt werden. Eine Verlaufsuntersuchung ist nach 6 Monaten möglich. Neben Informationen zu Indikation und Planung neuropsychologischer Rehabilitationsmaßnahmen bieten die Skalen Hinweise zu differentialdiagnostischen Fragestellungen (z. B. Abgrenzung von Demenz und Depression). Wegen der relativ hohen Schwierigkeit des Verfahrens wird ein Einsatz bei schwerer betroffenen Patienten (z. B. fortgeschrittenere Stadien der Demenz) nicht empfohlen (Handbuch, S. 67).	**Einsatzmöglichkeiten**

Rezension: H. Schmitz-Peiffer

ZVT

Langname und Quelle	Zahlen-Verbindungs-Test. Oswald, W.D. & Roth, E. 2. überarbeitete und erweiterte Aufl. Göttingen: Hogrefe. 1987.
Testart	Intelligenztest, Klinischer Test
Beschreibung	Der ZVT besteht aus 4 Zahlen-Matrizen, auf denen jeweils 90 unterschiedlich angeordnete Ziffern der Reihe nach miteinander verbunden werden müssen. Dabei wird die Testbearbeitungszeit bzw. die Bearbeitungszeitgrenze bei Gruppenversuchen erfasst. Der ZVT kann zur „Messung der kognitiven Leistungsgeschwindigkeit" (Oswald & Roth, 1987), zur sprachfreien Abschätzung des allgemeinen Intelligenzniveaus sowie zur differentialdiagnostischen Abklärung hirnorganischer Störungen eingesetzt werden. Eine Durchführung ist als Einzel- bzw. als Gruppenversuch möglich. Anhand von Normwerttabellen können die Ergebnisse des ZVT mit IQ-Werten bzw. Standardwerten verglichen werden. Der ZVT erweist sich nach Angabe der Autoren als ein sensitives und diagnostisch relevantes Instrumentarium zur Diagnostik von Hirnleistungsstörungen unterschiedlichster Genese sowie zur Evaluierung von Therapie-Effekten.
Beispielitem	„In diesem Feld müssen Zahlen miteinander verbunden werden und zwar so wie man zählt. Also 1, 2, 3, 4 usw. Man soll bei der „1" beginnend mit dem Kugelschreiber (der Vl. demonstriert es mit einem umgedrehten Kugelschreiber während er spricht) einen Stricht zur „2" ziehen, von der „2" zur „3", von der „3" zur „4" usw."
Zielgruppe	Kinder, Jugendliche und Erwachsene 8–60 Jahre
Zeitbedarf	Durchführung: 5–10 Minuten Auswertung: ca. 5 Minuten
Validität	Korrelationen mit verschiedenen Intelligenzverfahren (PSB, IST, vgl. S. 22, HAWIE, vgl. S. 20, RAVEN SPM, vgl. S. 30, CFT 3) liegen zwischen –.40 und .83 vor, wobei das negative Vorzeichen aller Korrelationen durch die Zeitvariable des ZVT bedingt ist. Unterdurchschnittliche Bearbeitungszeiten des ZVT kovariieren mit überdurchschnittlichen Intelligenzrohwerten in den Bezugstests und umgekehrt (Oswald & Roth, 1987).
Reliabilität	Für Einzeltestung liegen hohe Retestreliabilitäten (zwischen .84 und .97) sowie Paralleltestreliabilitäten (zwischen .86 und .98) vor (Oswald & Roth, 1987).

Normierung

In den Normwert-Tabellen (Oswald & Roth, 1987) finden sich im Gruppenversuch für 8- bis 16-Jährige, im Einzelversuch für 8- bis 60-Jährige T-Werte, Prozentränge, Centilwerte sowie Standardwerte und IQ-Werte.

Einsatzmöglichkeiten

Der ZVT kann als Einzel- und Gruppentest durchgeführt werden. Er kann nach den Autoren im klinischen Bereich (z. B. zur Diagnostik von Hirnleistungsstörungen), in der schulischen Differentialdiagnostik, in der Entwicklungs-, Differentiellen und Allgemeinen sowie in der Angewandten Psychologie Verwendung finden.

18 Diabetes

DWT Typ-1 (Diabetes-Wissens-Test: Typ-1) 266
IPC-D1 (IPC-Diabetes-Fragebogen) 268

Rezension: **DWT Typ-1**
H. Lehmann

Langname und Quelle	Diabetes-Wissens-Test: Typ-1. Roth, R., Kulzer, B., Teupe, B. & Borkenstein, M. Göttingen: Hogrefe. 1996.
Testart	Medizinpsychologischer Test, Wissenstest
Beschreibung	Ziel des Verfahrens ist die Erfassung von Theorie und Behandlungswissen über Typ-1-Diabetes bei Patienten, Angehörigen und Behandelnden, denn das Erlernen verschiedener Behandlungsgrundsätze und das Aneignen krankheitsspezifischer Kenntnisse ist für die Therapie von Diabetes unumgänglich. Der Fragebogen liegt in einer Langform mit 66 Items und in einer Kurzform mit 30 Items vor. Beide Formen sind jeweils in einer Version für Jugendliche und Erwachsene, für Eltern von Kindern mit Diabetes und für Behandler von Personen mit Diabetes anwendbar. Bei den Wissensitems handelt es sich um Multiple-Choice-Fragen, mit denen folgende 11 Wissensbereichebereiche abgefragt werden sollen: Ursachen und Pathophysiologie, Insulin und Insulinwirkung, Insulininjektion und -lagerung, Ernährung, körperliche Bewegung, Stoffwechselselbstkontrolle, Hyperglykämie, Hypoglykämie, Erkrankungen, Insulinanpassung und Folgeschäden. Außerdem können vom Patienten Behandlungsgewohnheiten, die Güte der Stoffwechselführung sowie Folgeschäden anhand vorliegender Testformulare erfragt werden.

Beispielitem	Mögliche Folgen von Insulinmangel: a) hoher Blutzucker b) Harnzuckerausscheidung c) Durst

Zielgruppe	Jugendliche und Erwachsene mit Typ-1-Diabetes, Angehörige (speziell Eltern) sowie medizinische Behandler

Zeitbedarf	Durchführung: 30–60 Minuten (Langform), 15–30 Minuten (Kurzform) Auswertung: 5–10 Minuten

Validität	Signifikante Korrelationen mit Erkrankungsdauer, Therapieform, Ernährungsschema und Schulungshäufigkeit als auch bedeutsame Zusammenhänge einzelner Skalen mit der Stoffwechseleinstellung und den Behandlungsgewohnheiten werden als Beleg für die Konstrukt- und Kriteriumsvalidität aufgeführt. Einer Stichprobe von N=192 Personen wurde das Instrument vor und nach einer Schulungsmaßnahme vorgelegt. Sowohl die Lang- als auch die Kurzform erwiesen sich als veränderungssensitiv, denn es konnte ein signifikanter Wissenszuwachs verzeichnet werden.

Reliabilität

Für die Reliabilität in der Langform wurde ein Cronbachs Alpha von .94 in der Patientenstichprobe, sowie .92 in der Elternstichprobe ermittelt. Die Testhalbierungsreliabilität lag in der Langform bei .90 für Patienten und betrug .89 bei den Eltern. Für die Kurzform werden Reliabilitätswerte (Cronbachs Alpha) von .87 bis .93 aufgeführt.

Normierung

Für eine Patientenstichprobe (N=916) und eine Elternstichprobe (N=308) liegen T-Normen sowie Prozentränge vor. Die Patientennormen sind in die 5 Altersgruppen 12–14 Jahre, 15–20 Jahre, 21–30 Jahre, 31–50 Jahre und 51–72 Jahre aufgeschlüsselt.

Einsatzmöglichkeiten

Das Verfahren eignet sich zur Diagnostik des Theorie- und Behandlungswissens therapierelevanter Wissensdefizite und zur Entwicklung und Evaluation von Diabetes-Schulungsprogrammen.

Rezension: H. Berth

IPC-D1

Langname und Quelle Der IPC-Diabetes-Fragebogen (IPC-D1). Ein Inventar zur Erfassung krankheitsspezifischer Kontrollüberzeugungen bei Typ-I-Diabetes mellitus. Kohlmann, C.-W., Küstner, E., Schuler, M. & Tausch, A. Bern: Huber. 1994.

Testart Medizinpsychologischer Test, Persönlichkeitstest

Beschreibung Beim Konzept der Kontrollüberzeugungen (vgl. z.B. Rotter, 1975) wird zwischen „internalen" und „externalen" Kontrollüberzeugungen unterschieden. Bezeichnet wird damit das Ausmaß, wie sehr Menschen glauben, selbst Einfluss auf ihr Leben, ihre Krankheit usw. zu haben, bzw. wie stark sie annehmen, dass diese durch äußere Aspekte beeinflusst werden. Unterschieden wird zwischen generalisierten und bereichsspezifischen (z.B. nur die Erkrankung betreffende) Kontrollüberzeugungen. Den Kontrollüberzeugungen wird eine große Bedeutung bei der Befolgung ärztlicher Instruktionen, der Compliance, zugeschrieben (Lohaus, 1992). Für eine chronische Krankheit wie der Typ-I-Diabetes, die eine lebenslange strikte Einhaltung stark einschränkender Maßnahmen (Diät, Medikamenteneinnahme usw.) verlangt, kann es daher wichtig sein, die Kontrollüberzeugungen eines Patienten mit in die Therapieplanung einzubeziehen, um ein optimales medizinisches Outcome zu erreichen. Mit insgesamt 29 Aussagen, zu denen jeweils die Zustimmung von „überhaupt nicht" bis „sehr genau" anzugeben ist, werden im IPC-D1 die Skalen „Internalität", „Arztbezogene Externalität" „Unvorhersehbarkeit" und „Glück und Zufall" erfasst. Die Anwendung des Fragebogens ist eingeschränkt auch bei Typ-II-Diabetes möglich (Hackfort & Schlattmann, 1995).

Beispielitem „Eine gute Blutzuckereinstellung ist oft Glückssache."
„Wenn ich mich richtig verhalte, habe ich meinen Diabetes unter Kontrolle."

Zielgruppe Patienten mit Typ-I-Diabetes mellitus ab einem Alter von 14 Jahren

Zeitbedarf Durchführung: ca. 10 Minuten
Auswertung: ca. 3 Minuten

Validität Die Ermittlung der Gütekriterien erfolgte an der Normierungsstichprobe mit N=549 Typ-I-Diabetikern. Faktorenanalytisch ließen sich die 4 Skalen bestätigen, die Interkorrelationen der Skalen fielen erwartungsgemäß aus. Beschrieben sind im Manual weiterhin Unterschiede zwischen verschiedenen Subgruppen z.B. nach soziodemographischen (Alter, Geschlecht, Schulbildung) oder Erkrankungsmerkmalen (Therapieform, Erkrankungsdauer), die als Belege für die Gültigkeit angesehen werden können.

Reliabilität

Die Retestreliabilität (Zeitraum 7–13 Monate) betrug .78 für Internalität, .76 für Arztbezogene Externalität, .72 für Unvorhersehbarkeit und .75 für die Skala Glück und Zufall. Die interne Konsistenz der einzelnen Skalen liegt zwischen .79 und .83.

Normierung

Normwerte sind als Perzentile im Handbuch angeführt. Die Normierungsstichprobe bestand aus N = 594 Typ-I-Diabetikern im Alter von 14–79 Jahren, die im Mittel seit 12 Jahren erkrankt waren. Angegeben sind auch Mittelwerte und Standardabweichungen für verschiedene Subgruppen (z.B. nach Alter oder Therapieform).

Einsatzmöglichkeiten

Obwohl „die Anwendung primär als Forschungsinstrument" (Manual, S. 35) gedacht ist, liegen bislang kaum Forschungsstudien vor. Der IPC-D1 kann praktisch nützlich sein für die Auswahl von geeigneten Therapiemaßnahmen unter Beachtung der Kontrollüberzeugungen des Patienten. Er kann ebenfalls geeignet sein, den Bedarf an entsprechenden Schulungen bei Diabetikern zu ermitteln, um eine bessere Compliance zu erreichen.

19 Tinnitus

TBF-12 (Tinnitus-Beeinträchtigungs-Fragebogen) 272
TF (Tinnitus-Fragebogen) 274

Rezension: **TBF-12**
A. Dinkel

Langname und Quelle	Tinnitus-Beeinträchtigungs-Fragebogen. Greimel, K. V., Leibetseder, M., Unterrainer, J., Biesinger, E. & Albegger, K. Frankfurt am Main: Swets. 2000.
Testart	Medizinpsychologischer Test
Beschreibung	Der TBF-12 ist die übersetzte und adaptierte Fassung des englischen Originals von Newman et al. (1996). Das Verfahren dient der Erfassung der Beeinträchtigung bei chronischen Ohrgeräuschen. Der TBF-12 beschränkt sich dabei bewusst auf tinnitusspezifische Beeinträchtigungen. Wie die Autoren bemerken (Manual, S. 9), liegt der Vorteil des Verfahrens darin, dass implizit die Bereiche „Disability" im Sinne der Funktionsbeeinträchtigung und „Handicap" im Sinne der sozial relevanten Auswirkungen und Rollenbeeinträchtigungen repräsentiert sind. Der TBF-12 umfasst 12 Items, die 2 Faktoren zugeordnet sind: Emotional-kognitive Beeinträchtigung und Funktional-kommunikative Beeinträchtigung. Die Items werden auf einer 3-stufigen Skala (nie, manchmal, häufig) beantwortet. Es werden Skalenwerte und ein Gesamtwert gebildet. Je höher der Wert, desto höher ist die Beeinträchtigung.
Beispielitem	„Ärgern Sie sich über Ihre Ohrgeräusche?" (Emotional-kognitive Beeinträchtigung) „Beeinträchtigen Sie Ihre Ohrgeräusche, wenn Sie etwas Geselliges unternehmen (z. B. Essen gehen, ins Kino gehen, …)?" (Funktional-kommunikative Beeinträchtigung)
Zielgruppe	Tinnitusbetroffene, die Eichstichprobe umfasst Personen zwischen 13 und 85 Jahren
Zeitbedarf	Durchführung: ca. 5 Minuten Auswertung: ca. 5 Minuten
Validität	Die Kriteriumsvalidität des TBF-12 zeigt sich in durchgängig signifikanten Korrelationen zu dem Tinnitusfragebogen (TF, vgl. S. 247). Beide Gesamtwerte korrelieren .87. Zur Bestimmung der Konstruktvalidität wurden Korrelationen zur Allgemeinen Depressions Skala (ADS, vgl. S. 156) und zur Beschwerdenliste (B-L, vgl. S. 140) bestimmt. Hier zeigten sich erwartungskonforme signifikante Korrelationen in mittlerer Höhe.

Reliabilität

Die Interne Konsistenz der beiden Skalen liegt bei .87 bzw. .85, für die Gesamtskala bei .90. Die Retestreliabilität (2 Wochen) liegt um .90.

Normierung

Es werden T- und Prozentrangwerte angegeben, die auf den Angaben von N = 1.079 Tinnitusbetroffenen beruhen.

Einsatzmöglichkeiten

Der TBF-12 eignet sich für den Einsatz im klinischen Alltag in unterschiedlichen Settings (Rehabilitationsklinik, …). Daneben ist auch der Einsatz in der Forschung möglich.

Rezension:	**TF**
A. Dinkel	
Langname und Quelle	Tinnitus-Fragebogen. Goebel, G. & Hiller, W. Göttingen: Hogrefe. 1998.
Testart	Medizinpsychologischer Test
Beschreibung	Der TF ist die deutsche Version eines Fragebogens von Hallam et al. (1988). Das Ziel des Verfahrens ist die differentielle Beschreibung der Art und Intensität von Belastungen bei chronischen Ohrgeräuschen. Die Autoren bemerken, dass nur relativ wenige medizinische Behandlungsmöglichkeiten zur Verfügung stehen, so dass psychologischen Interventionen mit dem Ziel der Bewältigung des Tinnitus eine wichtige Rolle zukommt. Dieses erfordert eine genaue Erfassung der Belastungen, die der TF leisten soll. Das Verfahren umfasst 52 Items, die sich auf den Charakter der Ohrgeräusche, auf Gefühlsreaktionen und Verunsicherungen und andere Probleme beziehen. Die Items werden auf einer 3-stufigen Skala eingeschätzt (stimmt, stimmt teilweise, stimmt nicht). 40 Items sind 6 Skalen zugeordnet: Emotionale Belastung, Kognitive Belastung, Penetranz des Tinnitus, Hörprobleme, Schlafstörungen, Somatische Beschwerden. Bei einem Teil der Skalen wird zwischen Kern- und Zusatzitems unterschieden. Die Skalen Emotionale und Kognitive Belastung können zu der Skala Psychische Beschwerden zusammengefasst werden. Es werden Skalenwerte sowie ein Gesamtscore berechnet. Die 12 Items, die keiner Skala zugeordnet sind, können einzeln ausgewertet werden.
Beispielitem	„Ich mache mir Sorgen, ob ich jemals in der Lage sein werde, mit diesem Problem fertig zu werden." (Psychische Beschwerden) „Die Ohrgeräusche beeinträchtigen meine Konzentration." (Penetranz des Tinnitus)
Zielgruppe	Tinnitusbetroffene ab 17 Jahren
Zeitbedarf	Durchführung: ca. 10 Minuten Auswertung: ca. 5 Minuten
Validität	Die Validität des TF zeigt sich u. a. in signifikanten Unterschieden bei Betroffenen, die den Tinnitus auch tagsüber als entnervend wahrnehmen und solchen, die dies nicht tun. Ebenso in einem weiteren indirekten Maß der Schwere des Tinnitus: Es ergaben sich signifikante Unterschiede zwischen Patienten, die in unterschiedlichen Settings angesprochen wurden (Psychosomatische Klinik, HNO-Klinik, ...). Positive, aber schwache Zusammenhänge bestehen zu einem Verfahren, das allgemeine psychopathologische Symptome erfasst, was auf die Spezifität der durch den TF erfassten Belastungen hinweist.

Reliabilität

Split-Half- und Retestreliabilitäten (3 Tage) bewegen sich zwischen .74 und .93, für die Gesamtskala liegen diese bei .94.

Normierung

Es werden Quartilwerte angegeben, die eine Eingruppierung der Belastung in leicht, mittel, schwer und schwerstgradig ermöglichen. Weiterhin werden Prozentrangwerte angegeben. Die Normwerte beruhen auf den Angaben von N = 334 Patienten einer psychosomatischen Rehabilitationsklinik und N = 339 ambulanten Tinnituspatienten dreier HNO-Universitätskliniken.

Einsatzmöglichkeiten

Der TF kann im Rahmen der klinischen Versorgung und im Rahmen von Forschungsarbeiten zur Ermittlung der Schwere der Tinnitusbelastung sowie zur Therapieevaluation eingesetzt werden (vgl. Rienhoff et al., 2002). Eine Kurzform des TF stellen Leibetseder et al. (2001) vor.

20 Weitere Verfahren

FB (Familienbögen) 278
FBH (Fragebogen zur Bewältigung von Hautkrankheiten) 280
FEE (Fragebogen zum erinnerten elterlichen Erziehungsverhalten) . . . 284
FIE (Fragebogen irrationaler Einstellungen) 286
FIMEST (Fragebogeninventar zur mehrdimensionalen Erfassung
des Erlebens gegenüber Sterben und Tod) 288
FPD (Fragebogen zur Partnerschaftsdiagnostik) 290
F-SOZU (Fragebogen zur sozialen Unterstützung) 292
HPS (Häusliche Pflege-Skala) 294
IIP-D (Inventar zur Erfassung interpersonaler Probleme) 296
S-S-G (Fragebogen zur Messung von Einstellungen zu Schwangerschaft,
Sexualität und Geburt) 298

Rezension: **FB**
A. Dinkel

Langname und Quelle Die Familienbögen. Ein Inventar zur Einschätzung von Familienfunktionen. Cierpka, M. & Frevert, G. Göttingen: Hogrefe. 1994.

Testart Klinischer Test

Beschreibung Die FB sind eine Weiterentwicklung einer ersten Übersetzung des „Family Assessment Measure" (Skinner et al., 1983), welches auf einem Prozessmodell von Familie basiert (Steinhauer et al., 1984). Die FB erlauben die Erfassung von Strukturmerkmalen einer Familie. Das Verfahren berücksichtigt verschiedene Phasen der Familienentwicklung: Paare in der 1. Schwangerschaft, Familien mit Säuglingen, Familien mit jungen Kindern (1–11 Jahre), Familie mit älteren Kindern (>11 Jahre), Paare in der Lebensmitte (alle Kinder außer Haus). „Mit den Familienbögen bekommt jedes Familienmitglied die Möglichkeit, aus seiner Sicht seine Familie… zu beschreiben. Die Einschätzungen in den Familienbögen machen Aussagen über die perzipierten Familienprobleme" (Handanweisung, S. 1). Die 7 Dimensionen der FB sind: Aufgabenerfüllung, Rollenverhalten, Kommunikation, Emotionalität, Affektive Beziehungsaufnahme, Kontrolle, Werte und Normen. Die FB bestehen aus 3 Modulen. Der Allgemeine Familienbogen (FB-A) fokussiert die Familie als Ganzes, der Zweierbeziehungsbogen (FB-Z) thematisiert Beziehungen zwischen bestimmten Dyaden und der Selbstbeurteilungsbogen (FB-S) die Funktion des einzelnen Familienmitglieds in der Familie. Alle 3 Module erfassen die 7 Dimensionen mit je 28 Items. Die Einschätzung der Aussagen erfolgt auf einer 4-stufigen Ratingskala („stimmt genau" bis „stimmt überhaupt nicht"). Je höher der Skalenmittelwert, desto mehr Probleme werden auf der entsprechenden familiären Strukturdimension gesehen. Der FB-A enthält zusätzlich 12 Items für die Kontrollskalen Soziale Erwünschtheit und Abwehr. Der modulare Aufbau ermöglicht es, je nach Fragestellung verschiedene Bögen zu kombinieren oder sich auf einen bestimmten zu beschränken.

Beispielitem „Wir streiten in unserer Familie oft darüber, wer was gesagt hat." (FB-A, Kommunikation)
„Mein/e … (Partner, Partnerin, Vater, Mutter, Sohn, Tochter, Bruder, Schwester) erwartet zu viel von mir." (FB-Z, Rollenverhalten)
„Ich kann in meiner Familie sagen, was mich gerade stört oder aufregt." (FB-S, Emotionalität)

Zielgruppe Erwachsene und Kinder ab 12 Jahren

Zeitbedarf Durchführung: je nach Modulkombination zwischen 10 und 30 Minuten
Auswertung: 5–20 Minuten

Validität

Die konvergente Validität wurde mittels Korrelationen zu einem weiteren familiendiagnostischen Verfahren bestimmt, und indem die Übereinstimmung von Eltern in ihrer Sicht der eigenen Rolle, der Paarbeziehung und der Familie geprüft wurde. Ergebnisse zur diskriminanten sowie zur Kriteriumsvalidität stehen aus.

Reliabilität

Es werden Angaben zur internen Konsistenz der Skalen gemacht. Die Reliabilitätskoeffizienten sind alle vergleichsweise niedrig, im FB-A <.76, im FB-Z <.66, im FB-S <.66. Einige Koeffizienten sind deutlich zu niedrig (z.B. FB-S Affektive Beziehungsaufnahme .32).

Normierung

Für die Referenzwerte wurden Daten von insgesamt N = 218 Familien herangezogen. Es handelt sich um nicht-klinische Familien, die Familie bzw. keines der Familienmitglieder durfte in den vorangegangenen 5 Jahren in psychiatrischer oder psychotherapeutischer Behandlung gewesen sein. Normen (T-Werte) werden getrennt nach FB-Modul, Perspektive und Familienentwicklungsphase dargestellt, wobei nicht für jede mögliche Kombination Referenzwerte vorliegen. Die umfangreichsten Normen liegen für Familien mit älteren Kindern vor.

Einsatzmöglichkeiten

Die FB wurden für die Familiendiagnostik und Familientherapie entwickelt. Denkbare konkrete Anwendungen sind z.B. die Überprüfung der Effekte psychotherapeutischer Interventionen (vgl. Grünwald et al., 1999), aber auch die Beschreibung der Auswirkungen chronischer körperlicher Krankheit auf die Familienstruktur. Beispielsweise setzten Laederach-Hofmann et al. (2002) den FB-Z bei Paaren vor und nach einer Organtransplantation ein. Aufgrund der vergleichsweise niedrigen Skalenreliabilitäten ist in erster Linie an einen Einsatz unter gruppenstatistischer Perspektive zu denken und weniger an Individualeinsatz.

Rezension: **FBH**
A. Dinkel

Langname und Quelle Fragebogen zur Bewältigung von Hautkrankheiten. Stangier, U., Ehlers, A. & Gieler, U. Göttingen: Hogrefe. 1996.

Testart Medizinpsychologischer Test

Beschreibung Der FBH ist eine Testbatterie mit insgesamt 4 Fragebögen. Diese sind krankheitsspezifisch ausgerichtet. Sie thematisieren die Bewältigung von Problembereichen, die bei chronischen Hautkrankheiten bedeutsam sind. Dieses sind insbesondere die Sichtbarkeit der Symptome (vor allem interpersonell) und der Juckreiz (vor allem intrapersonell). Im einzelnen handelt es sich bei den Fragebögen um folgende Verfahren: Marburger Hautfragebogen (MHF), Marburger Neurodermitis-Fragebogen (MNF), Juckreiz-Kognitions-Fragebogen (JKF), Fragebogen für Eltern von Kindern mit Neurodermitis (FEN). Der MHF umfasst 51 Items, die 4 Dimensionen (Soziale Ängste/Vermeidung, Juckreiz-Kratz-Zirkel, Hilflosigkeit/Sorge um die Erkrankung, Ängstlich-depressive Stimmung) und 2 Zusatzskalen (Einschränkung der Lebensqualität, Informationssuche) zugeordnet sind. Die Items sind als Aussage formuliert. Auf einer 5-stufigen Ratingskala soll angegeben werden, inwieweit diese zutreffend sind („überhaupt nicht" bis „sehr stark"). Der MHF ist für den generellen Einsatz bei Hautkrankheiten gedacht. Dagegen fokussiert der MNF speziell die Bewältigung von Problembereichen bei Neurodermitis. Er besteht aus 42 Items, die folgenden 5 Skalen zugeordnet sind: Stigmatisierung, Leidensdruck, Allgemeine emotionale Belastung, Einschränkung der Lebensqualität und Krankheitsbezogenes Problembewusstsein. Itemform und Antwortmodus sind analog zum MHF. Der JKF ist für den Einsatz bei chronischen Hautkrankheiten, die mit Juckreiz einhergehen, vorgesehen. Er beinhaltet 20 Items, die zu gleichen Teilen 2 Skalen zugeordnet sind. Die Skala Katastrophisieren/Hilflosigkeit umfasst für die Bewältigung von Juckreiz ungünstige Gedanken, die Skala Bewältigung förderliche. Auf einer 5-stufigen Skala soll die Häufigkeit des Auftretens der entsprechenden Gedanken angegeben werden („nie" bis „immer"). Der FEN soll die Bewältigung von Folgeproblemen bei Eltern neurodermitiskranker Kinder erfassen. Da das Erstmanifestationsalter für Neurodermitis sehr niedrig ist, können bereits sehr früh Belastungen für die Familie entstehen. Dieser spezielle Problembereich wird im FEN durch 22 Items thematisiert. Diese gehören zu den Skalen: Aggressionen bezüglich Kratzen, Protektives Verhalten, Kontrolle von Kratzen, Negative Behandlungserfahrungen. Auf einer 5-stufigen Skala soll angegeben werden, inwieweit die einzelnen Aussagen zutreffen („überhaupt" nicht „bis sehr stark"). Bei allen 4 Fragebögen werden Skalensummenwerte berechnet. Die Verfahren können einzeln oder kombiniert eingesetzt werden.

„Es ist wegen der Krankheit schwierig, einen (neuen) Partner kennenzulernen." (MHF, Soziale Ängste/Vermeidung) „Ich fühle mich manchmal verzweifelt wegen meiner Hauterkrankung." (MNF, Leidensdruck) „Das Jucken macht mich noch verrückt." (JKF, Katastrophisieren/Hilflosigkeit) „Ich versuche oft, das Kind am Kratzen zu hindern." (FEN, Kontrolle von Kratzen)	**Beispielitem**
Die Fragebögen sind für den Einsatz bei Patienten mit chronischen Hauterkrankungen sowie Eltern neurodermitiskranker Kinder gedacht. Es besteht keine Beschränkung hinsichtlich des Alters.	**Zielgruppe**
Durchführung: 15–20 Minuten (MHF), 10–15 Minuten (MNF), 5–10 Minuten (JFK, FEN) Auswertung: ca. 5 Minuten (jeweils für MHF, MNG, JFK, FEN)	**Zeitbedarf**

Validität

MHF: Die Validität wurde u.a. mittels Korrelationen zu einem anderen Bewältigungsfragebogen (Freiburger Fragebogen zur Krankheitsverarbeitung, FKV, vgl. S. 198) und Symptombögen (u.a. Beck-Depressions-Inventar, BDI, vgl. S. 160) bestimmt, wobei sich signifikante sinnvolle Zusammenhänge zeigten.

MNF: Beim MNF zeigte vor allem die Skala Allgemeine emotionale Belastung einen positiven Zusammenhang zu Angst- und Depressivitätsmaßen. Unter den krankheitsspezifischen Merkmalen wies die Stärke und Ausprägung des Hautbefalls durchgängig signifikante niedrige bis mittlere positive Korrelationen mit den MNF-Skalen auf, während die Krankheitsdauer in keinem signifikanten Zusammenhang stand.

JKF: Hier zeigten sich erwartungskonforme signifikante Korrelationen insbesondere für die Skala Katastrophisieren mit Leidensdruck und Maßen der psychischen Befindlichkeit. Weiterhin korrelierte diese Skala mit der Kratzstärke (Arzturteil) in Höhe .26 und der Kratzhäufigkeit (Patiententagebuch) in Höhe .30.

FEN: Die konvergente und diskriminante Konstruktvalidität wurde mittels Korrelationen zu einem konstruktfernen Fragebogen zu Erziehungsstilen und einem konstruktnahen zu familiären Belastungen überprüft. Während keine signifikanten Zusammenhänge mit den Erziehungsstilen festzustellen waren, zeigten sich mittlere bis hohe erwartungskonforme Korrelationen mit Skalen des eingesetzten Familienbelastungsfragebogens. Es bestanden signifikante Zusammenhänge mit den Subskalen Familiäre/Soziale Beziehungen und Subjektive Anpassung, dies sowohl für Mütter als auch für Väter.

Reliabilität Es werden jeweils interne Konsistenzen für die Subskalen der Fragebögen angegeben.

MHF: Cronbachs Alpha der beiden Zusatzskalen ist eher im mittleren Bereich anzusehen (.71 bzw. .62), dagegen liegt die interne Konsistenz der 4 weiteren Skalen im anzustrebenden Bereich (zwischen .83 und .93).

MNF: Hier zeigen sich für 3 der 5 Skalen interne Konsistenzen von .82 und höher. Die Skalen Einschränkung der Lebensqualität und Krankheitsbezogenes Problembewusstsein weisen ein Alpha von .66 bzw. .65 auf.

JKF: Die Skalen weisen ein Alpha von > .80 auf.

FEN: Die Skalen Aggression bezüglich Kratzen und Protektives Verhalten weisen ein Cronbachs Alpha von > .80 auf. In den beiden anderen Skalen liegt die interne Konsistenz bei .59 und .70.

Normierung Bei allen 4 Verfahren werden Prozentrangnormen angegeben. Im MHF liegen diagnosespezifische Prozentrangtabellen vor, u. a. für Neurodermitis-, Vitiligo- und Aknepatienten (Gesamt-N = 442). Im MNF werden geschlechtsspezifische Prozentrangnormen angegeben (Gesamt-N = 290), ebenso im JKF (Gesamt-N = 205). Im FEN werden Prozentrangnormen für Mütter und Väter genannt (Gesamt-N = 154).

Einsatzmöglichkeiten Die in der Testbatterie FBH enthaltenen Fragebögen können im Rahmen der Statusdiagnostik, der therapiebezogenen Eingangsdiagnostik und der Therapieevaluation bei dermatologischen Patienten im ambulanten und stationären Setting eingesetzt werden. Von den Autoren wurde insbesondere angestrebt, die Erfassung von Aspekten zu ermöglichen, die bei der Planung von therapeutischen Interventionen wichtig sind. Daneben ist auch an den Einsatz in wissenschaftlichen Studien gedacht (z. B. Augustin et al., 1999).

Rezension: **FEE**
A. Dinkel

Langname und Quelle Fragebogen zum erinnerten elterlichen Erziehungsverhalten. Schumacher, J., Eismann, M. & Brähler, E. Bern: Huber. 2000.

Testart Klinischer Test, Persönlichkeitstest

Beschreibung Der FEE dient der retrospektiven Erfassung des elterlichen Erziehungsverhaltens. Dieses spielt sowohl in der Entwicklungspsychologie als auch in klinisch-psychiatrischen ätiopathogenetischen Modellen eine Rolle. Elterliches Erziehungsverhalten kann im Rahmen multifaktorieller Modelle als protektiver und als Risikofaktor für die Herausbildung einer Störung fungieren. Der FEE basiert auf den Skalen eines schwedischen Verfahrens (Perris et al., 1980), die sich in der internationalen Forschung konsistent replizieren ließen. Somit stellt der FEE eine Kurzform des schwedischen Originals dar. Er umfasst 24 Items, die 3 Skalen zugeordnet sind: Ablehnung und Strafe, Emotionale Wärme, Kontrolle und Überbehütung. Die Items werden auf einer 4-stufigen Skala eingeschätzt („nein, niemals" bis „ja, ständig"). Die Beurteilung geschieht getrennt für Vater und Mutter und bezieht sich auf die Kindheit und Jugend. Es werden Skalenmittelwerte berechnet.

Beispielitem „Kam es vor, dass Sie ohne Grund Schläge bekamen?" (Ablehnung und Strafe)
„Wurden Sie von Ihren Eltern getröstet, wenn Sie traurig waren?" (Emotionale Wärme)
„Versuchten Ihre Eltern Sie anzutreiben, „Bester" zu sein?" (Kontrolle und Überbehütung)

Zielgruppe Erwachsene ab 18 Jahren

Zeitbedarf Durchführung: ca. 10 Minuten
Auswertung: ca. 10 Minuten

Validität Hinweise auf die Validität des Verfahrens ergeben sich aufgrund soziodemographischer Unterschiede. Beispielsweise geben ältere Personen ein ablehnenderes, wenig emotional warmes Erziehungsverhalten des Vaters an. Die Kriteriumsvalidität zeigt sich in Zusammenhängen zwischen dem FEE und der Lebenszufriedenheit. Personen, die ein ablehnendes, kontrollierendes und emotional kühles Erziehungsverhalten erinnerten, gaben eine geringere Lebenszufriedenheit an.

Reliabilität Die interne Konsistenz der Skalen liegt zwischen .72 und .89, wobei sich die Werte für Vater und Mutter kaum unterscheiden.

Normierung

Es werden Prozentrang- und T-Werte mitgeteilt, die getrennt nach Alter, Geschlecht und Wohnsitz (Ost-/Westdeutschland) dargestellt sind. Sie beruhen auf einer bevölkerungsrepräsentativen Stichprobe von N = 2.874 Personen im Alter von 18–92 Jahren.

Einsatzmöglichkeiten

Das Verfahren kann im klinischen Einsatz vor allem zur Bildung von Subgruppen und als prognostisches Maß herangezogen werden (vgl. Albani et al., 2000; Schumacher et al., 2001).

Rezension: **FIE**
R. Jentsch

Langname und Quelle: Fragebogen irrationaler Einstellungen. Klages, U. Göttingen: Hogrefe. 1989.

Testart: Klinischer Test, Persönlichkeitstest, computergestützte Fassung im Hogrefe-Testsystem

Beschreibung: Der Fragebogen erfasst die inhaltlichen Aspekte von irrationalen – also vernunftswidrigen – Einstellungen in der Anlehnung an die Theorie der Rational-Emotiven-Therapie von Ellis (1970). Das Verfahren ermöglicht: „... im Rahmen einer Verhaltensanalyse die quantitative und vergleichbare Erfassung von kognitiven Problembereichen eines Patienten" (Handbuch, S. 4). In dem Fragebogen werden die 4 Dimensionen: negative Selbstbewertung, Abhängigkeit, Internalisierung von Misserfolgen und Irritierbarkeit erfragt. Es sind für jedes Item 6 Antwortkategorien vorgegeben. Diese variieren innerhalb der extremen Pole von „0 = stimmt gar nicht" bis hin zu „5 = stimmt vollkommen".

Beispielitem: „Ich denke oft, ich bin ein Versager." (negative Selbstbewertung)
„Ich brauche es, dass die Leute mich mögen." (Abhängigkeit)

Zielgruppe: Personen im Alter von 18–80 Jahren, vorwiegend für Psychotherapiepatienten

Zeitbedarf: Durchführung: ca. 10 Minuten
Auswertung: ca. 10 Minuten

Validität: Für verschiedene Patientengruppen (Kopfschmerz-, Rheuma- und Verhaltenstherapiepatienten) konnten eine Vielzahl von Zusammenhängen zu anderen Befindlichkeitsstörungen, selbstbewerteten Stressreaktionen und erlebten Belastungseinschätzungen festgestellt werden.

Reliabilität: Die Retestreliabilität (nach 4 Wochen) wurde an einer Stichprobe von 61 Normalpersonen untersucht. Sie lag in den Skalen negative Selbstbewertung bei .84, Abhängigkeit bei .75, Internalisierung von Misserfolgen bei .72 und Irritierbarkeit bei .74.

Normierung: Normen (Stanine-, Standard- und Prozentrangwerte) liegen vor aus der Eichstichprobe (N = 1.210). Diese bestand aus Personen im Alter von 18–80 Jahren. Es existieren keine getrennten Normen für verschiedene Patientengruppen.

Einsatzmöglichkeiten

Für Teilnehmer von Stressbewältigungskursen, Rheumapatienten mit Spondylitis ankolysans und chronischer Polyarthritis, Kopfschmerzpatienten mit Spannungskopfschmerz, Kopf-Gesichtsschmerz mit Kiefergelenksdysfunktionen und Migräne sowie für Verhaltenstherapie-Patienten mit Angststörungen und dysthymen Störungen geeignet (Handbuch, S. 10). „Verhaltenstherapie-Klienten weisen deutlich höhere Werte auf als eine repräsentative Stichprobe der Normalbevölkerung" (Handbuch, S. 4). Das Verfahren empfiehlt sich so zur Kontrolle von Verläufen bei kognitiver Verhaltenstherapie. Auch für Zahnarztpatienten konnten – aufgrund der erhöhten Werte in der Skala Abhängigkeit – deren Spontanfluktuationen direkt vor einer Operation vorausgesagt werden.

Rezension: G. Tchitchekian	**FIMEST**
Langname und Quelle	Fragebogeninventar zur mehrdimensionalen Erfassung des Erlebens gegenüber Sterben und Tod (FIMEST). Wittkowski, J. Hogrefe: Göttingen. 1996.
Testart	Klinischer Test, Medizinpsychologischer Test
Beschreibung	Mit dem Fragebogeninventar FIMEST sollen emotionale Bewertungen bei der gedanklichen Beschäftigung mit Sterben und Tod differenziert erfasst werden. Auf den Unterscheidungen von Collett & Lester (1969) basierend, lassen sich 2 Arten der emotionalen Bewertung im Hinblick auf die Todesthematik unterscheiden: Ängstlichkeit als zeitlich relativ stabile Disposition hinsichtlich der Einschätzung einer Bedrohung, die mit Besorgnis, Anspannung u. ä. verbunden ist. Der andere Modus ist die Tendenz zur Akzeptierung, wobei damit gemeint ist, den Sterbeprozess als natürlichen Bestandteil des eigenen Lebens zu betrachten und daran in Ruhe und Gelassenheit denken zu können. Dies ist keinesfalls mit einer Todessehnsucht oder einer Disposition zum Suizid gleichzusetzen (Wittkowski, 1996, S. 4). Der Bezug auf das eigene Sterben wird unterschieden von dem Sterben anderer Menschen. Ebenso wird Sterben als Prozess vom Tod bzw. Totsein abgegrenzt. Es ergibt sich daraus eine „A-priori-Struktur" des Erlebens gegenüber Sterben und Tod mit folgenden 8 Aspekten: 1) Angst vor dem eigenen Sterben, 2) Angst vor dem eigenen Tod, 3) Angst vor dem Sterben anderer Menschen, 4) Angst vor dem Tod anderer Menschen, 5) Akzeptieren des eigenen Sterbens, 6) Akzeptieren des eigenen Todes, 7) Akzeptieren des Sterbens anderer Menschen, 8) Akzeptieren des Todes anderer Menschen. Das Inventar umfasst todes- und sterbensbezogene Feststellungen, zu denen man angeben soll, inwieweit sie für einen persönlich am ehesten zutreffen („Trifft gar nicht – etwas – überwiegend – weitestgehend zu"). Das FIMEST liegt in 2 Formen vor, dem FIMEST-G (Gesamtform) mit 66 Items und dem FIMEST-E (Empirische Form) mit 47 Items. Die Gesamtform kann auf 2 Arten ausgewertet werden, wobei die eine darin besteht, nur jene 47 Items heranzuziehen, die auch dem FIMEST-E entsprechen. Die zweite Art der Auswertung berücksichtigt 65 Items auf den 7 Skalen, die den ersten 7 oben aufgeführten Aspekten entsprechen (FIMEST-R).
Beispielitem	„Dass ich irgendwann einmal sterben werde, ist für mich etwas ganz Natürliches." (Akzeptieren des eigenen Todes, AkET-R) „Ich fürchte mich davor, geliebte Personen durch den Tod zu verlieren." (Angst vor dem Tod anderer Menschen, AnFT-R)
Zielgruppe	Erwachsene ab 20 Jahren. Personen, die mit Sterben und Tod konfrontiert sind (z.B. im Hospiz oder Palliativbereich bzw. als Angehöriger/Betreuer von Sterbenden)

Zeitbedarf

Durchführung: Gesamtform: ca. 10 – 15 Minuten, FIMEST-E: ca. 7 – 10 Minuten
Auswertung: Gesamtform: ca. 12 Minuten, FIMEST-E: ca. 8 Minuten

Validität

In zwei Studien wurden FIMEST-Skalen anhand anderer Persönlichkeitsmerkmale geprüft, nämlich intrinsische Religiosität und der Skala „Offenheit" aus dem Freiburger Persönlichkeitsinventar (FPI, Fahrenberg, Hampel & Selg, 1989, vgl. S. 54). Die an 445 aktiven Christen erhobene „Religiosität" korrelierte negativ (wenn auch nicht sehr stark) mit den Ängsten vor Sterben und Tod, d.h. höhere Religiosität führte zu geringeren Angstwerten vor Sterben und Tod. Bei der „Offenheit" bzw. „Sozialen Erwünschtheit" der FPI-Skala zeigt sich ein deutlicher geschlechtsspezifischer Einfluss in der Weise, dass Männer sich weniger stark als Frauen offen über Tod und Sterben äußern bzw. eher in „sozial erwünschter" Weise (Wittkowski, 1996, S. 31).

Reliabilität

Die interne Konsistenz der Skalen wird insgesamt mit .82 bis .92 angegeben, bei den über 65-Jährigen liegt sie zwischen .75 und .89. Zur Retestreliabilität liegen Daten von 89 Krankenpflegeschülerinnen und -schülern (18 – 39 Jahre) vor, die die Gesamtform nach 17 – 18 Wochen wiederholt ausfüllten. Die Koeffizienten liegen im Bereich .66 bis .82.

Normierung

Es liegen Normwerte für alle Skalen auf der Basis der Konstruktionsstichprobe von 944 Personen vor, getrennt nach Geschlecht und den Altersklassen 20 – 39, 40 – 64 und ≥65 Jahren. Die Skalenrohwerte können in T-Werte übertragen werden.

Einsatzmöglichkeiten

Neben dem oben erwähnten Personenkreis ist das FIMEST auch für Probanden geeignet, die nicht unmittelbar von Tod und Sterben betroffen sind. Unabhängig davon muss jeder Einsatz in besonderer Weise die emotionale Belastung durch das Verfahren berücksichtigen und den Einsatz entsprechend abwägen. Unbedingt ist darauf zu achten, dass während und nach der Durchführung eine Gesprächsmöglichkeit mit dem Anwender gegeben ist, damit mögliche Reaktionen aufgefangen werden können.

Rezension: **FPD**
A. Dinkel

Langname und Quelle Fragebogen zur Partnerschaftsdiagnostik. Hahlweg, K. Göttingen: Hogrefe. 1996.

Testart Klinischer Test

Beschreibung Der FPD ist modular aufgebaut und beinhaltet 3 Fragebögen, die der Partnerschaftsdiagnostik dienen: den Partnerschaftsfragebogen (PFB), die Problemliste (PL) und den Fragebogen zur Lebensgeschichte und Partnerschaft (FLP). Der PFB basiert auf der empirisch gewonnenen Erkenntnis, dass vor allem Kommunikations- und Problemlösefertigkeiten der Partner in hohem Maß den Grad der Beziehungsqualität bestimmen. Dementsprechend beinhaltet der PFB 30 vorwiegend verhaltens- und interaktionell-orientierte Items. Die Beurteilung der Items geschieht auf einer 4-stufigen Skala („nie" bis „sehr oft"). Die Items sind überwiegend so formuliert, dass sie eine Fremdbeurteilung des Partners darstellen. In der Handanweisung heißt es dazu: „Die Wahrnehmung des Partnerverhaltens ist zum einen wesentlich, da in der Therapie die gewünschte Verhaltensänderung des Partners im Vordergrund steht, zum anderen ist die Beurteilung einer anderen Person nicht in dem Maße sozialer Erwünschtheit unterworfen..." (S. 12). Die 30 Items sind gleichmäßig auf 3 Skalen verteilt: Streitverhalten, Zärtlichkeit, Gemeinsamkeiten/Kommunikation. Zusätzlich schätzt die Person auf einem 6-stufigen Item global ein, wie glücklich sie in der Paarbeziehung ist („sehr unglücklich" bis „sehr glücklich"). Es können Skalensummenwerte sowie ein Gesamtsummenwert gebildet werden. Die PL umfasst 23 potentielle Konfliktbereiche in Partnerschaften. Diese werden dahingehend beurteilt, ob sie in der Partnerschaft tatsächlich eine Quelle von Konflikten sind und wie damit umgegangen wird. Dies geschieht anhand eines 4-stufigen Ratings („keine Konflikte" bis „Konflikte, aber wir sprechen kaum darüber"). Aus den Antworten wird ein Summenwert gebildet. Der FLP ist ein halbstrukturierter Anamnesebogen, in dem 5 Bereiche angesprochen werden: Lebensgeschichtliche Daten, Differentialdiagnostische Daten, Daten zur Partnerschaft, Verhalten in Konfliktsituationen und Sexualität.

Beispielitem „Er/sie bricht über eine Kleinigkeit einen Streit vom Zaun." (PFB) (Streitverhalten)
„Vorstellungen über Kindererziehung" (PL)
„Persönliche Gewohnheiten des Partners" (PL)
„Fühlen Sie sich durch äußere Umstände genötigt, die Beziehung aufrecht zu erhalten?" (FLP)
„Ist Ihr momentanes Sexualleben mit Ihrem Partner befriedigend?" (FLP)

Zielgruppe Erwachsene, die sich in einer Partnerschaft befinden

Zeitbedarf Durchführung: 5–10 Minuten (PFB), 5 Minuten (PL), 15–30 Minuten (FLP)
Auswertung: ca. 5 Minuten (jeweils für PFB, PL und FLP)

Validität

PFB: Die Kriteriumsvalidität zeigte sich in signifikanten Unterschieden in den PFB-Werten zwischen Paaren, die sich in Therapie befanden und Paaren einer Kontrollgruppe. Für die Konstruktvalidität sprechen signifikante Korrelationen zwischen PFB und anderen Beziehungsfragebögen (z. B. .85 mit der Dyadic Adjustment Scale). Weiterhin zeigten sich signifikante Zusammenhänge zu partnerschaftlichem Interaktionsverhalten.

PL: Die Validität der PL zeigt sich u. a. in signifikanten Korrelationen zum PFB sowie zur Allgemeinen Depressions Skala (.40, ADS, vgl. S. 156).

Reliabilität

PFB: Die interne Konsistenz der Subskalen liegt > .87 und bei .95 für die Gesamtskala. Die Retestreliabilität (6 Monate) schwankt zwischen .68 und .83.

PL: Cronbachs Alpha beträgt .83, die Retestreliabilität (6 Monate) liegt bei .55.

Normierung

PFB: In der Handanweisung werden T- und Prozentrangwerte für den PFB mitgeteilt. Diese werden getrennt für Therapiegruppe (N=299) und Kontrollgruppe (N=235) berichtet. Bei 2 Skalen werden zudem geschlechtsspezifische Normwerte angegeben. Aktuelle, nach Alter und Geschlecht getrennte Referenzwerte liefern Hinz et al. (2001). Diese wurden an einer deutschlandrepräsentativen Stichprobe (N=1.114) gewonnen.

PL: Es werden T- und Prozentrangwerte für Männer und Frauen der Therapiegruppe berichtet (N=255).

Einsatzmöglichkeiten

Die drei Verfahren, die im FPD zusammengefasst sind, wurden für den Einsatz in Eheberatung und Psychotherapie entwickelt. Sie können für die Eingangsdiagnostik, Therapieplanung, Verlaufsmessung und Effektivitätsprüfung genutzt werden. Daneben können der PFB und die PL im Rahmen von Forschungsprojekten verwendet werden, dies sowohl bei klinischen (z. B. Bodenmann et al., 2001; Trimmel & Gmeiner, 2001) als auch bei nicht-klinischen Paaren bzw. Fragestellungen (Gloger-Tippelt & Huerkamp, 1998; Jotzo & Schmitz, 2001; Kaiser et al., 1999).

Rezension: **F-SOZU**
M. Romppel

Langname und Quelle Fragebogen zur sozialen Unterstützung. Sommer, G. & Fydrich, T. Soziale Unterstützung. Diagnostik, Konzepte, F-SOZU (DGVT Materialien Nr. 22). Tübingen: Deutsche Gesellschaft für Verhaltenstherapie. 1989.

Testart Medizinpsychologischer Test

Beschreibung Soziale Unterstützung ist gekennzeichnet durch Art und Ausmaß unterstützender und fördernder sozialer Interaktionen und Beziehungen. Diese Unterstützung kann als protektiver Faktor zur Bewältigung von Lebensproblemen und Lebensbelastungen dienen. Das vorliegende Verfahren erfasst vornehmlich die subjektiv wahrgenommene bzw. antizipierte Verfügbarkeit von sozialer Unterstützung in alltäglichen Situationen, weniger die Hilfeleistung bei spezifischen Belastungen. Der Fragebogen zur sozialen Unterstützung besteht aus 2 Teilen: Teil A erfasst mit Hilfe von 54 Items auf 4 Skalen die subjektive Wahrnehmung von 3 Aspekten sozialer Unterstützung (emotionale Unterstützung, praktische Unterstützung und soziale Integration) sowie das Ausmaß sozialer Belastung. Weitere Aspekte der sozialen Unterstützung können durch die Bestimmung dreier zusätzlicher Skalenwerte abgebildet werden: Die Skala „Reziprozität" erfasst das Ausmaß, in dem die Probanden von anderen Personen um soziale Unterstützung gebeten werden, die Skala „Zufriedenheit mit sozialer Unterstützung" erfasst das Fehlen des Wunsches nach mehr bzw. anderer sozialer Unterstützung, die Skala „Vertrauensperson" erfasst das Vorhandensein eines sehr vertrauten, unterstützenden Menschen. Es ist möglich, einen Gesamtwert „Wahrgenommene soziale Unterstützung" zu bestimmen. In Teil B sollen in 10 Items Personen benannt werden, die als sozial unterstützend bzw. als sozial belastend erlebt werden. Ausgewertet werden die Anzahl der Nennungen von unterstützenden Personen, die Anzahl der Nennungen von belastenden Personen sowie die Gesamtzahl unterschiedlicher Nennungen. Es existiert eine Kurzform des Fragebogens (F-SOZU-K-22), die mit Hilfe von 22 ausgewählten Items aus Teil A der Langform die Bereiche emotionale Unterstützung, praktische Unterstützung und soziale Integration abbildet. Berechnet wird hier lediglich ein Gesamtwert der wahrgenommenen sozialen Unterstützung.

Beispielitem „Ich habe einen vertrauten Menschen, in dessen Nähe ich mich sehr wohl fühle." (Teil A, Skala Emotionale Unterstützung)
„Von wem können Sie jederzeit praktische Hilfe bekommen?" (Teil B, unterstützende Personen)
„Wer verursacht bei Ihnen Angst oder macht Ihnen ein schlechtes Gewissen?" (Teil B, belastende Personen)

Zielgruppe Jugendliche und Erwachsene von 16–96 Jahren

Durchführung: Langform (64 Items): 10–20 Minuten, Kurzform (22 Items): ca. 5 Minuten Auswertung: Langform: ca. 10 Minuten, Kurzform: ca. 5 Minuten	**Zeitbedarf**

Validität

Das Verfahren besitzt inhaltlich-logische und faktorielle Validität. Die Konstruktvalidität konnte sowohl für die Lang- als auch für die Kurzform anhand von erwartungskonformen Beziehungen zu den Konstrukten soziale Kompetenz und soziale Unsicherheit, Lebenszufriedenheit, Partnerschaftszufriedenheit sowie psychopathologische Symptome und Beschwerden nachgewiesen werden. Für Patientengruppen wurden im Vergleich mit Kontrollgruppen signifikante Unterschiede bezüglich sozialer Unterstützung gefunden.

Reliabilität

Die internen Konsistenzen (Cronbachs Alpha) für die Langform liegen für die Hauptskalen von Teil A bei verschiedenen Stichproben über .80, für den Gesamtwert der „Wahrgenommenen sozialen Unterstützung" über .90 und für Teil B über .67. Die interne Konsistenz (Cronbachs Alpha) der Kurzform liegt bei 12 Stichproben mit insgesamt N = 909 Personen zwischen .79 und .92. Die Retestreliabilität lag für Zeitabstände von 2 bzw. 7 Monaten bei .65 bzw. .52.

Normierung

Die Ergebnisse der Normierung an einer repräsentativen Stichprobe von 2.179 Personen in Ost- und Westdeutschland werden für die Hauptskalen der Langform und die Kurzform in Form von Prozentrangtabellen von Fydrich et al. (1999) berichtet. Normierungsdaten anhand einer Stichprobe von 394 Personen im Alter von 61–96 Jahren haben Hessel et al. (1998) vorgelegt.

Das vorgestellte Verfahren ist an einer Vielzahl nicht-klinischer Stichproben und klinischer Stichproben verschiedener Indikationsbereiche eingesetzt worden, auch Angehörige erkrankter Personen wurden untersucht. Die soziale Unterstützung wurde mit verschiedenartigen Konstrukten (u. a. subjektive Gesundheit, psychische Befindlichkeit, Schwere der Symptomatik, Genesungsverlauf, Compliance, Erfolg verschiedener Interventionen, Arbeitsbelastung, Gesundheitsverhalten und Inanspruchnahme medizinischer Leistungen) in Beziehung gesetzt, häufig untersucht wurde der Zusammenhang mit Merkmalen der Krankheitsverarbeitung (z. B. Hessel et al., 2000). Unterschiede zwischen verschiedenen Diagnosegruppen und zwischen Erkrankten und Gesunden wurden ebenso geprüft wie die Abhängigkeit der sozialen Unterstützung von soziodemographischen Variablen (Alter, Geschlecht, Ost-West). Der Fragebogen zur sozialen Unterstützung erlaubt die differenzierte, reliable und valide Erfassung von verschiedenen Aspekten der sozialen Unterstützung an unterschiedlichen Personengruppen. Es handelt sich um ein ökonomisches Verfahren, die Kurzform eignet sich für den Einsatz als Screening-Instrument vornehmlich zur Identifikation von Personen mit geringer sozialer Unterstützung.	**Einsatz-möglichkeiten**

Rezension: **HPS**
H. Berth

Langname und Quelle Häusliche Pflege-Skala HPS zur Erfassung der Belastung bei betreuenden oder pflegenden Personen. Gräßel, E. & Leutbecher, M. Ebersberg: Vless. 1993.

Testart Klinischer Test

Beschreibung „Mit der Häuslichen Pflege-Skala wird ein Instrument vorgestellt, das es ermöglicht, den Ausprägungsgrad der globalen, subjektiven Belastung einer betreuenden oder pflegenden Person im familiären Bereich festzustellen" (Manual, S. 4). Diese subjektive Belastung wird als unabhängig von den objektiv durch die Pflege entstandenen Einschränkungen wie etwa finanziellen Konsequenzen verstanden. In Anbetracht der Entwicklung der Altersstruktur in Deutschland und der stetig steigenden Anzahl pflegebedürftiger Personen, wird durch die HPS ein wichtiger Bereich des individuellen Wohlbefindens in einer schwierigen Lebenssituation messbar gemacht. Zu den 28 Items ist je 4-stufig von „stimmt genau" bis „stimmt nicht" Stellung zu beziehen. Es wird ein Summenscore für die erlebte Belastung gebildet, der die Einschätzung der Belastung als „niedrig", „mittel" und „hoch" zulässt. Einige Items sind inhaltlich zu den Subskalen „Verbrauch psychischer und physischer Kraft", „Zeichen der Überforderung" und „Veränderungen der sozioökonomischen Situation" zugeordnet.

Beispielitem „Durch die Pflege wird meine Gesundheit angegriffen."
„Ich fühle mich ‚hin und her gerissen' zwischen den Anforderungen meiner Umgebung (z. B. Familie) und den Anforderungen durch die Pflege."

Zielgruppe Erwachsene, die einen Angehörigen zu Hause pflegen

Zeitbedarf Durchführung: ca. 10 Minuten
Auswertung: ca. 3 Minuten

Validität Die Überprüfung der Gütekriterien erfolgte bei N = 128 Personen, die seit mindestens 6 Monaten einen Angehörigen zu Hause pflegten. Berichtet werden erwartungsgemäße Zusammenhänge zu verschiedenen objektiven Maßen und anderen standardisierten Verfahren. Die Korrelation zum täglichen zeitlichen Pflegeaufwand betrug .23, zur Dauer der Pflegebedürftigkeit .27, zur Perceived Stress Scale (PSS, Cohen, Kamarck & Mermelstein, 1983) .56 und zum GBB (vgl. S. 146) .48.

Reliabilität Cronbachs Alpha der HPS wird mit .91 angegeben. Berechnet wurden weiterhin verschiedene Testhalbierungsreliabilitäten, die je nach Art der Aufteilung der Items Werte um .81 erbrachten.

Normierung

Normwerte im eigentlichen Sinne werden nicht berichtet. Für die zur Validierung herangezogene Stichprobe von N = 128 pflegenden Angehörigen werden Mittelwerte und Standardabweichungen berichtet. Diese sind nach den Pflegegründen (z.B. Demenz oder Parkinson) gesplittet und erlauben die Einordnung der Belastung durch die Pflege in „niedrig", „mittel" und „hoch".

Einsatzmöglichkeiten

Mit der HPS ist das relativ schnelle Erfassen des Ausmaßes der subjektiv erlebten Belastung von pflegenden Personen und das Klassifizieren dieser Belastung möglich. Aus dem HPS-Wert können ggf. Entlastungsmaßnahmen abgeleitet und die Effektivität dieser überprüft werden. Über die Anwendung der HPS bei professionellen Pflegekräften ist bislang nichts berichtet. Forschungsarbeiten mit der HPS hat Gräßel (1996, 1998) vorgestellt.

Rezension: G. Tchitchekian	**IIP-D**
Langname und Quelle	Inventar zur Erfassung interpersonaler Probleme – Deutsche Version. Horowitz, L.M., Strauß, B. & Kordy, H. 2. überarbeitete und neunormierte Aufl. Weinheim: Beltz. 2000.
Testart	Klinischer Test, Persönlichkeitstest
Beschreibung	Bei dem Verfahren handelt es sich um die deutschsprachige Version des „Inventory of Interpersonal Problems" von Horowitz et al. (1988), das sich an interpersonalen Persönlichkeitstheorien orientiert, wie sie etwa von Sullivan (1953) und Leary (1957) entwickelt wurden. Zwischenmenschliche Beziehungen werden dabei als wesentlich für die Form der Persönlichkeit angesehen. Die Theorie wurde durch die Studien von Leary empirisch gestützt, indem dieser mit seinem Circumplex-Modell interpersonalen Verhaltens zeigen konnte, dass bestimmte Arten von Aktionen beim anderen bestimmte Arten von Reaktionen hervorrufen. In diesem Modell werden die beiden Dimensionen Zuneigung (feindseliges vs. liebevolles Verhalten) und Dominanz (dominierendes vs. unterwürfiges Verhalten) zur Beschreibung interpersonaler Verhaltensweisen herangezogen. Durch Unterteilung des zweidimensionalen semantischen Raums in Oktanten lassen sich spezifische Verhaltensweisen einer Person einordnen, wobei zu erwarten ist, dass in der zwischenmenschlichen Beziehung sowohl komplementäres als auch nicht-komplementäres Verhalten auftritt. Das Inventar umfasst insgesamt 127 Items, die sich auf interpersonale Verhaltensweisen beziehen und 2 Abschnitten zugeordnet sind. Im 1. mit 78 Items werden Verhaltensweisen beschrieben, die dem Probanden im Umgang mit anderen Menschen schwer fallen könnten, im 2. Abschnitt mit 49 Items beziehen sich die Aussagen auf Verhaltensweisen, die im Übermaß gezeigt werden können, d.h. zu oft oder zu sehr. Die Antworten sind 5-stufig skaliert (von „nicht" bis „sehr"). Als Subskalen werden 8 faktorenanalytischgebildete Skalen empfohlen, die den Oktanten des Circumplex-Modells entsprechen: (PA) Autokratisch/dominant, (BC) Streitsüchtig/konkurrierend, (DE) Abweisend/kalt, (FG) Introvertiert/sozial vermeidend, (HI) Selbstunsicher/unterwürfig, (JK) Ausnutzbar/nachgiebig, (LM) Fürsorglich/freundlich und (NO) Expressiv/aufdringlich. Die einzelnen Skalen werden durch je 8 Items gebildet, diese 64 Items bilden auch die Kurzform (IIP-C) des Verfahrens. Die restlichen 63 Items sind keiner Skala zugeordnet. Sowohl spezifische Skalenwerte, die die spezifische Problematik in dem jeweiligen Bereich interpersonaler Probleme widerspiegeln, als auch Gesamtwerte werden errechnet.
Beispielitem	„Es fällt mir schwer mit anderen zurechtzukommen." (Skala „Abweisend/kalt") „Ich lege zuviel Wert darauf, beachtet zu werden." (Skala „Expressiv/aufdringlich")
Zielgruppe	Gesunde sowie körperlich/psychisch beeinträchtigte Erwachsene

Zeitbedarf
Durchführung: 15–20 Minuten, Kurzform: 10–15 Minuten Auswertung: 3 Minuten

Validität

In Studien (Horowitz et al. 1988; Davies-Osterkamp et al. 1993) erwies sich die Ausprägung spezifischer interpersonaler Probleme als valides Prädiktionskriterium für einen Psychotherapieerfolg. Kürzlich konnte gezeigt werden, dass interpersonale Schwierigkeiten in enger Beziehung stehen zu unterschiedlichen Bindungsstilen Erwachsener (Handbuch, S. 37). Im Vergleich mit anderen bewährten Verfahren (SCL-90, vgl. S. 102, MMPI, Gießen-Test, GT, vgl. S. 56) konnte auch die Konstruktvalidität nachgewiesen werden (Davies-Osterkamp & Kriebel, 1993).

Reliabilität

Die interne Konsistenz (Alpha = .36 – .64) der Skalen kann (trotz des sehr niedrigen Wertes für Skala LM) als noch zufriedenstellend angesehen werden, die Retestreliabilitäten sind befriedigend (.81 bis .90).

Normierung

Es liegt für eine repräsentative Stichprobe von 3.047 Personen eine nach Geschlecht und Alter differenzierte Normtabelle (Mittelwerte, Stanine-Werte) vor.

Einsatzmöglichkeiten
Der Anwendungsschwerpunkt liegt in der Status- und Prozessdiagnostik für die Psychotherapie in Klinik und Forschung, wobei der Anwendungsbereich auf keine bestimmte Form der Psychotherapie beschränkt ist.

Rezension: **S-S-G**
H. Lehmann

Langname und Quelle	Fragebogen zur Messung von Einstellungen zu Sexualität, Schwangerschaft und Geburt. Lukesch, H. & Lukesch, M., Göttingen: Hogrefe. 1976.
Testart	Persönlichkeitstest, Medizinpsychologischer Test
Beschreibung	Der S-S-G erfasst Einstellungen zu Sexualität, Schwangerschaft und Geburt, die für den Schwangerschafts- und Geburtsverlauf sowie für die prä- und postnatale Entwicklung des Kindes von Bedeutung sind. Er besteht aus 70 Items zusammengefasst zu 5 Subskalen, welche die Einstellungsbereiche (I) Offene Ablehnung der Schwangerschaft, (II) Verletzungsangst gegenüber dem Kind, (III) Ablehnung des Stillens, (IV) Geburtsangst, (V) Einstellung zur Sexualität widerspiegeln. Aufgrund der unpersönlichen Formulierung der Items ist mit diesem Fragebogen auch eine Untersuchung von Männern möglich.
Beispielitem	„Es gibt für eine Frau nichts Unangenehmeres als schwanger zu sein." „Die Wehen sind nicht so schlimm, wie die Frauen oft sagen."
Zielgruppe	Frauen und Männer im reproduktionsfähigen Alter
Zeitbedarf	Durchführung: 10–15 Minuten Auswertung: 10 Minuten
Validität	Die Konstruktvalidität wird im Handbuch durch umfangreiche varianz- und korrelationsanalytische Untersuchungen belegt. Es werden Zusammenhänge zwischen anderen Operationalisierungen von Schwangerschaftseinstellungen (z.B. direkte Fragen zu Erwünschtheit und Geplantheit der Schwangerschaft oder Geburtsangst, Registrierung der gedanklichen und praktischen Vorbereitung als Ausdruck der allgemeinen Haltung gegenüber dem Kind), sozioökonomischen Faktoren und Merkmalen der Partnerbeziehung bzw. des Schwangerschaftsverlaufs und der Geburt aufgeführt.
Reliabilität	Zu Reliabilitätskoeffizienten, Paralleltest- oder Split-Half-Reliabilitäten liegen keine Angaben vor. Die Homogenitätskoeffizienten (nach Hoyt) für die 5 Subskalen liegen bei Frauen im Bereich von .62 und .85. Bei Männern liegen diese Werte zwischen .62 und .88.

Normierung

Die Normwerte wurden an einer Stichprobe von N = 239 Frauen und N = 104 Männern ermittelt. In den jeweils geschlechtsspezifisch aufgeführten Normtabellen liegen Stanine-Werte, T-Normen und Prozentränge für die 5 Subskalen vor.

Einsatzmöglichkeiten

Der S-S-G kann in Schwangerschafts-, Ehe- und Elternberatungsstellen, in der Gynäkologie und in Elternkursen eingesetzt werden. Die Resultate tragen zum Verständnis verschiedener psychischer Schwangerschaftskomponenten bei und können Hinweise auf psychotherapeutischen Interventionsbedarf geben.

Literatur

Abels, D. (1974). Konzentrations-Verlaufs-Test. 2. Aufl. Göttingen: Hogrefe.
Ajzen, I. & Fishbein, M. (1980). Understanding attitudes and predicting social behavior. Englewood Cliffs: Prentice Hall.
Albani, C., Reulecke, M., Körner, A., Villmann, T., Villmann, B., Blaser, G. & Geyer, M. (2000). Erinnertes elterliches Erziehungsverhalten und das Ausmaß psychischer Beeinträchtigungen bei Psychotherapiepatientinnen. Zeitschrift für Medizinische Psychologie, 9, 69–75.
American Psychiatric Association (APA) (1987). Diagnostic and Statistical Manual of Mental Disorders (3rd rev. ed.). Washington, DC: APA.
American Psychiatric Association (APA) (1994). Diagnostic and Statistical Manual of Mental Disorders (4rd ed.). Washington, DC: APA.
Amthauer, R. (1973). Intelligenz-Struktur-Test 70 (IST 70). 4. Aufl. Göttingen: Hogrefe.
Amthauer, R. Brocke, B., Liepmann, D. & Beauducel, A. (1999). Intelligenz-Struktur-Test 2000 (IST 2000). Göttingen: Hogrefe.
Angermeyer, M. C., Liebelt, P. & Matschinger, H. (2001). Befindlichkeitsstörungen der Eltern von Patienten mit schizophrenen oder affektiven Störungen. Psychotherapie, Psychosomatik, Medizinische Psychologie, 51, 255–260.
Angst, J., Degonda, M. & Ernst, C. (1992). The Zurich Study: XV. Suicide attempts in a cohort from age 20 to 30. European Archives of Psychiatry and Clinical Neuroscience, 242, 135–141.
Appel, E. & Hahn, A. (1997). Krankheitsbewältigung bei Krebspatienten: Zur Bedeutung sozialer und personaler Ressourcen. Zeitschrift für Gesundheitspsychologie, 5, 109–129.
Aranda, M. P., Lee, P. J. & Wilson, S. (2001). Correlates of depression in older Latinos. Home health care services quarterly, 20 (1), 1–20.
Auerbach, P. & Melchertsen, K. (1981). Zur Häufigkeit des Alkoholismus stationär behandelter Patienten aus Lübeck. Schleswig-Holsteinisches Ärzteblatt, 5, 223–227.
Augustin, M., Zschocke, I., Lange, S., Seidenglanz, K. & Amon, U. (1999). Lebensqualität bei Hauterkrankungen: Vergleich verschiedener Lebensqualitäts-Fragebögen bei Psoriasis und atopischer Dermatitis. Hautarzt, 50, 715–722.
Bachmann, N., Berta, D., Eggli, P. & Hornung, R. (1999). Macht Studieren krank? Die Bedeutung von Belastung und Ressourcen für die Gesundheit der Studierenden. Bern: Huber.
Bahrke, U., Krause, A., Walliser, U., Bandemer-Greulich, U. & Goldhahn, A. (2000). Retinopathia centralis serosa – Magengeschwür der Augenheilkunde? Psychotherapie, Psychosomatik, Medizinische Psychologie, 50 (12), 464–469.
Bandelow, B. (1995). Assessing the efficacy of treatments for panic disorder and agoraphobia. II. The Panic and Agoraphobia Scale. International Clinical Psychopharmacology, 10, 73–81.
Bandelow, B. (1999). Panic and Agoraphobia Scale (PAS). Seattle: Hogrefe & Huber.
Bandelow, B., Sengos, G., Wedekind, D., Hüther, G., Pilz, J., Broocks, A., Hajak, G. & Rüther, E. (1997). Urinary excretion of cortisol, norepinephrine, testosterone, and melatonin in panic disorder. Pharmacopsychiatry, 30, 113–117.
Bankier, B., Aigner, M., Krones, S. & Bach, M. (2000). Screening for DSM-IV somatoform disorders in chronic pain patients. Psychopathology, 33, 115–118.
Basler, H. D., Steinfelder, C., Hartnack, U. & Kretschmer, V. (1987). The safety of and the strain on the donor during thrombocytapheresis on the cell separator. A psychological study. Infusionstherapie, 14 (4), 36–42.
Bauer, A., Drechsler, R. & Kaiser, G. (1988). Therapieorientierte Diagnostik und Befunderhebung bei globaler Aphasie. Aphasie und verwandte Gebiete, 3, 3–23.

Beck, A. T., Brown, G., Steer, R. A., Eidelson, J. I. & Riskind, J. H. (1987). Differentiating anxiety and depression: A test of the cognitive content-specificity hypothesis. Journal of Abnormal Psychology, 96, 179–183.

Beck, A. T., Steer, R. A. & Garbin, M. G. (1988). Psychometric properties of the Beck Depression Inventory: Twenty-five years of evaluation. Clinical Psychology Review, 8, 77–100.

Beck, A. T., Ward, C. H., Mendelsohn, M., Mock, J. & Erbaugh, J. (1961). An inventory for measuring depression. Archives of General Psychiatry, 4, 561–571.

Beck, A. T., Weissman, A., Lester, D. & Trexler, L. (1974). The measurement of pessimism: The Hopelessness Scale. Journal of Consulting and Clinical Psychology, 42, 861–865.

Becker, P. (1982). IAF. Interaktions-Angst-Fragebogen. Weinheim: Beltz.

Becker, P., Haensgen, K.-D. & Krieger, W. (1994). Persönlichkeitsvergleich von Ost- und Westdeutschen in Indikatoren der seelischen Gesundheit und der Verhaltenskontrolle. Report Psychologie, 19 (3), 28–32.

Becker-Carus, C. (Hrsg.) (1994). Fortschritte der Schlafmedizin. Aktuelle Beiträge zur Insomnieforschung. Münster: Lit.

Becker-Carus, C. (Hrsg.) (1995). Aktuelle psychophysiologische Schlafforschung. Münster: Lit.

Beckmann, D. & Richter, H. E. (1979). Erfahrungen mit dem Gießen-Test (GT) – Praxis, Forschung und Tabellen. Bern: Huber.

Beckmann, D., Brähler, E. & Richter, H.-E. (1983). Der Gießen-Test (GT). Ein Test für Individual- und Gruppendiagnostik. Handbuch. 3. Aufl. Bern: Huber.

Beiglböck, W., Feselmayer, S., Bischof, B. & Genner-Diem, E. (1999). Das alkoholinduzierte organische Psychosyndrom – einheitliches Syndrom oder differenzierte Typen? Wiener Zeitschrift für Suchtforschung, 22 (4), 27–34.

Belitz-Weihmann, E. & Metzler, P. (1993). Ein Rasch-skalierter Fragebogen zum funktionalen Trinken (FFT). Sucht, 39 (6), 384–398.

Belitz-Weihmann, E. & Metzler, P. (1996). Fragebogen zum Funktionalen Trinken. FFT (Manual). Frankfurt am Main: Swets.

Benecke, A., Majewski, J. & Faller, H. (2000). Gastric Banding als operative Behandlungsmethode für schwer übergewichtige Patienten – psychologische Begleitforschung und erste Ergebnisse. Zeitschrift für Klinische Psychologie, Psychiatrie und Psychotherapie, 48, 343–358.

Bernstein, E. M. & Putnam, F. W. (1986). Development, reliability, and validity of a dissociation scale. Journal of Nervous and Mental Disease, 174 (12), 727–735.

Berth, H. (2000). Strukturiertes Inventar für anorektische und bulimische Essstörungen. Zeitschrift für Medizinische Psychologie, 3, 143–144.

Berth, H. (2001). Das Temperament- und Charakterinventar (TCI). Diagnostica, 1 (47), 51–53.

Berth, H. (2002). Fragebogen zum Eßverhalten (FEV). In E. Brähler, J. Schumacher & B. Strauss (Hrsg.). Diagnostische Verfahren in der Psychotherapie. (S. 115–118). Göttingen: Hogrefe.

Bittler, J., Rasche, H. & Wegener, B. (1993). Angst im Entzug. Suchtreport, 4, 44–48.

Bodenburg, S., Popp, B. & Kawski, S. (2001). Ergänzende Normdaten zu dem Untertest Alertness aus der Testbatterie zur Aufmerksamkeitsprüfung (TAP) in der Altersgruppe 60+. Zeitschrift für Neuropsychologie, 12, 125–130.

Bodenmann, G., Cina, A. & Schwerzmann, S. (2001). Individuelle und dyadische Copingressourcen bei Depressiven. Zeitschrift für Klinische Psychologie und Psychotherapie, 30, 194–203.

Bohus, M., Haaf, B., Stiglmayr, C., Pohl, U., Böhme, R. & Linehan, M. (2000). Evaluation of inpatient dialectical-behavioral therapy for borderline personality disorder – A prospective study. Behaviour Research and Therapy, 38 (9), 875–887.

Bonaguidi, F., Trivella, M. G., Michelassi, C., Filipponi, F., Mosca, F. & L'Abbate, A. (2001). Personality change as defensive responses of patients evaluated for liver transplant. Psychological Reports, 88, 1211–1221.

Bongard, S., Müller, C., Heiligtag, U., Rüddel, H. & Hodapp, V. (2001). Dispositioneller Ärgerausdrucksstil und suizidale Handlungen bei Patienten einer psychosomatischen Fachklinik. Zeitschrift für Klinische Psychologie, Psychiatrie und Psychotherapie, 49, 185–196.

Borkenau, P. & Ostendorf, F. (1993). NEO-Fünf-Faktoren Inventar nach Costa und McCrae. Handanweisung. Göttingen: Hogrefe.

Brähler, E. (1992). Gießener Beschwerdebogen für Kinder und Jugendliche (GBB-KJ). Bern: Huber.

Brähler, E. (1999). Gießener Beschwerdebogen-Bibliographie (1969–1998). Verfügbar unter http://www.uni-Leipzig.de/~medpsych/p-download.html [13.11.2002].

Brähler, E., Holling, H., Leutner, D. & Petermann, F. (Hrsg.) (2002). Brickenkamp Handbuch pädagogischer und psychologischer Test. (2. Bde.). 3. Aufl. Göttingen: Hogrefe.

Brähler, E. & Scheer, J. W. (1983). Der Gießener Beschwerdebogen (GBB). Bern: Huber.

Brähler, E., Schumacher, J. & Brähler, C. (1999). Erste gesamtdeutsche Normierung und spezifische Validitätsaspekte des Gießen-Test. Zeitschrift für Differentielle und Diagnostische Psychologie, 3 (20), 231–243.

Brähler, E., Schumacher, J. & Brähler, C. (2000). Erste gesamtdeutsche Normierung der Kurzform des Gießener Beschwerdebogens GBB-24. Psychotherapie, Psychosomatik, Medizinische Psychologie, 50, 14-21.

Brähler, E., Schumacher, J. & Strauß, B. (Hrsg.) (2002). Diagnostische Verfahren in der Psychotherapie. Göttingen: Hogrefe.

Brähler, E., Strauß, B., Hessel, A. & Schumacher, J. (2000). Normierung des Fragebogens zur Beurteilung des eigenen Körpers (FBek) an einer repräsentativen Bevölkerungsstichprobe. Diagnostica, 3 (46), 156–164.

Bräunig, P., Krüger, S. & Shugar, G. (1999). Prävalenz und klinische Bedeutung katatoner Symptome bei Manien. Fortschritte der Neurologie, Psychiatrie, 67 (7), 306–317.

Bräunig, S., Shugar, G. & Krüger, S. (1996). An investigation of the self-report manic inventory as a diagnostic and severity scale for mania. Comprehensive Psychiatry, 37, 52–54.

Breidt, R. (1970). Möglichkeiten des Benton-Tests in der Untersuchung psychoorganischer Störungen nach Hirnverletzungen. Archiv für Psychologie, 3–4 (122), 314–336.

Brengelmann, J. C. & Brengelmann, L. (1960). Deutsche Validierung vom Fragebogen der Extraversion, neurotischen Tendenz und Rigidität. Zeitschrift für Experimentelle und Angewandte Psychologie, 7, 291–331.

Broocks, A., Meyer, T. F., Bandelow, B., George, A., Bartmann, U., Rüther, E. & Hillmer-Vogel, U. (1997). Exercise avoidance and impaired endurance capacity in patients with panic disorder. Neuropsychobiology, 36, 182–187.

Bülau, B., Tigges, B. R., Büttner, T. & Zimmer, B. (1998). EDV-Checksystem Hirnleistungsstörungen 2.0. Praktische Hilfen zur Anamnese, Diagnose, Therapie, Verlaufskontrolle und -dokumentation. Lünen: P: Connect Werbeagentur.

Bullinger, M., Heinisch, M., Ludwig, M. & Geier, S. (1990). Skalen zur Erfassung des Wohlbefindens: Psychometrische Angaben zum „Profile of Mood States" (POMS) und zum „Psychological General Well-Being Index" (PGWB). Zeitschrift für Differentielle und Diagnostische Psychologie, 11, 53–61.

Burghofer, K. (1999). Das Image von Psychologen bei Medizinern. Fremdwahrnehmungen und Kompetenzzuweisungen. In I. Rietz, T. Kliche & S. Wahl (Hrsg.). Das Image der Psychologie. (S. 158–170). Lengerich: Pabst.

Buschmann-Steinhage, R. & Traxler, S. (1994). Tests. In F.-W. Wilker, C. Bischoff & P. Novak (Hrsg.). Medizinische Psychologie und Soziologie. (S. 10–15). München: Urban & Schwarzenberg.

Casser, H.-R., Riedel, T., Schrembs, C., Ingenhorst, A. & Kühnau, D. (1999). Das multimodale interdisziplinäre Therapieprogramm beim chronifizierenden Rückenschmerz. Der Orthopäde, 28, 946–957.

Cattel, R. B. (1963). Theory of fluid and crystallized intelligence. A critical experiment. Journal of Educational Psychology, 54, 1–22.

Cattell, R. B. & Scheier, I. H. (1961). The meaning and measurement of neuroticism and anxiety. New York: Ronald Press.

Chambless, D. L., Caputo, G. C., Bright, P. & Gallagher, R. (1984). Assessment of fear in agoraphobics. The Body Sensations Questionnaire and the Agoraphobic Cognitions Questionnaire. Journal of Consulting and Clinical Psychology, 52, 1090–1097.

Clare, L., Wilson, B. A., Emslie, H., Tate, R. & Watson, P. (2000). Adapting the Rivermead Behavioural Memory Test Extended Version (RBMT-E) for people with restricted mobility. British Journal of Clinical Psychology, 39, 363–369.

Clement, U. & Löwe, B. (1996). Fragebogen zum Körperbild (FKB-20). Handanweisung. Göttingen: Hogrefe.

Cloninger, C. R. (1986). A unified biosocial model of personality and its role in the development of anxiety states. Psychiatric Developments, 3, 167–226.

Cohen, S., Kamarck, T. & Mermelstein, R. (1988). A global measure of perceived stress. Journal of Health and Social Behavior, 24, 385–396.

Collett, L. J. & Lester, D. (1969). The fear of death and the fear of dying. Journal of Psychology, 72, 179–181.

Conn, S. R. & Rieke, M. L. (1994). The 16 PF fifth edition (technical manual). Champaign, IL: Institute for Personality and Ability Testing (IPAT).

Conte, H. R., Plutchik, R., Karasu, T. B. & Jerett, I. (1980). A self-report borderline scale. Discriminative validity and preliminary norms. Journal of Nervous and Mental Disease, 168, 428–435.

Cormann, G. & Holtschoppen, U. (1978). Dimensionen des Körpererlebens. Unveröffentlichte Diplomarbeit, Universität Marburg.

Cornell, D. G., Silk, K. R. Ludolph, P. S. & Lohr, N. E. (1983). Test-Retest reliability of the diagnostic interview for borderlines. Archives of General Psychiatry, 40, 1311–1318.

Costa, P. T. & McCrae, R. R. (1985). The NEO Personality Inventory. Manual Form S and Form R. Odessa, Florida: Psychological Assessment Resources.

Cuntz, U., Welt, J., Ruppert, E. & Zillessen, E. (1999). Determinanten der subjektiven Belastung durch chronisch-entzündliche Darmerkrankungen und ihre psychosozialen Folgen. Ergebnisse einer Studie bei 200 Patienten. Psychotherapie, Psychosomatik, Medizinische Psychologie, 49 (12), 494–500.

Cyr, J. J., McKenna-Foley, J. M. & Peacock, E. (1985). Factor structure of the SCL-90-R: Is there one? Journal of Personal Assessment, 49, 571–578.

Dahl, G. (1972). WIP – Reduzierter Wechsler-Intelligenztest. Meisenheim: Hain.

Daumann, U. (1999). Kompetenzeinschätzung und Coping bei Schmerzpatienten. Unveröffentlichte Diplomarbeit, Fachbereich Psychologie der Universität Osnabrück.

Davies-Osterkamp, S. & Kriebel, R. (1993). Konstruktvalidierung und Persönlichkeitstests durch das „Inventar interpersonaler Probleme" (IIP). Gruppentherapie und Gruppendynamik, 29, 295–307.

Davies-Osterkamp, S., Jung, K. & Ott, J. (1993). Zusammenhänge zwischen interpersonalen Problemen und dem Behandlungsergebnis nach stationärer Gruppenpsychotherapie: Ergebnisse aus der Universitätsklinik Düsseldorf. Gruppentherapie und Gruppendynamik, 29, 245–249.

Degler, C. & Trettin, H. (1987). Die Bedeutung der positiven Selbstkommunikation für die psychische Gesundheit, das Selbstkonzept und die Selbstakzeptierung. Diplomarbeit, Universität Hamburg, Fachbereich Psychologie.

Deisenhammer, E. A., Whitworth, A. B., Geretsegger, C., Kurzthaler, I., Gritsch, S., Miller, C. H., Fleischhacker, W. W. & Stuppack, C. H. (2000). Intravenous versus oral administration of amitriptyline in patients with mayor depression. Journal of Clinical Psychopharmacology, 20, 417–422.

De Renzi, E. & Vignolo, L. A. (1962). The Token Test: a sensitive test to detect receptive disturbances in aphasics. Brain, 85, 665–678.

Derogatis, D. R. (1977). SCL-90. Administration, Scoring and Procedures. Manual-I for the R(evised) Version and other Instruments of the Psychopathology Rating Scale Series. Baltimore: Johns Hopkins University School of Medicine.

Deusinger, I. M. (1986). Frankfurter Selbstkonzeptskalen. Göttingen: Hogrefe.

Diez-Quevedo, C., Rangil, T., Sanchez-Planell, L., Kroenke, K. & Spitzer, R. L. (2001). Validation and utility of the patient health questionnaire in diagnosing mental disorders in 1003 general hospital Spanish inpatients. Psychosomatic Medicine, 63 (4), 679–686.

DiNardo, P. A. & Barlow, D. H. (1988). Anxiety Disorders Interview Schedule-Revised (ADIS-R). Unveröffentlichtes Manuskript. Albany: New York State University.

Doering, S., Mumelter, C., Bonatti, J., Oturanlar, D., Gaggl, S., Pachinger, O., Müller, L. & Schüßler, G. (2001). Zur Variabilität des Copings bei Patienten mit aortokoronarer Bypass-Operation. Zeitschrift für Psychosomatische Medizin und Psychotherapie, 47, 262–276.

Driessen, M. & Balck, F. (1991). Chronische Niereninsuffizienz: Prädiktoren für eine günstige Adaptation an Krankheit und Behandlung. Psychotherapie, Psychosomatik, Medizinische Psychologie, 41, 362–371.

Drinkmann, A. & Hauer, K. (1995). Selbstaufmerksamkeit und Angstabwehr als Bedingungen der Schmerzverarbeitung bei koronar-bedingten Herzbeschwerden: Zum Problem der „stummen Ischämien". Zeitschrift für Gesundheitspsychologie, 3, 24–38.

Eckert, J., Biermann-Ratjen, E.-M. & Tönnies, S. (1982). PSYGE – Ein neuentwickelter Fragebogen zur Erfassung psychischer Gesundheit. In: Bommert, H., Petermann, F. (Hrsg.). Diagnostik und Praxiskontrolle in der Klinischen Psychologie. Eigenverlag GGVT und GwG.

Egeland, B., Rice, J. & Penny, S. (1967). Inter-scorer reliability on the Bender Gestalt Test and the Revised Visual Retention Test. American Journal of Mental Deficiency, 72 (1), 96–99.

Eggert, D. (1974). Eysenck-Persönlichkeitsinventar (EPI). Göttingen: Hogrefe.

Ellert, U. & Bellach, B.-M. (1999). Der SF-36 im Bundesgesundheitssurvey – Beschreibung einer aktuellen Normstichprobe. Gesundheitswesen, 61 (Sonderheft 2), S184–S190.

Ellis, A. (1970). Reason and Emotion in Psychotherapy. New York: Lyle Stuart.

Ertel, S. (1972). Erkenntnis und Dogmatismus. Psychologische Rundschau, 23, 241–269.

Eysenck, H. J. (1959). Das „Maudsley Personality Inventory" als Bestimmer der neurotischen Tendenz und Extraversion. Zeitschrift für Experimentelle und Angewandte Psychologie, 6, 167-190.

Eysenck, H. J. (1960). The structure of human personality. London: Methuan.

Fabisch, H., Fabisch, K. & Zapotoczky, H.-G. (1996). Änderung von Persönlichkeitsfaktoren in der schizophrenen Psychose. In G. Groß, G. Huber & J. Morgner (Hrsg.). Persönlichkeit – Persönlichkeitsstörung – Psychose. (S. 233–243). Stuttgart: Schattauer.

Fahrenberg, J. (1975). Die Freiburger Beschwerdenliste FBL. Zeitschrift für Klinische Psychologie, 4, 79–100.

Fahrenberg, J. (1995). Somatic complaints in the German population. Journal of Psychosomatic Research, 39, 809–817.

Fahrenberg, J., Selg, H. & Hampel, R. (1978). Das Freiburger Persönlichkeitsinventar. Göttingen: Hogrefe.

Fahrenberg, J., Hampel, R. & Selg, H. (1984). Das Freiburger Persönlichkeitsinventar FPI. Revidierte Fassung FPI-R und teilweise geänderte Fassung FPI-A1. Handanweisung (4., revidierte Aufl.). Göttingen: Hogrefe.

Fahrenberg, J., Hampel, R. & Selg, H. (1989). Das Freiburger Persönlichkeitsinventar FPI. Revidierte Fassung FPI-R und teilweise geänderte Fassung FPI-A1. Handanweisung. Göttingen: Hogrefe.

Faller, H. (1995). Zur multimodalen Erfassung von Coping – Ein Vergleich von Interview und Fragebogen in Selbst- und Fremdeinschätzung. Zeitschrift für Medizinische Psychologie, 4 (1), 37–46.

Fay, E. (1996). Test unter der Lupe. Aktuelle Leistungstest – kritisch betrachtet (I). Heidelberg: Asanger.

Fay, E. (Hrsg.) (1999). Tests unter Lupe II. Lengerich: Pabst.

Fay, E. (Hrsg.) (2000). Tests unter Lupe III. Lengerich: Pabst.

Fenigstein, A., Scheier, M. F. & Buss, A. H. (1975). Public and private self-consciousness. Assessment and theory. Journal of Consulting and Clinical Psychology, 43, 522–527.

Ferring, D., Sommer, C. & Filipp, S.-H. (1996). Veränderungsmuster im Bewältigungsverhalten von Krebspatienten und Korrelate von Veränderungen: Ein personorientierter Ansatz. Zeitschrift für Gesundheitspsychologie, 4, 290–313.

Feuerlein, W. (1975). Alkoholismus – Missbrauch und Abhängigkeit. Eine Einführung für Ärzte, Psychologen und Sozialpädagogen. Stuttgart: Thieme.

Feuerlein, W., Küfner, H., Ringer, C. & Antons, K. (1976). Kurzfragebogen für Alkoholgefährdete (KFA). Eine empirische Analyse. Archiv für Psychiatrie und Nervenkrankheiten, 222, 139–152.

Fichter, M. M., Elton, M., Engel, K., Meyer, A. E., Mall, H. & Poustka, F. (1991). Structured Interview for Anorexia and Bulimia Nervosa (SIAB). Development of a new instrument for the assessment of eating disorders. International Journal of Eating Disorders, 10 (5), 571–592.

Fichter, M. M., Herpertz, S., Quadflieg, N. & Herpertz-Dahlmann, B. (1998). Structured Interview for Anorexic and Bulimic Disorders for DSM-IV and ICD-10. Updated (Third) Revision. International Journal of Eating Disorders, 24, 227–249.

First, M. B., Gibbon, M., Spitzer, R. L. & Williams, J. B. W. (1996). User's Guide for the Structured Clinical Interview for DSM-IV Axis 1 Disorders – research version (SCID-I, Version 2.0). Washington, DC: American Psychiatric Press.

First, M. B., Spitzer, R. L., Gibbon, M. & Williams, J. B. W. (1996). User's Guide for the Structured Clinical Interview for DSM-IV Personality Disorders (SCID-II). Washington, DC: American Psychiatric Press.

Fliege, H., Rose, M., Arck, P., Levenstein, S. & Klapp, B. F. (2001). Validierung des „Perceived Stress Questionnaire" (PSQ) an einer deutschen Stichprobe. Diagnostica, 47, 142–152.

Földényi, M., Giovanoli, A., Tagwerker-Neuenschwander, F., Schallberger, U. & Steinhausen, H.-C. (2000). Reliabilität und Retest-Stabilität der Testleistungen von 7–10 jährigen Kindern in der computergestützten TAP. Zeitschrift für Neuropsychologie, 11, 1–11.

Folstein, M. F., Folstein, S. E. & McHugh, P. R. (1975). Mini-Mental-State: A practical method for grading the cognitive state of patients for the clinician. Journal of Psychiatry Research, 12, 189–198.

Franke, G. H. (1977). Erste Studie zur Güte des Brief Symptom Inventory (BSI). Zeitschrift für Medizinische Psychologie, 3–4, 159–166.

Franke, G. H. (2000). Brief Symptom Inventory (BSI). Göttingen: Beltz.

Freyberger, H. J., Drescher, S., Dierse, B. & Spitzer, R. L. (1996). Psychotherapeutic outcome of inpatients with neurotic and personality disorders with or without benzodiazepine dependence syndrome. European Addiction Research, 2, 53–61.

Friedel, B., Hartmann, R., Joo, S. & Reker, K. (1991). Testfahrten im Daimler-Benz Fahrsimulator unter Einfluss von Diazepam. Zeitschrift für Verkehrssicherheit, 37 (1), 37–39.

Frischenschlager, O., Hohenberg, G. & Handl-Zeller, L. (1990). Der Einfluß von Streßverarbeitungsmechanismen onkologischer Patienten auf physisches und psychisches Befinden in der Strahlentherapie. Psychotherapie, Psychosomatik, Medizinische Psychologie, 40, 293–298.

Fritzsche, M., Heller, R., Hill, H. & Kick, H. (2001). Sleep deprivation as a predictor of response to light therapy in major depression. Journal of Affective Disorders, 62, 207–215.

Frühwald, S., Löffler-Stastka, H., Eher, R., Saletu, B. & Baumhackl, U. (2001). Zusammenhänge zwischen Depression, Angst und Lebensqualität bei Multipler Sklerose. Wiener Klinische Wochenschrift, 113, 333–338.

Funke W., Funke J., Klein M. & Scheller R. (1987). Trierer Alkoholismusinventar (TAI). Handanweisung. Göttingen: Hogrefe.

Funke W., Funke J., Klein M. & Scheller R. (1987). Trierer Alkoholismusinventar (TAI). Computerversion. Hogrefe Test System. Göttingen: Hogrefe.

Fydrich, T., Geyer, M., Hessel, A., Sommer, G. & Brähler, E. (1999). Fragebogen zur Sozialen Unterstützung (F-SozU): Normierung an einer repräsentativen Stichprobe. Diagnostica, 45, 212–216.

Fydrich, T., Lairaiter, A.-R., Saile, H. & Engberding, M. (1996). Diagnostik und Evaluation in der Psychotherapie: Empfehlungen zur Standardisierung. Zeitschrift für Klinische Psychologie, 25, 161-168.

Gehring, A. & Blaser, A. (1982). Minnesota Multiphasic Personality Inventory (MMPI). Deutsche Kurzform. Bern: Huber.

Geisheim, C., Hahlweg, K., Fiegenbaum, W., Frank, M., Schröder, B. & Witzleben, I. v. (2002). Das Brief Symptom Inventory (BSI) als Instrument zur Qualitätssicherung in der Psychotherapie. Diagnostica, 1 (48), 28–36.

Geissner, E. & Würtele, U. (1992). Die Analyse von Dimensionen der Schmerzbewältigung und der schmerzbedingten psychischen Beeinträchtigung. In: E. Geissner & G. Jungnitsch (Hrsg.). Psychologie des Schmerzes – Diagnose und Therapie. (S. 147–158) Weinheim: Psychologie Verlags Union.

Geissner, E. (1990). Psychologische Schmerzmodelle: Einige Anmerkungen zur Gate-Control-Theorie sowie Überlegungen zu einem mehrfaktoriellem prozessualen Schmerzkonzept. Der Schmerz, 4, 184–192.

Geissner, E., Dalbert, C. & Schulte, A. (1992). Die Messung der Schmerzempfindung. In E. Geissner & G. Jungnitsch (Hrsg.), Psychologie des Schmerzes – Diagnose und Therapie (S. 79–97). Weinheim: Psychologie Verlags Union.

Gloger-Tippelt, G. & Huerkamp, M. (1998). Relationship change at the transition to parenthood and security of infant-mother attachment. International Journal of Behavioral Development, 22, 633–655.

Goldschmidt, S. & Brähler, E. (2001). Die Lebenszufriedenheit ungewollt kinderloser Paare bei In-Vitro-Fertilisation in Abhängigkeit des Behandlungsausgangs. Zeitschrift für Klinische Psychologie, Psychiatrie und Psychotherapie, 49, 197–220.

Gorlicki, C. & Schäuble, R. (1997). Inwieweit kann der WST als valides Instrument für eine Intelligenzabschätzung dienen? Zeitschrift für Klinische Psychologie, Psychiatrie und Psychotherapie, 45, 367–375.

Grabe, H.-J., Rainermann, S., Spitzer, C., Gaensicke, M. & Freyberger, H.-J. (2000). The relationship between dimensions of alexithymia and dissociation. Psychotherapy and Psychosomatics, 69 (3), 128–131.

Gräfe, K., Quenter, A., Buchholz, C., Wild, B., Zipfel, S., Herzog, W. & Löwe, B. (2001). Der Gesundheitsfragebogen für Patienten (PHQ-D) – Wie gut diagnostiziert ein Screeningfragebogen psychische Störungen? Nervenheilkunde, 20 (Suppl. 3), S99.

Gräßel, E. (1993). Zur Anwendung psychopathometrischer Verfahren in der Demenzdiagnostik am Beispiel des Vergleichs zwischen dem Mini-Mental State und dem Testsystem MWT/KAI. Zeitschrift für Gerontologie, 26, 268–274.

Gräßel, E. (1996). Körperbeschwerden und Belastung pflegender Familienangehöriger bei häuslicher Pflege eines über längere Zeit hilfsbedürftigen Menschen. Psychotherapie, Psychosomatik, Medizinische Psychologie, 46 (5), 189–193.

Gräßel, E. (1998). Häusliche Pflege dementiell und nicht dementiell Erkrankter. Teil II: Gesundheit und Belastung der Pflegenden. Zeitschrift für Gerontologie und Geriatrie, 31 (1), 57–62.

Graw, P., Gisin, B. & Wirz-Justice, A. (1997). Follow-up study of seasonal affective disorder in Switzerland. Psychopathology, 30, 208–240.

Greitemann, G. (1986). Standardisierte Verfahren zur Aphasie-Diagnostik. Testbesprechung. Zeitschrift für Klinische Psychologie, 15, 268–270.

Grünwald, H. S., Hegemann, U., Eggel, T. & Antheim, L. (1999). Ergebnisqualität systemischer Therapie. Ein Praxisbericht aus der ambulanten psychiatrischen Grundversorgung des Psychiatriezentrums Oberwallis (PZO) in Brig, Schweiz. System Familie, 12, 17–24.

Gunderson, J. G. & Kolb, J. E. (1981). The Diagnostic Interview for Borderline Patients. American Journal of Psychiatry, 138, 896–903.

Günther, U. & Gröben, N. (1978). Abstraktheitssuffixverfahren. Vorschlag einer objektiven und ökonomischen Erfassung der Abstraktheit/Konkretheit von Texten. Zeitschrift für experimentelle und angewandte Psychologie, 25, 5–74.

Gunzelmann, T., Schumacher, J. & Brähler, E. (1996). Körperbeschwerden im Alter: Standardisierung des Gießener Beschwerdebogens (GBB-24) bei über 60jährigen. Zeitschrift für Gerontologie und Geriatrie, 29, 110–118.

Gunzelmann, T., Schumacher, J. & Brähler, E. (2000). Das Kohärenzgefühl bei älteren Menschen: Zusammenhänge mit der subjektiven Gesundheit und körperlichen Beschwerden. Zeitschrift für Klinische Psychologie, Psychiatrie und Psychotherapie, 48, 245–265.

Häcker, H., Leutner, D. & Amelang, M. (Hrsg.) (1998). Standards für pädagogisches und psychologisches Testen. Bern: Huber.

Hackfort, D. & Schlattmann, A. (1995). Erfahrungen mit dem IPC-Diabetes-Fragebogen bei Typ-II-Diabetikern. In C. W. Kohlmann & B. Kulzer (Hrsg.). Diabetes und Psychologie. Diagnostische Ansätze. (S. 119–123). Bern: Huber.

Haf, C.-M. & Feuerlein, W. (1984). Kreuzvalidierung und empirisch-statistische Analyse des Kurzfragebogens für Alkoholgefährdete (KFA) an einer Frauenstichprobe. Suchtgefahren, 4, 266–272.

Hallam, R. S., Jakes, S. C. & Hinchcliffe, R. (1988). Cognitive variables in tinnitus annoyance. British Journal of Clinical Psychology, 27, 213–222.

Halsband, U., Schmitt, J., Weyers, M., Binkofski, F., Grützner, G. & Freund, H.-J. (2001). Recognition and imitation of pantomimed motor acts after unilateral parietal and premotor lesions: a perspective on apraxia. Neuropsychologia, 39 (2), 200–216.

Hartje, W. & Poeck, K. (1978). Token-Test-Leistung aphasischer Patienten bei vokaler und visueller Testanweisung. Nervenarzt, 49, 654–657.

Hasenbring M. (1992). Die Chronifizierung bandscheibenbedingter Schmerzen. Risikofaktoren und gesundheitsförderndes Verhalten. Stuttgart: Schattauer.

Haus, U., Varga, B., Stratz, T., Späth, M. & Müller, W. (2000). Oral treatment of fibromyalgia with tropisetron given over 28 days: influence on functional and vegetative symptoms, psychometric parameters and pain. Scandinavian Journal of Rheumatology, 29 (Suppl. 113), 55–58.

Heider, F. (1958). The psychology of interpersonal relations. New York: Wiley.

Heim, E., Augustiny, K. F., Schaffner, L. & Valach, L. (1993). Coping with breast cancer over time and situation. Journal of Psychosomatic Research, 37, 523–542.

Heim, E., Valach, L. & Schaffner, L. (1997). Coping and psychosocial adaptation: Longitudinal effects over time and stages in breast cancer. Psychosomatic Medicine, 59, 408–418.

Helmchen, H., Linden, M. & Wernicke, T. (1996). Psychiatrische Morbidität bei Hochbetagten: Ergebnisse aus der Berliner Altersstudie. Der Nervenarzt, 67, 739–750.

Hentschel, U., Bijleveld, C. C. J. H., Kiessling, M. & Hosemann, A. (1993). Related psychophysiological reactions of truck drivers in relation to anxiety, defense, and situational factors. Accident Analysis and Prevention, 25 (2), 115–121.

Herman, C. & Polivy, J. (1975). Anxiety, restraint and eating behavior. Journal of Abnormal Psychology, 84, 666-672.

Hermanutz, M. & Rief, W. (1997). Beeinflußt körperliche Aktivierung kognitive und affektive Reaktionsmuster bei Gesunden, Depressiven und Panikpatienten? Zeitschrift für Klinische Psychologie, 26, 99–108.

Herpertz, S., Sass, H. & Favazza, A. (1997). Impulsivity in self-mutilative behavior: Psychometric and biological findings. Journal of Psychiatric Research, 31, 451–465.

Herrmann, C. & Buss, U. (Hrsg.) (1995). HADS-D, deutsche Version der Hospital anxiety and depression scale von Snaith, R. & Zigmont, A. S. Bern: Huber.

Hessel, A., Geyer, M., Plöttner, G. & Brähler, E. (1998). Soziale Unterstützung im Alter – Normierung des Fragebogens zur Sozialen Unterstützung (F-SOZU) bei über 60jährigen. Zeitschrift für Klinische Psychologie, Psychopathologie und Psychotherapie, 46, 245–266.

Hessel, A., Geyer, M., Schumacher, J. & Brähler, E. (2002). Somatoforme Beschwerden in der Bevölkerung Deutschlands. Zeitschrift für Psychosomatische Medizin und Psychotherapie, 48, 38–58.

Hessel, A., Heim, E., Geyer, M. & Brähler, E. (2000). Krankheitsbewältigung in einer repräsentativen Bevölkerungsstichprobe. Situative, soziodemographische und soziale Einflussfaktoren. Psychotherapie, Psychosomatik, Medizinische Psychologie, 50, 311–321.

Hessel, A., Schumacher, J., Geyer, M. & Brähler, E. (2001). Symptom-Checkliste SCL-90-R: Testtheoretische Überprüfung und Normierung an einer bevölkerungsrepräsentativen Stichprobe. Diagnostica, 47 (1), 27–39.

Heuser, J. & Geissner, E. (1998). Computer-Version der Schmerzempfindungsskala SES (Äquivalenzstudie). Der Schmerz, 12, 205–208.

Heyden, T., Schmeck-Kessler, K. & Schreiber, H.-J. (1984). Spezifische Persönlichkeitsmerkmale von Schlafgestörten. Zeitschrift für Klinische Psychologie, 13 (4), 288–299.

Hiller, W., Rief, W., Elefant, S., Margraf, J., Kroymann, R., Leibbrand, R. & Fichter, M. (1997). Dysfunktionale Kognitionen bei Patienten mit Somatisierungssyndrom. Zeitschrift für Klinische Psychologie, 26, 226–234.

Hillert, A., Maasche, B., Kretschmer, A., Ehrig, C., Schmitz E. & Fichter M. (1999). Psychosomatische Erkrankungen bei LehrerInnen. Sozialer Kontext, Inhalte und Perspektiven stationärer Behandlungen im Hinblick auf die Wiederherstellung der Arbeitsfähigkeit. Psychotherapie, Psychosomatik, Medizinische Psychologie, 49, 375–380.

Hinz, A., Stöbel-Richter, Y. & Brähler, E. (2001). Der Partnerschaftsfragebogen (PFB): Normierung und soziodemographische Einflussgrößen auf die Partnerschaftsqualität. Diagnostica, 47, 132–141.

Hochgerner, M., Pany-Posch, I., Piringer, S., Weiss, P. & Voracek, M. (1998). Somato-psychosoziale Therapie als integriertes Gesamtkonzept zur Behandlung psychosomatisch Erkrankter. Eine Untersuchung zum Erfolg stationärer psychosomatischer Behandlung Psychotherapie-Forum, 6 (1), 1–19.

Hodel, B., Brenner, H.-D., Merlo, M. C. G. & Teuber, J. F. (1998). Emotional management therapy in early psychosis. British Journal of Psychiatry, 172, 128–133.

Hoffmann, E. (1987). Der Aachener Aphasie-Test als therapierelevantes Abklärungsverfahren? Neurolinguistik, 1, 27–40.

Hoffmann, M., Weithmann, G. & Rothenbacher, H. (2001). Psychometrische Analysen des Rivermead Behavioural Memory Tests bei chronisch mehrfach beeinträchtigten Abhängigkeitskranken. Zeitschrift für Neuropsychologie, 12, 201–206.

Holling, H. & Liepmann, D. (1979). Testtheoretische Analysen zum Gießen-Test (GT). Diagnostica, 25, 257–283.

Holtzmann, W. H., Thorpe, J. S., Swartz, J. D. & Herron, E. W. (1961). Inkblot perception and personality. Austin: University of Texas Press.

Höping, W., Folkerts, H., de Jong-Meyer, R. & Arolt, V. (2000). Kognitive Beeinträchtigungen depressiver Patienten bei automatischer vs. kontrollierter Informationsverarbeitung. Zeitschrift für Klinische Psychologie, Psychiatrie und Psychotherapie, 48 (3), 234–244.

Hoppe, F. (1985). Zur Faktorenstruktur von Schmerzerleben und Schmerzverhalten bei chronischen Schmerzpatienten. Diagnostica, 31, 70–78.

Horlacher, M., Battegay, R. & Rauchfleisch, U. (1991). Untersuchung von Patienten mit narzisstischen Neurosen mittels des Denekeschen Narzissmusinventars. Schweizer Archiv für Neurologie und Psychiatrie, 142 (1), 43–51.

Horowitz, L. M., Rosenberg, S. E., Bauer, B. A., Ureno, G. & Vilasenor, V. S. (1988). Inventory of Interpersonal Problems: Psychometric properties and clinical applications. Journal of Clinical and Consulting Psychology, 56, 885–892.

Hoyer, J. & Kunst, H. (2001). Selbstaufmerksamkeit und „Selbst-Kenntnis" im SAM-Fragebogen. Zeitschrift für Differentielle und Diagnostische Psychologie, 22, 111–117.

Hoyer, J., Heidenreich, T. & Fecht, J. (2000). Selbstaufmerksamkeit und ihre Veränderung bei stationären Alkoholpatienten. Zeitschrift für Klinische Psychologie, Psychiatrie und Psychotherapie, 48, 105–117.

Huber, W., Poeck, K. & Weniger, D. (1983). Der Aachener Aphasie Test. Göttingen: Hogrefe.

Huber, W., Weniger, D., Poeck, K. & Willines, K. (1980). Der Aachener Aphasie Test. Aufbau und Überprüfung der Konstruktion. Nervenarzt, 51, 475–482.

Hunter, C. L., Hunter, C. M., West, E. T., Kinder, M. H. & Carroll, D. W. (2002). Recognition of depressive disorders by primary care providers in a military medical setting. Military Medicine, 167 (4), 308–311.

Hyler, S. E., Rieder, S. O., Williams, J. B., Spitzer, R. J., Hendler, J. & Lyons, M. (1988). The Personality Diagnostic Questionnaire: development and preliminary results. Journal of Personality Disorders, 2, 229–237.

Ille, R., Huber, H. P. & Zapotoczky, H. G. (2001). Aggressivität und suizidales Verhalten. Eine clusteranalytische Studie an Suizidenten und klinisch unauffälligen Vergleichspersonen. Psychiatrische Praxis, 28, 24–28.

Ising, M., Weyers, P., Janke, W. & Erdmann, G. (2001). Die Gütekriterien des SVF 78 von Janke und Erdmann, einer Kurzform des SVF 120. Zeitschrift für Differentielle und Diagnostische Psychologie, 22, 279–289.

Jacobi, C., Brand-Jacobi, J. & Marquard, J. (1987). „Die Göttinger Abhängigkeitsskala (GABS)": Ein Verfahren zur differentiellen Erfassung der Schwere der Alkoholabhängigkeit. Suchtgefahren, 33, 23–36.

Jäger, B. & Lamprecht, F. (2001). Subgruppen der Krankheitsbewältigung beim chronischen Tinnitus – Eine clusteranalytische Taxonomie. Zeitschrift für Klinische Psychologie und Psychotherapie, 30, 1–9.

Jäger, R. S., Lischer S., Münster B. & Ritz, B. (1976). Biographisches Inventar zur Diagnose von Verhaltensstörungen (BIV). Göttingen: Hogrefe.

Janke, W. & Debus, G. (1978). Die Eigenschaftswörterliste (EWL). Göttingen: Hogrefe.

Janke, W. & Debus, G. (1986). EWL 60-S Eigenschaftswörterliste. In: Collegium Internationale Psychiatriae Scalarum (CIPS) (Hrsg.), Internationale Skalen für Psychiatrie (3. Aufl.). (S. 43–47). Weinheim: Beltz.

Janke, W., Erdmann, G. & Boucsein, W. (1985). Der Streßverarbeitungsbogen (SVF). Handanweisung. Göttingen: Hogrefe.

John, O. P., Angleitner, A. & Ostendorf, F. (1988). The lexical approach to personality: A historical review of trait-taxonomic research. European Journal of Personality, 2, 171–203.

John, U., Hapke, U., Rumpf, H.-J., Hill, A. & Dilling, H. (1996). Prävalenz und Sekundärprävention von Alkoholmissbrauch und -Abhängigkeit in der medizinischen Versorgung. Baden-Baden: Nomos.

Johnson, J. G., Harris, E. S., Spitzer, R. L. & Williams, J. B. W. (2002). The patient health questionnaire for adolescents: validation of an instrument for the assessment of mental disorders among adolescent primary care. The Journal of adolescent health, 30 (3), 196–204.

Jotzo, M. & Schmitz, B. (2001). Eltern Frühgeborener in den ersten Wochen nach der Geburt: Eine Prozess-Studie zum Verlauf von Belastungen, Bewältigung und Befinden. Psychologie in Erziehung und Unterricht, 48, 81–97.

Kaiser, A., Hahlweg, K., Fehm-Wolfersdorf, G. & Groth, T. (1999). Indizierte Prävention bei Beziehungsstörungen – Evaluation eines psychoedukativen Kompaktprogrammes für Paare. Verhaltenstherapie, 9, 76–85.

Kallus, K. W. & Liebelt, A. (1995). Untersuchung zur prädiktiven Validität des Erholungs- Belastungs- Fragebogens bei Medizinstudenten in Prüfungssituationen. Unveröffentlichtes Manuskript. Universität Würzburg.

Kallus, K. W., Veit, E., Semler, I. & Moser, M. (2001). Beanspruchungs-Erholungs-Zustand und Stressbewältigung im Kindes- und Jugendalter. Kindheit und Entwicklung, 10 (3), 172–179.

Kaluza, G., Strempel, I. & Maurer, H. (1996). Stress reactivity of intraocular pressure after relaxation training in open-angle glaucoma patients. Journal of Behavioral Medicine, 19 (6), 587–598.

Kammer, D. (1983). Eine Untersuchung der psychometrischen Eigenschaften des deutschen Beck-Depressionsinventars (BDI). Diagnostica, 24, 48–60.

Katschemba, S. & Kellmann, M. (2001). Erholungs- und Belastungssteuerung im Radsport. Leistungssport, 31 (6), 51–54.

Keller, W., Funke, J., Klein, M. & Scheller, R. (1983). Erste Erfahrungen mit einer deutschsprachigen Version des „Alcohol Use Inventory" (AUI). Trierer Psychologische Berichte 10, Heft 8. Trier: Universität, Fachbereich I-Psychologie.

Kelter, S. (1990). Aphasien. Stuttgart: Kohlhammer.

Kernberg, O. F. (1988). Schwere Persönlichkeitsstörungen. Theorie, Diagnose, Behandlungsstrategien. Stuttgart: Klett-Cotta.

Kessler, J., Markowitsch, H. J. & Denzler, P. (1990). Mini-Mental-Status-Test von M. F. Folstein, S. E. Folstein & P. R. McHugh. Deutschsprachige Fassung. Weinheim: Beltz Test.

Kirscht, J. P. (1988). The Health Belief Model and predictions of health actions. In D. S. Gochman (Ed.). Health behavior-emerging research perspectives (pp. 27–41). New York: Plenum.

Klepsch, R. (1989). Entwicklung computerdialogfähiger Kurzformen des Hamburger Zwangsinventars. Weinheim: Deutscher Studien-Verlag.

Koch, H.-J., Schandry, R. & Rädler, U. (1991). Die Entwicklung eines Fragebogens für Asthmapatienten (FAP) zur Messung der Lebensqualität. Verhaltensmodifikation und Verhaltensmedizin, 12 (4), 309–328.

Kohut, H. (1976). Narzißmus. Frankfurt am Main: Suhrkamp.

Körner, A., Geyer, M. & Brähler, E. (2002). Das NEO-Fünf-Faktoren Inventar (NEO-FFI). Validierung anhand einer deutschen Bevölkerungsstichprobe. Diagnostica, 1 (48), 19–27.

Kowalcek, I., Bachmann, S. & Mühlhof, A. (1999). Pränatale Untersuchungsmethoden im psychischen Erleben der Betroffenen. In S. Hawighorst-Knapstein, G. Schönefuß & P. Knapstein (Hrsg.). Psychosomatische Gynäkologie und Geburtshilfe. (S. 209–215). Gießen: Psychosozial.

Kowalcek, I., Wihstutz, N., Buhrow, G. & Diedrich, K. (2001). Subjective well-being in infertile couples. Journal of Psychosomatic Obstetrics and Gynecology, 22, 143–148.

Krampen, G. (1986). Neue Befunde zur Hoffnungslosigkeits-Skala. Reliabilität, Validität und Anwendungen in der Medizinischen Psychologie. Trierer Psychologische Berichte, 13, Heft 10.

Krause, M. (1985). Aachener Aphasie Test (AAT). Diagnostica, 31, 341–346.

Kriebel, R., Paar, G. H., Schmitz-Buhl, S. M. & Raatz, U. (2001). Veränderungsmessung mit dem Veränderungsfragebogen (VEV): Entwicklung einer Kurzform und deren Anwendung in der Psychosomatischen Rehabilitation. Praxis Klinische Verhaltensmedizin und Rehabilitation, 14, 20–32.

Krohne, H. W. & Egloff, B. (1999). Angstbewältigungs-Inventar. Frankfurt am Main: Swets Test Services.

Kropp, P., Niederberger, U. & Gerber, W.-D. (2000). Zur Vorhersage von Sprach- und Zahlenverständnis bei Patienten mit Cochlear-Implantat. Laryngo Rhino Otologie, 79, 388–391.

Kudielka, B. M., Schmidt-Reinwald, A. K., Hellhammer, D. H. & Kirschbaum, C. (1999). Psychological and endocrine responses to psychosocial stress and dexamethasone/corticotrophin-releasing hormone in healthy postmenopausal women and young controls: The impact of age and a two-week estradiol treatment. Neuroendocrinology, 70, 422–430.

Kügler, C. F. A. (1999). Interrelations of age, sensory functions, and human brain signal processing. Journals of Gerontology, 54 (6), 231–238.

Kuhl, J. (2001). Motivation und Persönlichkeit. Interaktionen psychischer Systeme. Göttingen: Hogrefe.

Kupfer, J., Brosig, B. & Brähler, E. (2000). Überprüfung und Validierung der 26-Item Toronto-Alexithymie-Skala anhand einer repräsentativen Bevölkerungsstichprobe. Zeitschrift für Psychosomatische Medizin und Psychotherapie, 46, 368–384.

Laederach-Hofmann, K., Bunzel, B., Freundorfer, E. & Schubert, M.-T. (2002). Veränderung der Paarbeziehung nach Organtransplantation: Vergleich von Herz-, Leber- und Nierentransplantation. Psychotherapie, Psychosomatik, Medizinische Psychologie, 52, 5–15.

Laederach-Hofmann, K., Mussgay, L., Schill, H. & Rüddel, H. (2000). Wie lassen sich Körperbeschwerden bei Patienten mit Diabetes mellitus ohne pathologische klinische Befunde verstehen? Psychotherapie, Psychosomatik, Medizinische Psychologie, 50, 169–175.

Lang, E. (1981). Aphasietestung mit psychometrischen Verfahren. Fortschritte der Neurologie Psychiatrie, 49, 164–178.

Langfeldt, H.-P. (1975). Ein Beitrag zur Faktorenstruktur des Leistungsprüfsystems (L-P-S). Diagnostica, 21, 123–129.

Laubach, W., Schröder, C., Siegrist, J. & Brähler, E. (2001). Normierung der Skalen „Profil der Lebensqualität Chronisch Kranker" an einer repräsentativen deutschen Stichprobe. Zeitschrift für Differentielle und Diagnostische Psychologie, 22, 100–110.

Laux, L., Glanzmann, P., Schaffner, P. & Spielberger, C. D. (1981). Das State-Trait-Angstinventar (STAI). Theoretische Grundlagen und Handanweisung. Weinheim: Beltz.

Lazarus, R. S. & Folkman, S. (1984). Stress, appraisal and coping. New York: Springer.

Leary, T. (1957). Interpersonal diagnosis of personality. New York: Ronald Press.

Lehrl, S. (1977). Mehrfachwahl-Wortschatz-Intelligenztest MWT-B. Erlangen: Straube.

Lehrl, S. (1999). BSfD. Basis-System für Demenzmessung. Ebersberg: Vless.

Lehrl, S. & Burkhard, G. (1994). Demenz-Testsystem für Praxen. Ebersberg: Vless.

Lehrl, S., Gallwitz, A. & Blaha, L. (1993). Theorie und Messung der biologischen Intelligenz mit Kurztest KAI. 3. Aufl. Ebersberg: Vless.

Lehrl, S., Merz, G., Burkard, G. & Fischer, B. (1991). Mehrfachwahl-Wortschatz-Intelligenztest (MWT-A). Erlangen: Perimed.

Leibbrand, R., Hiller, W. & Fichter, M. (1999). Influence of personality disorders on therapy outcome in somatoform disorders at 2-year follow-up. Journal of Nervous and Mental Disease, 187, 509–512.

Leiberich, P., Schumacher, K., Brieger, M., Averbeck, M., Grote-Kusch, M., Schröder, A., Kalden, J. R., Rump, J. A., Rubbert, A., Löw, P. & Olbrich, E. (1995). Messung der Lebensqualität bei HIV-Positiven mit einem multidimensionalen Fragebogen. AIDS-Forschung, 10, 515–530.

Leibetseder, M., Unterrainer, J., Greimel, K. V. & Köller, T. (2001). Eine Kurzversion des Tinnitus-Fragebogens von Goebel und Hiller (1998). Zeitschrift für Klinische Psychologie und Psychotherapie, 30, 118–122.

Lezak, M. D. (1995). Neuropsychological Assessment. New York, Oxford: Oxford University Press.

Lienert, G. A. & Raatz, U. (1998). Testaufbau und Testanalyse. 6. Aufl. Weinheim: Psychologie Verlags Union.

Liepmann, D. (1976). Zur Faktorisierung und Normierung des Lern- und Gedächtnis-Tests (LGT-3) bei Berufsschülern. Psychologie in Erziehung und Unterricht, 23, 182–185.

Lohaus, A. (1992). Kontrollüberzeugungen zu Krankheit und Gesundheit. Zeitschrift für Klinische Psychologie, 21, 76–87.

Lohaus, A. & Schmidt, G. M. (1989). Fragebogen zur Erhebung von Kontrollüberzeugungen zu Krankheit und Gesundheit. Göttingen: Hogrefe.

Loranger, A. W., Sartorius, N., Andreoli, A., Berner, W., Buchheim, P., Channabasavanna, S. M., Coid, B., Dahl, A., Diekstra, R. F. W., Jakobsberg, L. B., Mombour, W., Ono, Y., Regier, D. A., Tyrer, P. & Cranach, M. V. (1994). IPDE: The International Personality Disorder Examination. The WHO/ADAMHA International Pilot Study of Personality Disorders. Archives of General Psychiatry, 51, 215–224.

Löwe, B. & Clement, U. (1995). Welches Bild machen sich Sport- und Medizinstudierende von ihrem Körper? Eine Untersuchung zur Struktur und zur Ausprägung des Körperbildes. Psychologie und Sport, 2 (3), 96–105.

Löwe, B. & Clement, U. (1996). Der „Fragebogen zum Körperbild (FKB-20)". Literaturüberblick, Beschreibung und Prüfung eines Messinstrumentes. Diagnostica, 42 (4), 352–376.

Löwe, B., Gräfe, K., Quenter, A., Buchholz, C., Zipfel, S. & Herzog, W. (2002a). Screening psychischer Störungen in der Primärmedizin. Psychotherapie, Psychosomatische Medizin, Medizinische Psychologie, 52, 104–105.

Löwe, B., Gräfe, K., Quenter, A., Zipfel, S. & Herzog, W. (2002b). Diagnostik depressiver Störungen: Validität von Arztdiagnosen und drei Screeninginstrumenten im Vergleich. In F. Balck, H. Berth & A. Dinkel (Hrsg.). medizinpsychologie.com. (S. 102–103). Lengerich: Pabst.

Löwe, B., Spitzer, R. L., Gräfe, K., Kroenke, K., Quenter, A., Zipfel, S., Buchholz, C., Witte, S. & Herzog, W. (2002c). Comparative validity of three screening questionnaires for DSM-IV depressive disorders and physician's diagnosis. Journal of Affective Disorders, in press.

Löwe, B., Spitzer, R. L., Zipfel, S. & Herzog, W. (2001). PHQ-D. Gesundheitsfragebogen für Patienten. Karlsruhe: Pfitzer.

Lück, H. E. & Timaeus, E. (1969). Skalen zur Messung Manifester Angst (MAS) und sozialer Wünschbarkeit (SDS-E und SDS-CM). Diagnostica, 15, 134–141.

Mahoney, F. I. & Barthel, D. W. (1965). Funktional evaluation. The Barthel-Index. Maryland State Medical Journal, 14, 61–65.

Marks, I. M. & Mathews, A. M. (1979). Brief standard self-rating for phobic patients. Behaviour Research and Therapy, 17, 263–267.

Marschner, G. (1981). Untersuchungen mit dem Lern- und Gedächtnis-Test (LGT-3) bei Facharbeitern. Diagnostica, 27, 261–265.

Martin, M. (1991). Verlauf der Schizophrenie im Jugendalter unter Rehabilitationsbedingungen. Stuttgart: Enke.

Maß, R., Schneider, S., Weigel, S. & Hand, I. (1998). Differentielle Interpretation des Frankfurter Beschwerde-Fragebogens (FBF) bei Schizophrenen, Alkoholikern und Zwangskranken? Zeitschrift für Klinische Psychologie, 27 (3), 177–180.

Mass, R., Weigel, S., Schneider, S. & Klepsch, R. (1998). Schizophrenia-specific basic symptoms. A successful replication. Psychopathology, 31, 113–119.

Matarazzo, J. D. (1982). Die Messung und Bewertung der Intelligenz Erwachsener nach Wechsler. Stuttgart: Huber.

Mattejat, F. & Remschmidt, H. (1987). Symptomliste. Arbeiten aus der Klinik und Poliklinik für Kinder und Jugendpsychiatrie der Phillips-Universität Marburg.

Mattejat, F. & Remschmidt, H. (1998). Profil psychosozialer Belastungen. Göttingen: Hogrefe.

Mehlsteibl, F. (1998). Zur Psychodiagnostik der psychosomatischen Sterilität: Grundlagen, theoretisches Konzept und empirische Untersuchung der Eignung des FAPK als Screening-Verfahren im diagnostischen Prozess. München: Profil.

Melzack, R. (1978). Das Rätsel Schmerz. Stuttgart: Hippokrates.

Metsch, J., Tillil, H., Köbberling, J. & Sartory, G. (1995). On the relation among psychological distress, diabetes-related health behavior, and level of glycosylated hemoglobin in Type I diabetes. International Journal of Behavioral Medicine, 2 (2), 104–117.

Michel, L. & Conrad, W. (1982). Theoretische Grundlagen psychometrischer Tests. In K.-J. Groffmann & L. Michel (Hrsg.). Enzyklopädie der Psychologie: Themenbereich B Methodologie und Methoden. Serie II Psychologische Diagnostik, Bd. 1 Grundlagen psychologischer Diagnostik (S. 1–129). Göttingen: Hogrefe.

Möller, H. J., Angermund, A. & Mühlen, B. (1987). Prävalenzraten von Alkoholismus an einem chirurgischen Allgemeinkrankenhaus: Empirische Untersuchungen mit dem Münchner Alkoholismus-Test. Suchtgefahren, 33, 199–202.

Moos, R. H. (1974). Ward Atmosphere Scale: Manual. Palo Alto: Consulting Psychologists Press.

Moradi, A. R., Neshat Doost, H. T., Taghavi, M. R., Yule, W. & Dalgleish, T. (1999). Everyday memory deficits in children and adolescents with PTSD: Performance on the Rivermead Behavioural Memory Test. Journal of Child Psychology and Psychiatry, 40, 357–361.

Müller, A., Schandry, R., Petro, W. & Weber, N. (1993). Verbesserung der Lebensqualität und Lungenfunktion durch Rehabilitation bzw. Aufenthalt im Akutkrankenhaus bei Patienten mit Asthma bronchiale. Praxis der klinischen Verhaltensmedizin und Rehabilitation, 6, 274–278.

Müller, C., Bongard, S., Heiligtag, U. & Hodapp, V. (2001). Das State-Trait-Ärgerausdrucks-Inventar (STAXI) in der klinischen Anwendung: Reliabilität und faktorielle Validität. Zeitschrift für Klinische Psychologie und Psychotherapie, 30, 172–181.

Müller, H., Franke, A., Schuck, P. & Resch, K.-L. (2001). Eine kliniktaugliche Version des deutschsprachigen SF-36 und ihr psychometrischer Vergleich mit dem Originalfragebogen. Sozial- und Präventivmedizin, 46, 96–105.

Mundt, C., Barnett, W. & Witt, G. (1995). The core of negative symptoms in schizophrenia: Affect or cognitive deficiency? Psychopathology, 28 (1), 46–54.

Mussgay, L. & Rüddel, H. (1999). Der Einfluß von Ärger, Persönlichkeit und Beschwerdensymptomatik auf die Lipidkonzentration. Zeitschrift für Gesundheitspsychologie, 7, 67–76.

Muthny, F. A. (1992). Krankheitsverarbeitung im Vergleich von Herzinfarkt-, Dialyse- und MS-Patienten. Zeitschrift für Klinische Psychologie, 21 (4), 372–391.

Nestoriuc, M. (1990). Zum Zusammenhang von Schmerzerleben und den Persönlichkeitsdimensionen Intro- und Extraversion und Neurotizismus: Eine empirische Untersuchung an Personen mit Kopfschmerzen. Unveröffentlichte Diplomarbeit, Psychologisches Institut der J. W. Goethe-Universität, Frankfurt am Main.

Newman, C. W., Jacobson, G. P. & Spitzer, J. B. (1996). Development of the Tinnitus Handicap Inventory. Archives of Otolaryngology – Head and Neck Surgery, 122, 143–148.

Niebergall, G., Remschmid, H., Geyer, M. & Merschmann, W. (1978). Zur faktoriellen Validität des Token-Tests in einer unausgelesenen Stichprobe von Schulkindern. Praxis der Kinderpsychologie und Kinderpsychiatrie, 27, 5–10.

Orgass, B. (1976). Eine Revision des Token Tests. Teil 1 und 2. Diagnostica, 22, 70-87, 141–156.

Orgass, B., Poeck, K., Hartje, W. & Kerschensteiner, M. (1973). Zum Vorschlag einer Kurzform des Token Tests zur Auslese von Aphasikern. Nervenarzt, 44, 93–95.

Oswald, W. D. & Roth, E. (1987). ZVT. Zahlen-Verbindungs-Test. 2. überarbeitete und erweiterte Aufl.. Göttingen: Hogrefe.

Owen, K. (1992). The suitability of Raven's Standard Progressive Matrices for various groups in South Africa. Personality and Individual Differences, 13, 149–159.

Pausch, J. & Wolfram, H. (1997). Vergleich psychodiagnostischer Verfahren zur Demenz- und Abbaudiagnostik. Der Nervenarzt, 68 (8), 638–646.

Perris, C., Jacobson, L., Lindström, H., von Knorring, L. & Perris, H. (1980). Development of a new inventory for assessing memories of parental rearing behaviour. Acta Psychiatrica Scandinavica, 61, 265–274.

Petersen, A. & Lehmkuhl, G. (1990). Zum Verlauf von Phobien im Kindes- und Jugendalter. Eine katamnestische Untersuchung. Zeitschrift für Kinder- und Jugendpsychiatrie, 18 (1), 12–17.

Pfingsten, M., Hildebrandt, J., Leibing, E., Franz, C. & Saur, P. (1997). Effectiveness of a multimodal treatment program for chronic low-back pain. Pain, 73, 77–85.

Plass, A. & Koch, U. (2001). Participation of oncological outpatients in psychosocial support. Psycho-Oncology, 10, 511–520.

Poeck, K. (Hrsg.) (1989). Klinische Neuropsychologie. 2. überarb. Aufl.. Stuttgart: Thieme.

Pollow, T. (1988). Zur Therapeutischen Relevanz von Aphasie-Prüfverfahren. In K.-B. Günther (Hrsg.). Sprachstörungen. (S. 281-305). Heidelberg: Edition Schindele.

Posner, M. I. & Petersen, S. E. (1990). The attention system of the human brain. Annual Review of Neuroscience, 13, 25–42.

Prehler, M., Kupfer, J. & Brähler, E. (1992). Der Gießener Beschwerdebogen für Kinder und Jugendliche (GBB-KJ). Psychotherapie, Psychosomatik, Medizinische Psychologie, 42, 71–77.

Prüssner, J. C., Hellhammer, D. H. & Kirschbaum, C. (1999). Burnout, perceived stress, and cortisol responses to awakening. Psychosomatic Medicine, 61, 197–204.

Pudel, V., Metzdorff, M. & Oetting, M. (1975). Zur Persönlichkeit Adipöser in psychologischen Test unter Berücksichtigung latent Fettsüchtiger. Zeitschrift für Psychosomatische Medizin und Psychoanalyse, 21, 345–361.

Radloff, L. S. (1977). The CES-D scale: A self-report depression scale for research in the general population. Applied Psychological Measurement, 3, 385–401.

Radoschewski, M. & Bellach, B.-M. (1999). Der SF-36 in Bundes-Gesundheits-Survey – Möglichkeiten und Anforderungen der Nutzung auf der Bevölkerungsebene. Gesundheitswesen, 61 (Sonderheft 2), S191–S199.

Rauchfleisch, U. (2001). Kinderpsychologische Tests. Ein Kompendium für Kinderärzte. Stuttgart: Thieme.

Rauchfleisch, U., Nil, R. & Perini, C. (1995). Zur Validität des Narzissmusinventars (Denecke und Hilgenstock). Zeitschrift für Psychosomatische Medizin & Psychoanalyse, 41 (3), 268–278.

Raven, J. C., Court, J. H. & Raven, J. (1996). Manual for Raven's Standard Progressive Matrices. Oxford: Oxford Psychologists Press.

Reicherts, M. (1988). Diagnostik der Belastungsverarbeitung. Neue Zugänge zu Streß-Bewältigungs-Prozessen. Bern: Huber.

Reiss, S., Peterson, R. A., Gursky, D. M. & McNally, R. J. (1986). Anxiety sensitivity, anxiety frequency, and the prediction of fearfulness. Behaviour Research and Therapy, 24, 1–8.

Reithofer, E. & Egger, J. (1994). Beschwerden durch Dentalamalgam? Psychologische Aspekte in der Zahnheilkunde. Psychologie in der Medizin, 5 (1), 16–20.

Remschmid, H., Niebergall, G., Geyer, M. & Merschmann, W. (1977). Die Bestimmung testmetrischer Kennwerte des Token Testes bei Schulkindern unter Berücksichtigung der Intelligenz, des „Wortschatzes" und der Händigkeit. Zeitschrift für Kinder und Jugendpsychiatrie, 5, 222–237.

Richer, P., Werner, J. & Bastine, R. (1994). Psychometrische Eigenschaften des Beck-Depressions-Inventars (BDI). Ein Überblick. Zeitschrift für Klinische Psychologie, 23, 3–19.

Richter, G. & Zahn, M. (1991). Validierung des MALT (Münchner Alkoholismustest) und des CAGE (amerikanischer 4-Item-Alkoholismus-Test) an einer stationären Hochrisikogruppe mit Verleugnungstendenz. Sucht, 37, 175–179.

Richter, J., Bollow, K., Cloninger, C. R. & Przybeck T. (1997). Erste Erfahrungen mit der deutschen Version des Temperament- und Charakter-Inventars (TCI-Selbsteinschätzung). Unterschiede zwischen dem „durchschnittlichen U.S. Amerikaner" und dem „durchschnittlichen Mecklenburger" unter Beachtung des Geschlechts. Verhaltenstherapie und Verhaltensmedizin, 18 (1), 95–110.

Richter, J., Eisemann, M. & Richter, G. (2000). Zur deutschsprachigen Version des Temperament- und Charakterinventars. Zeitschrift für Klinische Psychologie und Psychotherapie, 29, 117–126.

Rieh, T. (2001). Der Testknacker bei Führerscheinverlust. Niederrhein: Falken.

Rienhoff, N. K., Thimm, L., Pöllmann, H., Nelting, M. & Hesse, G. (2002). Irrationale Einstellungen bei chronisch komplexen Tinnitus. Zeitschrift für Klinische Psychologie und Psychotherapie, 31, 47–52.

Rorschach, H. (1921). Psychodiagnostik. Methodik und Ergebnisse eines wahrnehmungsdiagnostischen Experiments. Bern: Huber.

Rose, M., Hess, V., Hörhold, M., Brähler, E. & Klapp, B. F. (1999). Mobile computergestützte psychometrische Diagnostik. Ökonomische Vorteile und Ergebnisse zur Teststabilität. Psychotherapie, Psychosomatik, Medizinische Psychologie, 49, 202–207.

Rotter, J. B. (1975). Some problems and misconceptions related to the construct of internal versus external control of reinforcement. Journal of Consulting and Clinical Psychology, 43, 56–67.

Rotter, J. B. (1982). The development and application of social learning theory. New York: Praeger.

Rudolph, I., Zimmermann, T., Kaminski, K., Jandova, K., Borovsky, B., Ahrendt, H. J. & Golbs, S. (2000). Changes in psychic and somatic well-being and cognitive capabilities of peri- and postmenopausal women after the use of a hormone replacement drug containing estradiol valerate and levonorgestrel. Methods and Findings in Experimental and Clinical Pharmacology, 22, 51–56.

Rumpf, H. J., Hapke, U., Hill, A. & John, U. (1997). Development of a Screening Questionnaire for the General Hospital and General Practices. Alcoholism Clinical and Experimental Research, 21 (5), 894–898.

Russel, M. T. & Karol, D. L. (1994). The 16 PF fifth edition (administrator's manual). Champaign, IL: Institute for Personality and Ability Testing (IPAT).

Sack, M., Henniger, S. & Lamprecht, F. (2002). Veränderungen von Körperbild und Körpererleben bei essgestörten und nichtessgestörten Patienten im Verlauf einer stationären Psychotherapie. Psychotherapie, Psychosomatik, Medizinische Psychologie, 52, 64–69.

Sarges, W. & Wottawa, H. (2001). Handbuch wirtschaftspsychologischer Testverfahren. Lengerich: Pabst.

Sartory, G. & Brandl, A. (1992). Psychodiagnostische Erfassung von Krebspatienten in der Nachversorgung. Zeitschrift für Klinische Psychologie, 21 (3), 239–250.

Saß, H., Wittchen, H. U. & Zaudig, M. (1996). Diagnostisches und Statistisches Manual Psychischer Störungen DSM-IV. Göttingen: Hogrefe.

Satzger, W., Dragon, E. & Engel, R. R. (1996). Zur Normenäquivalenz von HAWIE-R und HAWIE. Diagnostica, 42 (2), 119–138.

Schaarschmidt, U. & Fischer, A. W. (1996). Arbeitsbezogenes Verhaltens- und Erlebensmuster AVEM. Frankfurt am Main: Swets Test Services.

Schandry, R. (1994). Entwicklung des Fragebogens für Asthmapatienten (FAP). In F. Petermann & K.-C. Bergmann (Hrsg.). Lebensqualität und Asthma. (S. 55-66). München: Quintessenz.

Schäuble, R. & Gorlicki, C. (1998). Ist mit einer reduzierten Form des HAWIE-R eine valide Intelligenzeinstufung möglich? Diagnostica, 44 (1), 5–10.

Schepank, H. (1974). Erb- und Umweltfaktoren bei Neurosen. Tiefenpsychologische Untersuchungen an 50 Zwillingspaaren. Berlin: Springer.

Schermelleh-Engel, K. (1992). Die Bedeutung der Kompetenzeinschätzung für die Schmerzbewältigung. In E. Geissner & G. Jungnitsch (Hrsg.). Psychologie des Schmerzes (S. 133–145). Weinheim: Psychologie Verlags Union.

Schermelleh-Engel, K. (1996). Kompetenz und Schmerzbewältigung. Göttingen: Hogrefe.

Schermelleh-Engel, K., Eifert, G. H., Mossbrugger, H. & Frank, D. (1997). Perceived competence and trait anxiety as determinants of pain coping strategies. Personality and Individual Differences, 22 (1), 1–10.

Schmid-Ott, G., Kuensebeck, H.-W., Jaeger, B., Werfel, T., Frahm, K., Ruitman, J., Kapp, A. & Lamprecht, F. (1999). Validity study for the stigmatization experience in atopic dermatitis and psoriatic patients. Acta Dermato-Venereologica, 79, 443–447.

Schmook, R. (2001). Belastung bei Telearbeit. In I. Matuschek, A. Henninger & F. Kledemann (Hrsg.). Neue Medien im Arbeitsalltag. (S. 109-127). Wiesbaden: Westdeutscher Verlag.

Schneewind, K. A., Schröder, G. & Cattell, R. B. (1986). Der 16-Persönlichkeits-Faktoren-Test (16 PF). 2. berichtigte und ergänzte Aufl.. Bern: Huber.

Schoeneich, F., Rose, M., Danzer, G., Thier, P., Weber, C. & Klapp B. F. (2000). Narzissmusinventar-90 (NI-90). Empiriegeleitete Itemreduktion und Identifikation veränderungssensitiver Items des Narzissmusinventars zur Messung selbstregulativer Parameter. Psychotherapie, Psychosomatik, medizinische Psychologie, 50, 396–405.

Schröder, A., Averbeck, M., Schumacher, K., Leiberich, P. & Olbrich, E. (2000). Lebensqualität bei Tumorpatienten. Entwicklung und Evaluation eines multidimensionalen Fragebogens (SEL). Zeitschrift für Differentielle und Diagnostische Psychologie, 21, 173–181.

Schröder, S. (1990). Förderliche und hemmende Bewältigungsstrategien bei chronischen Schmerzen und ihre Abhängigkeit von kognitiven und affektiven Faktoren. Unveröffentlichte Diplomarbeit, Psychologisches Institut der J. W. Goethe-Universität, Frankfurt am Main.

Schuck, K.-D. & Eggert, D. (1975). HAWIVA. Hannover-Wechsler-Intelligenztest für das Vorschulalter. Bern: Huber.

Schuhfried, Fa. Dr. G. (1995). Fragebogen zum Funktionalen Trinken. FFT (Version 1.00). Mödling: Schuhfried.

Schulz, H., Lotz-Rambaldi, W., Koch, U., Jürgensen, R. & Rüddel, H. (1999). 1-Jahres Katamnese stationärer psychosomatischer Rehabilitation nach differentieller Zuweisung zu psychoanalytisch oder verhaltenstherapeutisch orientierter Behandlung. Psychotherapie, Psychosomatik, Medizinische Psychologie, 49, 114–130.

Schumacher, J. & Brähler, E. (1999). Prävalenz von Schmerzen in der deutschen Bevölkerung: Ergebnisse repräsentativer Erhebungen mit dem Gießener Beschwerdebogen. Schmerz, 13, 375–384.

Schumacher, J., Stöbel-Richter, Y. & Brähler, E. (2001). Der Kinderwunsch aus psychologischer Sicht. Zum Einfluss des erinnerten elterlichen Erziehungsverhaltens und der Partnerschaftszufriedenheit. Reproduktionsmedizin, 17, 357–363.

Schumacher, R., Johannsen-Horbach, H. & Wallesch, C.-W. (1983). Die Leistungen im Token Test und im „Drei-Figuren-Test" bei Aphasikern, Dementen und Debilen. Sprache-Stimme-Gehör, 7, 133–136.

Schüßler, G. (1993). Bewältigung chronischer Krankheiten. Konzepte und Ergebnisse. Göttingen: Vandenhoeck & Ruprecht.

Schützwohl, M. & Maercker, A. (2000). Ärgererleben und Ärgerausdrucksverhalten nach Traumatisierung: Ausmaß und Beziehung zu posttraumatischen Belastungsreaktionen nach politischer Inhaftierung in der DDR. Zeitschrift für Klinische Psychologie und Psychotherapie, 29, 187–194.

Schwab, P. J. & Tercanli, S. (1987). Körperliche und seelische Symptome bei Migranten in der Bundesrepublik Deutschland. Psychotherapie, Psychosomatik, Medizinische Psychologie, 37, 419–423.

Schwarzer, R. (1992). Psychologie des Gesundheitsverhaltens. Göttingen: Hogrefe.

Schweiger, E., Wittling, W., Genzel, S. & Block, A. (1998). Relationship between sympathovagal tone and personality traits. Personality and Individual Differences, 25 (2), 327–337.

Schweiger, U., Teschl, R. J., Platte, P., Broocks, A., Laessle, R. G. & Pirke, K. M. (1992). Everyday eating behavior and menstrual function in young women. Fertility and Sterility, 57 (4), 771–775.

Selzer, M. L. (1971). The Michigan Alcoholism Screening Test: The quest for a new diagnostic instrument. American Journal of Psychiatry, 127, 89–94.

Shugar, S., Schertzer, G., Toner, B. B. & Gasbarro, I. (1992). Development, use, and factor analysis of a self-report inventory for mania. Comprehensive Psychiatry, 33 (5), 325–331.

Siegrist, J., Starke, D., Laubach, W. & Brähler, E. (2000). Soziale Lage und gesundheitsbezogene Lebensqualität: Befragungsergebnisse einer repräsentativen Stichprobe der deutschen Bevölkerung. In M. Bullinger, J. Siegrist & U. Ravens-Sieberer (Hrsg.). Lebensqualitätsforschung aus medizinpsychologischer und -soziologischer Perspektive. Jahrbuch der Medizinischen Psychologie (Bd. 18). Göttingen: Hogrefe.

Siewert, H. (1997). Persönlichkeitstests erkennen und bestehen. Eltville: Bechtermünz.

Sivan, A. B. (1992). Benton Visual Retention Test. Fifth Edition. New York: The psychological corporation.

Skinner, H. A., Steinhauer, P. D. & Santa-Barbara, J. (1983). The Familiy Assessment Measure. Canadian Journal of Community Mental Health, 2, 91–105.

Sorembe, V. & Westhoff, K. (1985). Skala zur Erfassung der Selbstakzeptierung. Göttingen: Hogrefe.

Spielberger, C. D. (1988). State-Trait-Anger-Expression-Inventory (STAXI). Research Edition. Odessa, FL: Psychological Assessment Resources.

Spitzer, C. & Freyberger, H. J. (2002). FDS. Fragebogen zu dissoziativen Symptomen. In E. Brähler, J. Schumacher & B. Strauss (Hrsg.). Diagnostische Verfahren in der Psychotherapie. (S. 106–110). Göttingen: Hogrefe.

Spitzer, C., Effler, K. & Freyberger, H. J. (2000). Posttraumatische Belastungsstörung, Dissoziation und selbstverletzendes Verhalten bei Borderline-Patienten. Zeitschrift für Psychosomatische Medizin und Psychotherapie, 46 (3), 273–285.

Spitzer, C., Haug, H.-J. & Freyberger, H.-J. (1997). Dissociative symptoms in schizophrenic patients with positive and negative symptoms. Psychopathology, 30 (2), 67–75.

Spitzer, C., Spelsberg, B., Grabe, H. J., Mundt, B. & Freyberger, H. J. (1999). Dissociative experiences and psychopathology in conversion disorders. Journal of Psychosomatic Research, 46, 291–294.

Spitzer, R. L., Kroenke, M. D., Williams, J. B. & The patient health questionnaire primary care study group (1999). Validation and Utility of a self-report version of PRIME-MD: The PHQ primary care study. Journal of the American Medical association, 282, 1737–1744.

Spitzer, R. L., Williams, J. B., Kroenke, K., Linzer, M., DeGruy, F. V., Hahn, S. R., Brody, D. & Johnson, J. G. (1994). Utility of a new procedure for diagnosing mental disorders in primary care: the PRIME-MD 1000 study. Journal of the American Medical Association, 272, 1749–56.

Stangier, U., Barnhofer, T., Aschoff, S. & Hoyer, J. (1998). Prädiktoren der Krankheitsbewältigung von Patienten mit Neurodermitis und Psoriasis. Zeitschrift für Gesundheitspsychologie, 6, 179–189.

Steinhauer, P. D., Santa-Barbara, J. & Skinner, H. A. (1984). The Process Model of Family Functioning. Canadian Journal of Psychiatry, 29, 77–88.
Strauß, B. & Appelt, H. (1983). Ein Fragebogen zur Beurteilung des eigenen Körpers. Diagnostica, 29, 149–164.
Strauß, B. & Appelt, H. (1984). Psychologische Einflüsse auf die Beurteilung körperlicher Symptome am Beispiel des Hirsutismus. Psychotherapie, Psychosomatik, Medizinische Psychologie, 34, 179–185.
Stunkard, A. J. & Messick, S. (1985). The three-factor eating questionnaire to measure dietary restraint, disinhibiton and hunger. Journal of Psychosomatic research, 29, 71–83.
Sturm, W. & Büssing, A. (1982). Ein Vergleich von HAWIE und LPS bei der psychometrischen Einzelfalldiagnostik neurologischer Patienten. Diagnostica, 28, 348–359.
Sturm, W., Willmes, K. & Horn, W. (1993). Leistungsprüfsystem für 50–90 Jährige (LPS 50+). Göttingen: Hogrefe.
Sullivan, H. S. (1953). The interpersonal theory of psychiatry. New York: Norton.
Süllwold, L. (1991). FBF. Frankfurter Beschwerdefragebogen. Berlin: Springer.
Süllwold, L. & Herrlich, J. (1987). FBS. Frankfurter Befindlichkeits-Skala für schizophren Erkrankte. Berlin: Springer.
Süllwold, L. & Huber, G. (1996). Schizophrene Basisstörungen. Berlin: Springer.
Swan, G. E., Morrison, E. & Eslinger, P. J. (1990). Interrater agreement on the Benton Visual Retention Test. Clinical Neuropsychologist, 4 (1), 37–44.
Taschinski, R. (1985). Eine Untersuchung zur Kulturfairness der Progressiven Matrizen von Raven gegenüber türkischen Kindern in Deutschland. Psychologie in Erziehung und Unterricht, 32, 229–239.
Taylor, G. J., Ryan, D. P. & Bagby, R. M. (1985). Toward the development of a new self-report alexithymia scale. Psychotherapy and Psychosomatics, 44, 191–199.
Teegen, F. & Grotwinkel, M. (2001). Traumatische Erfahrungen und Posttraumatische Belastungsstörung bei Journalisten. Eine internet-basierte Studie. Psychotherapeut, 46 (3), 169–175.
Tent, L. (1969). Die Auslese von Schülern für weiterführende Schulen. Göttingen: Hogrefe.
Testkuratorium der Förderation Deutscher Psychologenverbände (1996). Kriterienkatalog. Diagnostica, 32, 358–360.
Teusch, L., Böhme, H. & Finke, J. (2001). Konfliktzentrierte Monotherapie oder Methodenintegration? Veränderungsprozesse von Gesprächspsychotherapie mit und ohne verhaltenstherapeutische Reizkonfrontation bei Agoraphobie mit Panikstörung. Der Nervenarzt, 72, 31–39.
Tewes, U. (1991). HAWIE-R. Hamburg-Wechsler-Intelligenztest für Erwachsenen. Revision 1991. Bern: Huber.
Tewes, U., Rossmann, P. & Schallberger, U. (Hrsg.) (2000). Hamburg-Wechsler-Intelligenztest für Kinder. 3. Aufl.. Bern: Huber.
Titze, K., Koch, S., Lehmkuhl, U. & Rauh, H. (2001). Psychische und familiäre Belastungen bei Kindern von Müttern mit Epilepsie. Kindheit und Entwicklung, 10 (2), 114–123.
Tönnies, S. (1982). Inventar zur Selbstkommunikation für Erwachsene ISE. Weinheim: Beltz.
Trimmel, M. & Gmeiner, G. (2001). Partnerschaftliches Interaktionsverhalten und Stressverarbeitung bei Migränepatientinnen. Psychotherapie, Psychosomatik, Medizinische Psychologie, 51, 430–433.
Vauth, R., Barth, A. & Stieglitz, R.-D. (2001). Evaluation eines kognitiven Strategietrainings in der ambulanten beruflichen Rehabilitation Schizophrener. Zeitschrift für Klinische Psychologie und Psychotherapie, 30 (4), 251–258.
Volkart, C. R. (1991). Eine kritische Evaluationsstudie zur Erlanger Depressions-Skala EDS. Zeitschrift für Differentielle und Diagnostische Psychologie, 12 (2), 125–132.
Volz, M., Rist, F. & Alm, B. (1998). Screening auf Alkoholprobleme in einer chirurgischen Abteilung mit Hilfe des Kurzfragebogens LAST. Sucht, 44 (5), 310–321.
von Hagen, C., Hodapp, V. & Walkowiak, J. (1994). Der Einfluß von Emotionsdispositionen und Formen der Bewältigung auf die prä- und postoperative Befindlichkeit bei knochenchirurgischen Patienten. Zeitschrift für Gesundheitspsychologie, 2, 106–121.
Wagner, D., Heinrichs, M. & Ehlert, U. (1998). Prevalence of symptoms of posttraumatic stress disorder in German professional firefighters. American Journal of Psychiatry, 155, 1727–1732.

Wagner, H. B., Mass, R., Krauß, M. & Haasen, C. (1997). Paranoide Symptomatik bei Alkoholabhängigen in der Entgiftung. Sucht, 43 (4), 247–253.

Walitza, S., Schulze, U. & Warnke, A. (2001). Unterschiede zwischen jugendlichen Patientinnen mit Anorexia und Bulimia nervosa im Hinblick auf psychologische und psychosoziale Merkmale. Zeitschrift für Kinder- und Jugendpsychiatrie und Psychotherapie, 29 (2), 117-125.

Wallesch, C.-W. & Johannsen-Horbach, H. (1998). Erworbene zentrale Sprachstörungen (Aphasien). In: W. Pascher & H. Bauer (Hrsg.). Differentialdiagnose von Sprach- Stimm- und Hörstörungen. (S. 437–474). Frankfurt am Main: Wötzel.

Wardle, J. (1980). Dietary Restraint and Binge eating. Behavioral Analysis and Modification, 4, 201–209.

Wechsler, D. (1939). Measurement of adult intelligence. Baltimore: Williams & Wilkins.

Wechsler, D. (1981). Wechsler Adult Intelligence Scale – Revised (WAIS-R). New York: Psychological Cooperation.

Wechsler, D., Hardesty, A. & Lauber, L. (1964). Die Messung der Intelligenz Erwachsener. Bern: Huber.

Weigel, S., Schneider, S. & Maß, R. (2000). Subjektive kognitive Defizite bei Schizophrenen und Zwangskranken. Eine qualitative Analyse anhand des Frankfurter Beschwerde-Fragebogens (FBF). Krankenhauspsychiatrie, 11 (2), 55–59.

Weiss, L. (1996). Modulation des Schmerzerlebens und -verhaltens durch Entspannung – Einfluss der Art der Entspannungsinduktion und des Einsatzzeitpunktes der Entspannung. Unveröffentlichte Dissertation, Heinrich-Heine-Universität Düsseldorf, Mathematisch-naturwissenschaftliche Fakultät.

Wenderlein, J. M. (1981). Psychometrische Aspekte der Östrogen-Therapie klimakterischer Frauen. Studie an 122 Frauen nach der Menopause. Zeitschrift für Klinische Psychologie und Psychotherapie, 29 (3), 263–267.

Weniger, D., Willmes, K., Huber, W. & Poeck, K. (1981). Der Aachener Aphasie Test. Reliabilität und Auswertungsobjektivität. Nervenarzt, 52, 269.

Wiedemann, A., Busjahn, A. Heinrich, B., Listing, J., Müller, W. & Richter-Heinrich, E. (1994). State versus action orientation after failure. In J. Kuhl & J. Beckmann (Eds.). Volition and personality. (S. 267-280). Göttingen: Hogrefe & Huber.

Willmes, K., Poeck, K., Weniger, D. & Huber, W. (1980). Der Aachener Aphasie Test. Differentielle Validität. Nervenarzt, 51, 553–560.

Wilson, B., Cockburn, J. & Halligan, P. W. (1987). Behavioural Inattention Test. Titchfield, Hants: Thames Valley Company.

Wilson, B., Ivani-Chalian, R., Besag, F. M. C. & Bryant, T. (1993). Adapting the Rivermead Behavioural Memory Test for use with children aged 5-10 years. Journal of Clinical and Experimental Neuropsychology, 15, 474–486.

Wittchen, H. U., Schramm, E., Zaudig, M. & Unland, H. (1993). SKID-II. Strukturiertes Klinisches Interview für DSM-III-R. Achse II (Persönlichkeitsstörungen) (Manual). Weinheim: Beltz.

Wittchen, H. U., Zaudig, M., Schramm, E., Spengler, P., Mombour, W., Klug, J. & Horn, P. (1991). Strukturiertes Klinisches Interview für DSM-III-R. (SKID). Weinheim: Beltz.

Wolf, O. T., Neumann, O., Hellhammer, D. H., Geiben, A. C., Strasburger, C.-J., Dressendoerfer, R. A., Pirke, K. M. & Kirschbaum, C. (1997). Effects of a two-week physiological dehydroepiandrosterone substitution on cognitive performance and well-being in healthy elderly women and men. Journal of Clinical Endocrinology and Metabolism, 82 (7), 2363–2367.

Wolfersdorf, M., Straub, R. & Barg, T. (1996). Electrodermal activity (EDA) and suicidal behavior. Crisis, 17 (2), 69–77.

Wolters, J. M. (1994). Modelle der Behandlung von Gewalttätern im Jugendstrafvollzug: Darstellung der Theorie und Praxis eines sporttherapeutischen Anti-Gewalt-Training. Zeitschrift für Strafvollzug und Straffälligenhilfe, 43, 20–24.

Zaworka, W. & Hand, I. (1980). Phänomenologie (Dimensionalität) der Zwangssymptomatik. Archiv für Psychiatrie und Nervenkrankheiten, 228, 257–273.

Zerrsen, D. v. (1976a). Die Depressivitäts-Skala. Weinheim: Beltz.

Zerrsen, D. v. (1976b). Die Beschwerden-Liste. Weinheim: Beltz.

Zerssen, D. v. (1976c). Klinische Selbstbeurteilungs-Skalen (KSb-S) aus dem Münchner Psychiatrischen Informations-System (PSYCHIS München). Allgemeiner Teil. Weinheim: Beltz.

Zerssen, D. v. (1976d). PD-S. D-S. Paranoid-Depressivitäts-Skala und Depressivitätsskala. Weinheim: Beltz.

Zerssen, D. v. & Köller, D. M. (1976). Die Befindlichkeits-Skala (Bf-S und Bf-S'). Weinheim: Beltz.

Zhang, H.-C. & Wang, X.-P. (1989). Chinese standardization of Raven's Standard Progressive Matrices. Psychological Test Bulletin, 2, 36–39.

Zielke, M. & Kopf-Mehnert, C. (2001a). 22 Jahre wissenschaftliche und klinische Erfahrungen mit dem Veränderungsfragebogen des Erlebens und Verhaltens VEV. Praxis Klinische Verhaltensmedizin und Rehabilitation, 14, 3–6.

Zielke, M. & Kopf-Mehnert, C. (2001b). Der VEV-R-2001: Entwicklung und testtheoretische Reanalyse der revidierten Form des Veränderungsfragebogens des Erlebens und Verhaltens (VEV). Praxis Klinische Verhaltensmedizin und Rehabilitation, 14, 7–19.

Zielke, M. & Wagner, A. (1995). Veränderungen der Krankheitsbewältigung in der psychosomatischen Rehabilitation und deren prognostische Bedeutung für die Langzeitveränderungen durch stationäre Verhaltenstherapie. Praxis der Klinischen Verhaltensmedizin und Rehabilitation, 8 (31), 198–213.

Zimber, A., Albrecht, A. & Weyerer, S. (1999). Die Beanspruchungssituation in der stationären Altenpflege nach Einführung der Pflegeversicherung. Zeitschrift für Arbeitswissenschaft, 53, 194–201.

Zimmerman, M. & Coryell, W. (1987). The Inventory to Diagnose Depression (IDD): A self-report scale to diagnose major depressive disorder. Journal of Consulting and Clinical Psychology, 55, 55–59.

Zimmermann, P., North, P. & Fimm, B. (1993). Diagnosis of attentional deficits. In: F. J. Stachowiak (ed.). Developments in the assessment and rehabilitation of brain-damages patients (pp. 3–15). Tübingen: Narr.

Weiterführende Literatur zu psychologischer Diagnostik und Testverfahren

Hendrik Berth

Amelang, M. & Zielinski, W. (1994). Psychologische Diagnostik und Intervention. Berlin: Springer.
Arbeitskreis OPD (Hrsg.) (2001). Operationalisierte Psychodynamische Diagnostik – OPD. Grundlagen und Manual. 3. Aufl. Göttingen: Hogrefe.
Baumann, U., Fähndrich, E. Stieglitz, R. D. & Woggon, B. (Hrsg.) (1990). Veränderungsmessung in Psychiatrie und klinischer Psychologie. München: Profil.
Beckmann, J. F., Schumacher, J. & Brähler, E. (2000). Psychologische Testverfahren in der Medizin – Grundlagen und ausgewählte Anwendungsfelder. In: E. Brähler & B. Strauß (Hrsg.). Medizinische Psychologie und Soziologie. Göttingen: Hogrefe.
Biefang, S. Potthoff, P. & Schliehe, S. (1999). Assessmentverfahren für die Rehabilitation. Göttingen: Hogrefe.
Boerner, K. (1999). Das psychologische Gutachten. Ein praktischer Leitfaden. 7. Aufl. Weinheim: Beltz.
Borchert, J., Knopf-Jerchow, H. & Dahbashi, A. (1991). Testdiagnostische Verfahren in Vor-. Sonder- und Regelschulen. Heidelberg: Asanger.
Bös, K. (Hrsg.) (2001). Handbuch Motorische Tests. Sportmotorische Tests, motorische Funktionstests, Fragebogen zur körperlich-sportlichen Aktivität und sportpsychologischen Diagnoseverfahren. Göttingen: Hogrefe.
Brähler, E., Holling, H., Leutner, D. & Petermann, F. (Hrsg.) (2002). Brickenkamp. Handbuch pädagogischer und psychologischer Test. (2. Bde.). 3. Aufl. Göttingen: Hogrefe.
Brähler, E., Schumacher, J. & Strauß, B. (Hrsg.) (2002). Diagnostische Verfahren in der Psychotherapie. Göttingen: Hogrefe.
Bundschuh, K. (1999). Einführung in die sonderpädagogische Diagnostik. 5. Aufl. Stuttgart: UTB.
Döpfner, M., Lehmkuhl, G., Heubrock, D. & Petermann, F. (2000). Diagnostik psychischer Störungen im Kindes- und Jugendalter. Göttingen: Hogrefe.
Fay, E. (1996). Test unter der Lupe. Aktuelle Leistungstest – kritisch betrachtet (I). Heidelberg: Asanger.
Fay, E. (Hrsg.) (1999). Tests unter Lupe II. Lengerich: Pabst.
Fay, E. (Hrsg.) (2000). Tests unter Lupe III. Lengerich: Pabst.
Feger, H. & Bredenkamp, J. (Hrsg.) (1983). Messen & Testen. Göttingen: Hogrefe.
Fischer, G. (1974). Einführung in die Theorie psychologischer Tests. Bern: Huber.
Fisseni, H.-J. (1992). Persönlichkeitsbeurteilung. Zur Theorie und Praxis des psychologischen Gutachtens. Eine Einführung. 2. Aufl. Göttingen: Hogrefe.
Fisseni, H.-J. (1997). Lehrbuch der psychologischen Diagnostik. 2. Aufl. Göttingen: Hogrefe.
Göllner, R. (1975). Psychodiagnostische Tests. Eine Einführung für Mediziner unter besonderer Berücksichtigung der Diagnostik in der Psychotherapie. Göttingen: Vandenhoeck & Ruprecht.
Greuel, L., Kestermann, C. & Stadler, M. A. (2002). Forensisch-psychologische Diagnostik. Göttingen: Hogrefe.
Groffmann, K.-J. & Michel, L. (Hrsg.) (1982). Grundlagen psychologischer Diagnostik. Göttingen: Hogrefe.
Groffmann, K.-J. & Michel, L. (Hrsg.) (1982). Intelligenz- und Leistungsdiagnostik. Göttingen: Hogrefe.
Groffmann, K.-J. & Michel, L. (Hrsg.) (1982). Persönlichkeitsdiagnostik. Göttingen: Hogrefe.
Groffmann, K.-J. & Michel, L. (Hrsg.) (1982). Verhaltensdiagnostik. Göttingen: Hogrefe.

Groth-Marnat, G. (Ed.) (2000). Neuropsychological assessment in clinical practice. A guide to test interpretation and integration. New York: Wiley.
Grubitzsch, S. (Hrsg.) (1998). Psychodiagnostik. Aktuelle Beiträge zu Theorie und Praxis. Pfaffenweiler: Centaurus.
Guthke, J. & Wiedl, K. H. (1996). Dynamisches Testen. Zur Psychodiagnostik der intraindividuellen Variabilität. Grundlagen, Verfahren und Anwendungsfelder. Göttingen: Hogrefe.
Guthke, J. (1996). Intelligenz im Test. Wege der psychologischen Intelligenzdiagnostik. Göttingen: Vandenhoeck & Ruprecht.
Hautzinger, M. & Meyer, T. D. (2002). Depressionsdiagnostik. Göttingen: Hogrefe.
Hersen, M. & Bellack, A. S. (Eds.) (1998). Dictionary of Behavioral Assessment Techniques. New York: Pergamon Press.
Heubrock, D. & Petermann, F. (2001). Aufmerksamkeitsdiagnostik. Göttingen: Hogrefe.
Hossiep, R., Paschen, M. & Mühlhaus, O. (2000). Persönlichkeitstests im Personalmanagement. Grundlagen, Instrumente und Anwendungen. Göttingen: Hogrefe.
Hustedt, H. & Hilke, R. (1992). Einstellungstests. Fragebogen, Assessment Center und andere Auswahlverfahren. Niedernhausen: Falken.
Imoberdorf, U., Käser, R. & Zihlmann, R. (1998). Psychodiagnostik von Individuen, Gruppen und Organisationen. Stuttgart: Hirzel.
Irtel, H. (1996). Entscheidungs- und testtheoretische Grundlagen der Psychologischen Diagnostik. Frankfurt am Main: Lang.
Jackson, C. (1999). Testen und getestet werden. Was man über moderne Psychodiagnostik wissen sollte. Bern: Huber.
Jäger, R. S. & Petermann, F. (Hrsg.) (1999). Psychologische Diagnostik. Ein Lehrbuch. 4. Aufl. Weinheim: Psychologie Verlags Union.
Jäger, R. S. (1986). Der diagnostische Prozeß. Eine Diskussion psychologischer und methodischer Randbedingungen. 2. Aufl. Göttingen: Hogrefe.
Jäger, R. S. (2002). Praxis der psychologischen Diagnostik. Landau: Verlag Empirische Pädagogik.
Janssen, P. L. & Schneider, W. (Hrsg.) (1994). Diagnostik in der Psychotherapie und Psychosomatik. Stuttgart: Fischer.
Kanning U. P. & Holling, H. (Hrsg.) (2002). Handbuch personaldiagnostischer Instrumente. Göttingen: Hogrefe.
Klann, N., Hahlweg, K. & Heinrichs, N. (2002). Diagnostische Verfahren für Berater. Materialien zur Diagnostik und Therapie in Ehe-, Familien- und Lebensberatung. Göttingen: Hogrefe.
Klauer, K. J. (1987). Kriteriumsorientierte Tests. Göttingen: Hogrefe.
Kranz, H. T. (1997). Einführung in die klassische Testtheorie. Eschborn: Klotz.
Krauth, J. (1995). Testkonstruktion und Testtheorie. Weinheim: Psychologie Verlags Union.
Kubinger, K. D. & Teichmann, H. (Hrsg.) (1997). Psychologische Diagnostik und Intervention in Fallbeispielen. Weinheim: Psychologie Verlags Union.
Kubinger, K. D. (1996). Einführung in die Psychologische Diagnostik. 2. Aufl. Weinheim: Psychologie Verlags Union.
Kühne, A. & Zuschlag, B. (2001). Richtlinien für die Erstellung psychologischer Gutachten. Bonn: Deutscher Psychologen Verlag.
Laireiter, A. (Hrsg.) (2000). Diagnostik in der Psychotherapie. Wien: Springer.
Langfeldt, H.-P. & Trolldenier, H. P. (Hrsg.) (1993). Pädagogisch-psychologische Diagnostik. Heidelberg: Asanger.
Lehrl, S., Kinzel, W., Fischer, B. & Weidenhammer, W. (Hrsg.) (1986). Psychiatrische und medizinpsychologische Messverfahren des deutschsprachigen Raumes. Ebersberg: Vless.
Leichner, R. (1979). Psychologische Diagnostik. Grundlagen, Kontroversen, Praxisprobleme. Weinheim: Beltz.
Lichtenberg, P. A. (Ed.) (1999). Handbook of assessment in clinical gerontology. New York: Wiley.
Lienert, G. A. & Ratz, U. (1998). Testaufbau und Testanalyse. Weinheim: Psychologie Verlags Union.
Lukesch, H. (1998). Einführung in die pädagogisch-psychologische Diagnostik. Regensburg: Roderer.

Marschner, G. (1989). Möglichkeiten und Grenzen der Psychodiagnostik. Menschliche Begegnungen und Schicksale aus der Beratungspraxis. Göttingen: Hogrefe.

Masur, H. (2000). Skalen und Scores in der Neurologie. Quantifizierung neurologischer Defizite in Forschung und Praxis. 2. Aufl. Stuttgart: Thieme.

Meyer, H. (2002). Einführung in die Theorie psychometrischer Tests. Stuttgart: Kohlhammer.

Mummendey, H. D. (1999). Die Fragebogen-Methode. Grundlagen und Anwendung in Persönlichkeits-, Einstellungs- und Selbstkonzeptforschung. 3. Aufl. Göttingen: Hogrefe.

Nevo, B. & Jäger, R. S. (Eds.) (1986). Psychological Testing: The Examinee Perspective. Toronto: Hogrefe & Huber.

Nevo, B. & Jäger, R. S. (Eds.) (1993). Educational and Psychological Testing: The Test Taker's Outlook. Toronto: Hogrefe & Huber.

Petermann, F. & Petermann, U. (2000). Aggressionsdiagnostik. Göttingen: Hogrefe.

Plaum, W. (1996). Einführung in die Psychodiagnostik. Darmstadt: Primus.

Rauchfleisch, U. (1994). Testpsychologie. Eine Einführung in die Psychodiagnostik. 3. Aufl. Göttingen: Vandenhoeck & Ruprecht.

Rauchfleisch, U. (2001). Kinderpsychologische Tests. Ein Kompendium für Kinderärzte. Stuttgart: Thieme.

Redaktion Deutsche Schultests (Hrsg.) (1996). Handbuch Schultests. Anwendungshinweise und Testbeschreibungen. Weinheim: Beltz.

Rodrique, J. R., Geffken, G. R. & Streisand, R. M. (2000). Child health assessment. A handbook of measurement techniques. Boston: Allyn & Bacon.

Rost, J. (1996). Lehrbuch Testtheorie Testkonstruktion. Bern: Huber.

Rückert, J. (1993). Psychometrische Grundlagen der Diagnostik. Göttingen: Hogrefe.

Sarges, W. & Wottawa, H. (2001). Handbuch wirtschaftspsychologischer Testverfahren. Lengerich: Pabst.

Schaipp, C. & Plaum, E. (1995). Projektive Techniken": Unseriöse „Tests" oder wertvolle qualitative Methoden? Bonn: Deutscher Psychologen Verlag.

Schauenburg, H., Freyberger, H. J., Cierpka, M. & Buchheim, P. (1998). OPD in der Praxis. Anwendungen und Ergebnisse der Operationalisierten Psychodynamischen Diagnostik. Bern: Huber.

Schelten, A. (1997). Testbeurteilung und Testerstellung. Stuttgart: Steiner.

Schmid, H. (1992). Psychologische Tests: Theorie und Konstruktion. Bern: Huber.

Schmid, R. (1977). Intelligenz- und Leistungsmessung. Geschichte und Funktion psychologischer Tests. Frankfurt am Main: Campus.

Schmidt, L. R. (1975). Objektive Persönlichkeitsmessung in diagnostischer und klinischer Psychologie. Weinheim: Beltz.

Schneider, W. & Freyberger, H. (Hrsg.) (2000). Was leistet die OPD? Empirische Befunde und klinische Erfahrungen mit der Operationalisierten Psychodynamischen Diagnostik. Bern: Huber.

Schumacher, J. & Brähler, E. (2000). Testdiagnostik in der Psychotherapie. In W. Senf & M. Broda (Hrsg.). Praxis der Psychotherapie. (S. 116-128). Stuttgart: Thieme.

Schumacher, J., Klaiberg, A. & Brähler, E. (Hrsg.) (2002). Diagnostische Verfahren zu Lebensqualität und Wohlbefinden. Göttingen: Hogrefe.

Spilker, B. (Ed.) (1986). Quality of life and pharmaeconomics in clinical trials. Philadelphia: Lippincott-Raven.

Spreen, O. & Strauss, E. (1998). A compendium of neuropsychological tests. Administration, norms, and commentary. 2nd ed. New York: Oxford University Press.

Steyer, R. & Eid, M. (1993). Messen & Testen. Berlin: Springer.

Stieglitz, R. D. & Baumann, U. (Hrsg.) (1994). Psychodiagnostik psychischer Störungen. Stuttgart: Enke.

Stieglitz, R. D., Baumann, U. & Freiberg, H. (Hrsg.) (2001). Psychodiagnostik in Klinischer Psychologie, Psychiatrie und Psychotherapie. Stuttgart: Thieme.

Stieglitz, R. D., Fähndrich, E. & Möller, H.-J. (Hrsg.) (1997). Syndromale Diagnostik psychischer Störungen. Eine aktuelle Bestandsaufnahme zu Verfahren im Bereich der Psychiatrie und Klinischen Psychologie. Göttingen: Hogrefe.

Tent, L. & Stelzel, I. (1993). Pädagogisch-psychologische Diagnostik. Band 1: Theoretische und methodische Grundlagen. Göttingen: Hogrefe.

Westhoff, G. (1993). Handbuch psychosozialer Meßinstrumente. Ein Kompendium für epidemiologische und klinische Forschung zu chronischer Krankheit. Göttingen: Hogrefe.
Westhoff, K. & Kluck, M. L. (1994). Psychologische Gutachten schreiben und beurteilen. 2. Aufl. Heidelberg: Springer.
Wottawa, H. & Hossiep, R. (1997). Anwendungsfelder psychologischer Diagnostik. Göttingen: Hogrefe.
Wottawa, H. & Hossiep, R. (1997). Grundlagen psychologischer Diagnostik. Eine Einführung. Göttingen: Hogrefe.
Wottawa, H. (1980). Grundriß der Testtheorie. Weinheim: Juventa.
Zielke, M. (Hrsg.) (1982). Diagnostik in der Psychotherapie. Stuttgart: Kohlhammer.
Zimmermann, W. (1994). Psychologische Persönlichkeitstests bei Kindern und Jugendlichen. Eine Anleitung für Ärzte und Psychologen. Leipzig: Barth.

Sachverzeichnis

A

AAT **242**, 259
ABI **154**
Ablehnung 284, 298
Ablenkung 34, 155, 182, 186, 198, 206, 250
– mentale 180
Absorption 120
Abstinenz 217, 225
Abwehr 62, 94, 120, 192, 278
Abwehrmechanismus 46
Abwertung 63, 170
Adipositas 143, 229, 234
ADIS-R 92
ADS **156**, 272, 291
Affekt 46, 62, 78, 92, 104, 112, 116, 138, 139, 154, 156, 160, 184, 188, 200, 278
Aggression 50, 52, 94, 128, 206, 280
Aggressivität 50, 54, 90, 102
Agoraphobie 158, 159, 172, 173
Aktivität 60, 62, 106, 124, 142, 180, 186, 204, 230
Akutschmerz 183
AKV **158**
Alertness 254
Alexithymie 70, 120
Alkoholismus (Alkoholmissbrauch, -abhängigkeit) 49, 69, 73, 92, 100, 196, 216, 218, 220, 221, 222, 224, 247
Allgemeinbefinden 144
Alltagserleben 94
Amnesie 120, 260
Angst 73, 90, 92, 100, 116, 142, 154, 166, 170, 182, 186, 287
– soziale 280
Ängstlichkeit 44, 90, 102, 106, 154, 174
Anhedonie 116
Anorexie 229, 234, 238
Anosagnosie 248
Anpassung, soziale 94, 112, 192
Anspannung 44, 144, 174, 288
Aphasie 31, 242, 248, 258, 259
Appetit 164
Arbeit 78
Arbeitsbelastung 204, 293
Arbeitsgedächtnis 254
Arbeitsklima 204
Arbeitspsychologie 195

Ärger 128, 176, 180
Artikulation 242
Arzt-Patient-Beziehung 204
Asthma 76
Attraktivität 62, 228
Attribution 204
Aufmerksamkeit 34, 246, 248, 254, 255, 260
Augenbewegung 254
Augenscheinvalidität 11
Auswertungsobjektivität 10
Autoaggression 238
Automatismenverlust 116
Autonomie 128, 132
AVEM 59

B

Bagatellisierung 186, 198, 206
BAI 159
Barthel-Index 249
BBS **136**
BDI 107, 159, **160**, 184, 187, 238, 281
Beanspruchung 54, 148, 194
Beeinträchtigung, subjektive 140
Befindlichkeit 118, 135–151
Befindlichkeitstagebuch 106
BEFO **192**
Begabung 26
Behandlung, ärztliche 170
Behandlungserfolg 114
Behandlungserwartung 200, 205
Behandlungsintensität 130
Behandlungskonzept 128
Behandlungsverlauf 114
Behandlungszufriedenheit 114
Belastung 87, 90, 92, 144, 192, 194, 198, 204, 206, 210, 213, 236, 274, 280, 287, 292, 294
– emotionale 154, 194, 210, 274, 280
Belastungsstörung, posttraumatische 120, 252
Beruf 78
Berufsberatung 23, 27, 38, 59
Beschwerdedruck 146
Beschwerden 135–151
– körperliche 54, 82, 106, 140, 144, 146, 156, 194
Besorgtheit 44, 174
Bewältigung 94, 154, 180, 192, 208, 210, 216, 250, 274, 280, 292

Bewegung 196, 266
Bewerberauswahl 23, 27
Bewusstseinsspaltung 120
Beziehung
- interpersonale 112
- soziale 84, 86, 128, 283
- zwischenmenschliche 56, 296
Beziehungsleere 94
Beziehungsqualität 290
Bf-S 118, 126, **138**
Binge Eating Disorder 239
BIV 225
B-L 95, 126, 136, 138, **140,** 184, 272
Blutalkohol 222
Bluthochdruck 111
Borderlinestörung 46, 66, 112, 120
BPI **46**
Brechreiz 218
Brustkrebs 192
BSI 46, **90,** 131
BSS 98
BT **245**
Bulimie 234, 236, 238
BVND **110**

C
CAGE 220
CES-D 156
CFT 22, 30, 262
Charakter 72
Cochlear-Implantat 21
Compliance 198, 203, 204, 268, 293
Coping 55, 111, 186, 198
CPI 72
Cronbachs Alpha 10

D
Debilität 259
Demenz 24, 25, 247, 259, 261, 295
Denken 20, 66, 90, 102, 116, 249
Denkmuster 156
Depression 21, 35, 49, 90, 92, 94, 100, 127, 137, 138, 156, 160, 162, 164, 180, 198, 247, 261
Depressivität 56, 90, 100, 102, 116, 126, 138, 156, 161, 166, 168, 174, 182, 186
Derealisation 62, 120
Dermatologie 69, 209, 282
Desaktivität 142
Diabetes 147, 163, 265–269
Dialyse 83
DIB **112**
DIPS **92**
Dissimulation 198
Dissoziation 62, 120
Dominanz 44, 56, 296
Drogen 138
Drogensucht 73
D-S **126,** 166, 184

DSM 7, 92, 93, 120, 124, 164, 220
DSM-III 112
DSM-IV 66, 96, 100, 104, 106, 160, 239
Durchführungsobjektivität 10
DWT Typ-1 **266**
Dyade 278

E
EBF **194**
EDE 238
EDI-2 238
EDS **162**
Ehe 78
Eheberatung 291, 299
Einstellung, irrationale 286
Einzelfallauswertung, zufallskritische 2
Elternberatung 299
Emotion 76, 84, 142, 176, 182, 198
Emotionalität 54, 278, 284
Emotionskontrolle 155
Empfindsamkeit 44, 228
Endokrinologie 151, 228
Energielosigkeit 194
Energieverlust 164
Entschlusslosigkeit 164
Entspannung 180, 206, 212
Entspannungsfähigkeit 80
Entwicklungspsychologie 284
EPI **48,** 61, 168
Epidemiologie 55, 87, 93, 99, 141, 147, 156, 181, 189
Epilepsie 80
EPQ 72
Erfolglosigkeit 194
Erholung 58, 194
Erkrankung, chronische 55, 79, 80, 82, 85, 193, 195, 208, 268, 279, 280
Erleben, psychotisches 112, 124
Ernährung 196, 236, 266
Erregbarkeit 50, 54
Ersatzbefriedigung 206
Erschöpfung 146
- psychovegetative 110
Erwünschtheit, soziale 11, 48, 278, 289, 290
Erziehungsverhalten 284
Essen, gezügeltes 234
Essstörung 21, 73, 92, 100, 229, 231, 233–239
Essverhalten 233–239
Evaluation 45, 77, 83, 114, 130, 145, 147, 183, 189, 197, 211, 213, 237, 267
EWL **142,** 184, 194, 229
Expansivität 162
Externalität 155, 202, 268
Extraversion 44, 48, 54, 60, 72, 142
Extravertiertheit 136

F
FAF **50**
Fahreignung 35

Fahrtauglichkeit 137
Familie 114, 204, 278, 280, 294
FAP **76**
FAPK **94**
Fasten 238
FB **278**
FBB **114**
FBeK 70, **228**
FBF **116**, 118
FBH **280**
FBI **145**
FBL **144**, 196
FBS 116, **118**
FDD-DSM-IV **164**
FDS **120**
FEE **284**
FEG **196**
Feindseligkeit 90, 102
FEPS **52**
FESV **180**
FEV **234**
FFT **216**
Fibromyalgia 139
FIE **286**
FIMEST **288**
Finanzen 78, 144, 218, 294
FKB-20 **230**
FKV 192, **198**, 281
Flexibilität 256
FLZ **78**
FMP **200**
Forensik 50
FPD **290**
FPI 50, 52, 56, 61, 63, 110, 132, 136, 140, 148, 150, 168, 170, 184, 202, 225, 229, 289
FPI-R 45, **54**, 59, 90
Freizeit 78, 86
Fremdbeurteilung 84, 96, 140, 192, 199, 222, 290
Fremdbild 56
Fremdeinschätzung 59, 125, 172, 192, 199, 251
FRT 22
Frustrationstoleranz 110
FSKN 132
F-SOZU **292**
FSR **182**
FWIT **36**

G
GABS 225
GBB 52, 78, **146**, 148, 229, 294
Geburt 298
Geburtsangst 298
Gedächtnis 40, 252, 260
Gedächtnistest 40, 250, 260
Gedankendrang 124
Gefahr 155
Gehirnläsion 254
Gehörlosigkeit 31

Gelenkschmerz 183
Gereiztheit 142, 186
Gerontologie 29
Gesprächspsychotherapie 212, 213
Gesundheit 78, 202
– psychische 62, 132
Gesundheitsbefürchtung 172
Gesundheitsförderung 59, 197
Gesundheitsökonomie 83, 85
Gesundheitspolitik 87
Gesundheitspsychologie 195, 197, 204
Gesundheitssorge 54
Gesundheitsverhalten 58, 69, 196, 204, 293
Gesundheitswahrnehmung 84
Gesundheitswesen 193
Gesundheitszustand 30, 82, 84, 196, 199
Gewichtsproblem 234, 236
Gewichtszunahme 164, 236
Gewissenhaftigkeit 60
Gliederschmerzen 146
Größenidee 124
Gruppendiagnostik 56
Gruppenklima 130
GT 54, **56**, 95, 132, 136, 192, 297
Gültigkeit 11
Gutachten, psychologisches 3
Gütekriterium 7
Gynäkologie 149, 229, 299

H
HADS-D 101, **166**, 174
Handlungskompetenz 180
Haut 144
Hauterkrankung 229, 280
HAWIE 28, 30, 36, 249, 262
HAWIE-R 9, **20**, 22
HAWIVA 21
Health-Belief-Modell 196
Hedonismus 198
Hemianopsie 248
Hemmung, motorische 156
Herzanfall 158
Herzbeschwerden 146
Herzinfarkt 205
Herzinsuffizienz 80
Herzkatheter 146
Herz-Kreislauf 55, 78, 144
Herzneurose 147
Hilflosigkeit 180, 186, 280
Hirnleistungsstörung 24, 262
Hirnschädigung 31, 250, 254, 258
Hirntumor 251
HNO 275
Hochbegabte 21
Hoffnungslosigkeit 100, 164, 168, 186
Hormon 141
Hospiz 288
HPS **294**

HSAL 183, **184**
H-Skala **168**
Hunger 234, 235
Hyperglykämie 266
Hypertonie 80, 81
Hypochondrie 94, 106, 213
Hypoglykämie 266
Hypoxie 251
HZI **122**

I
IAF **170**
ICD 7, 120, 172, 220
ICD-10 66, 96, 100, 106, 160, 239
IDCL-P **96**
Idealbild 56
IEG **236**
IIP-D **296**
Impulsivität 112
Impulskontrolle 46
Informationsverarbeitung 36
Inhaltsvalidität 11
Insomnie 52
Insulin 266
Integration, soziale 132, 238, 292
Intelligenz 19–22, 262
– fluide 22
– kristalline 22, 28
Interessenverlust 164
Interferenz 36
Internalisierung 286
Internalität 202, 268
Interpretationsobjektivität 10
Intraversion 142
In-vitro-Fertilisation 79
IPC-D1 **268**
IPDE 97
IPS **58**
IQ-Norm 9
Irritation, sensorische 116
Irritierbarkeit 124, 286
ISE 132
I-S-T 26, 262
I-S-T 2000R **22**

J
Juckreiz 280

K
KAB **148**
KAI 2, **24**
Kardiologie 95, 166
Katastrophisieren 186, 280
Katatonie 125
Kausalattribution 186, 210
KFA 218
Kinder 20, 30, 34, 36, 78, 114, 146, 243, 245, 252, 257, 262, 266, 278, 280

KKG **202**
Klagsamkeit 144
Kognition 158, 184, 192, 198, 222, 280
Kohäsion 130
Kommunikation 242, 278, 290
Kompetenz, soziale 44, 293
Kompetenzeinschätzung 182
Kompetenzerleben 180
Konfidenzintervall 9
Konflikt 194, 204, 216, 290
Konsistenz, interne 10
Konstruktvalidität 11
Kontaktvermögen 80
Kontrollbedürfnis 110
Kontrolle 56, 208, 234, 260, 278, 280, 284
Kontrollüberzeugung 55, 155, 202, 266, 268
Kontrollverlust 116, 158, 218, 224
Kontrollzwang 122
Konversion 120
Konzentration 34, 38, 124, 162, 164, 260
Kopf-Hals-Reizsyndrom 144
Kopfschmerz 180, 185, 205, 286
KÖPS **98**
Körperbild 229, 230
Körperdynamik 230
Körpererleben 228
Körperschema 238
Körperwahrnehmung 70
Krankheitsängste 106
Krankheitsanpassung 69
Krankheitsbewältigung 208
Krankheitsgewinn 62, 200
Krankheitssymptom 98
Krankheitstheorie 199, 205
Krankheitsverarbeitung 192, 198, 199, 213, 293
Krebs 69, 83, 163, 209
KSbS 126
KSI **186**
KSP 72
Kulturvergleich 100, 175
Kur 144
Kurzzeitgedächtnis 24, 260
KVT **38**

L
Laienätiologie 196, 200
LAST **220**
Lebensbejahung 132
Lebensereignis, kritisches 80, 100
Lebensgeschichte 2, 290
Lebensmitte 278
Lebensorientierung 82
Lebensqualität 75–87, 138, 172, 280
Lebenszufriedenheit 54, 78, 144, 198, 285, 293
Legasthenie 37
Leidensdruck 94, 200, 280
Leistung 33–41
Leistungsfähigkeit 24, 25, 194, 228, 253, 260

Leistungsmotivation 110
Leistungsorientierung 54
Leistungsverhalten 45, 58
Leistungsvermögen 80
Lernfähigkeit 40
LGT-3 36, **40**
Lichttherapie 139
Locus of control 204
L-P-S **26**, 257
Lügenitem 11
Lumbago 185

M
Magenbeschwerden 146
Magen-Darm 144
Major Depressive Episode 164
MALT 218, **222**
Manie 124, 139
MAST 220
MDBF **150**
Medikamente 81, 100, 173, 185, 196, 268
Medizin, innere 127, 189
Menopause 163
Menstruation 100
Merkfähigkeit 22, 246, 249
Missbilligung 170
Misstrauen 96, 126, 198, 228
MMPI 56, 168, 225, 297
MMST 2, **246**
Mobilität 158
Morbus Bechterew 183, 189
Motivation 126, 142, 200
Motorik 116, 120, 144
MSS **124**
Müdigkeit 144, 150
MWT-A 28
MWT-B 22, 24, **28**

N
Narzissmus 62
Natürlichkeit 132
Neglect 248, 255
NEO-FFI 45, **60**
Nervosität 144, 218
NET **248**
Neurodermitis 280
Neurologie 3, 222, 243, 259, 261
Neuropsychologie 29, 32, 37, 241–263
Neurose 46, 63, 110
Neurotizismus 11, 48, 56, 60, 72, 127, 140, 213
NI **62**
Niedergeschlagenheit 186, 194
Nikotinsucht 73
Normalverteilung 9
Normierung 7
Normüberschreitung 170
Nützlichkeit 9

O
Objektivität 10
Ohrgeräusch 272, 274
Ökonomie 9
Onkologie 3, 189, 207
Ophthalmologie 3, 95, 149
Ordnungszwang 122
Organtransplantation 279
Orientierung 55, 131, 138, 246, 260
Orthopädie 189
Overinclusion 116

P
Paardiagnostik 56
Palliativmedizin 288
Panikstörung 172
Paniksyndrom 100, 159
Paralleltest 9
Paralleltestreliabilität 10
Paranoia 90, 96, 102, 124, 126
Parietallappen 248
Parkinson 247, 295
Partnerbeziehung 298
Partnerschaft 78, 290, 293
PAS **172**
PATEF **204**
Patientenversorgung 2
PDQ 97
PD-S **126**
Perfektionismus 44, 236
PERI-D 238
Personalentwicklung 59
Persönlichkeit 43–73, 284, 286, 296, 298
Persönlichkeitsförderung 133
Persönlichkeitsstil 66
Persönlichkeitsstörung 63, 66, 73, 96, 97, 104
Pessimismus 198, 212
16 PF-R **44**, 66
Pflege 145, 294
Pflegekraft 295
Pharmakologie 35, 139, 141, 143, 151, 216
Phobie 92, 102
Phonologie 242
PHQ-D 2, 7, **100**
PLC **80**
Polyarthritis 183, 189, 287
POMS 196
Prime-MD 101
Problemlösefertigkeit 290
Problemlösestrategie 94
Prosodie 242
Prozentrangnorm 9
PSB 262
Psoriasis 94
PSS 294
PSSI **66**
Psychiatrie 3, 32, 55, 91, 109–133
Psychoanalyse 46, 56, 62, 113, 128

Psychopathologie 37, 89–107
Psychopharmaka 29, 35, 127, 137, 139, 142, 151, 216
Psychose 81, 92, 111
Psychosomatik 94, 107, 133, 137, 147, 176, 177, 189
Psychotherapie 91, 103, 109–133, 155, 171, 200, 212, 231, 297
Psychotizismus 90, 102
Psytkom 4

Q
Qualitätssicherung 2, 83, 87, 93

R
Rasch-Modell 32
Rational-Emotive-Therapie 286
Rauchen 196
RBMT **250**
Reaktivität, emotionale 144
Realitätsbezug 94, 95
Realitätsfremdheit 126
Rechenfähigkeit 26, 246
Rededrang 124
Regelbewusstsein 44
Rehabilitation 37, 45, 55, 116, 117, 252, 261, 273
Reihenuntersuchung 223
Reizüberflutung 116
Reliabilität 10
Religiosität 198, 289
Represser 154
Resignation 182, 192, 206
Retestreliabilität 10
Rheuma 146, 181, 183, 185, 189, 286
Rollenverhalten 278
Rorschach-Test 4
Rückenschmerz 183, 189, 205
Rumination 208

S
SAM **68**
Säugling 278
SBB **128**
Schädelhirntrauma 251
Scham 228
Scheingenauigkeit 11
Schizophrenie 21, 29, 35, 46, 49, 111, 116, 118, 121, 137, 247
Schlaf 164, 194, 196, 274
Schlafbeschwerden 110
Schlafentzug 139
Schlafstörung 52, 53, 218, 274
Schlankheit 238
Schlussfolgern, logisches 44
Schmerz 84, 141, 144, 147, 180–190
Schmerzbehandlung 185, 189
Schmerzbewältigung 180, 182, 186, 189
Schmerzempfindung 188
Schmerzerfahrung 188
Schmerzerleben 3, 180, 182, 184, 186, 188

Schmerzforschung 127
Schmerzintensität 182, 188
Schmerzregulation 182
Schuldabwehr 206
Schuldgefühl 164, 218
Schulleistung 11, 23, 36
Schulnote 9, 22, 40
Schwangerschaft 278, 298
Schwerhörigkeit 31
SCL-90-R 90, **102**, 107, 120, 159, 172, 238, 297
SEB **130**
SEL **82**
Selbstaufmerksamkeit 68
Selbstbehauptung 170
Selbstbestätigung 206
Selbstbewertung 286
Selbstbewusstsein 52
Selbstbild 56, 143
Selbsterleben 110, 130
Selbstkontrolle 44, 216
Selbstkonzept 72, 110, 230
Selbstmitleid 206
Selbstreflexion 132
Selbstsicherheit 110, 216
Selbstunsicherheit 36, 69
Selbstvertrauen 228
Selbstwertgefühl 204
Selbstwirksamkeit 130
self-efficacy 130
Semantik 242
Sensitizer 154
Sensorik 120, 144, 184
SES 180, **188**
SESA 132
Sexualität 78, 94, 124, 228–230, 238, 290, 298
SF-36 **84**
SIAB 238
Sinnfindung 132
SKID 101, **104**
Somatisierung 90, 102, 106
SOMS **106**
Sozialkontakt 90, 102
Sozialphobie 170
Soziodemographie 80
Spannungskopfschmerz 183, 185, 189, 287
SPG 132
Spiritualität 86
Split-Half-Reliabilität 10
SPM **30**, 262
Sportpsychologie 195, 228
Sprachbeherrschung 11
Sprachverarbeitung 242
SRMI 124
S-S-G **298**
SSS 72
Stabilität, emotionale 44
STAI 52, 148, 159, 166, 170, 172, **174**, 184

Stanine-Skala 9
Stationsbeurteilung 128
Stationsdynamik 131
STAXI **176**
Sterben 288
Stigmatisierung 280
Stillen 298
Stimmung 70, 73, 80, 82, 106, 124, 136, 138, 142, 150, 162, 186, 280
Stoffwechsel 266
Störung
– affektive 92, 138
– hirnorganische 33, 37, 248, 262
– kognitive 246
– psychische 92, 100, 104
– psychosomatische 92, 176
– somatoforme 100, 106
Strafe 284
Streit 290, 296
Stress 100, 148, 206, 210, 287
Studienberatung 59
Substanzmissbrauch 92, 238
Suchtforschung 29, 127, 171
Suizid 140, 164, 169, 288
SVF 155, 183, **206**, 208
Symptom
– körperliches 94, 98, 158
– psychisches 98
– soziales 98
Syntax 242

T
TAI **224**
TAP **254**
TAS-26 **70**
TBF-12 **272**
TCI **72**
Temperament 72
Test 1, 7
Test d2 22, **34**, 36, 257
Testbeurteilung 8
Testhalbierungsreliabilität 10
Testzentrale 4, 15
TF **274**
TFEQ 238
Theory of Reasoned Action 196
Therapieerfolg 71, 114, 115, 119, 127, 185, 189, 212, 239, 297
Therapieevaluation 47, 115, 121, 151, 173, 181, 213, 249, 275, 281
Therapieforschung 95, 139, 141, 189
Therapieplanung 95, 159, 268, 291
Therapieverlauf 124, 130, 160, 172, 235
Tinnitus 209, 271–275
T-Norm 9
Tod 288
TPF-2 45
Traumatologie 95

Tremor 218
Trinken 216, 222, 224
Trinkmotiv 217, 224
TSK **208**
TT **258**
Tumor 82, 83

U
Überaktivität 52
Überbehütung 284
Übereinstimmungsvalidität 11
Übergewicht 236
Übermüdung 194
UBV 208, **210**
Ulcus-duodeni 146
Umfeld, soziales 82
Umstrukturierung, kognitive 180
Umwelt 20, 68, 86, 110, 114, 128, 130, 168, 170, 199, 202, 204, 230
Unfallforschung 171
Unnachgiebigkeit 44
Unruhe 150, 164, 174
– innere 174
Unselbstständigkeit 94
Unterlegenheit 170
Unterstützung
– emotionale 292
– praktische 292
– soziale 80, 186, 199, 206, 292

V
Validität 11
– konkurrente 11
– kriteriumsbezogene 11
– prädiktive 11
Verdauungsbeschwerden 110
Verfälschbarkeit 11
Vergleichbarkeit 9
Verhalten, sozial-kommunikatives 58
Verhaltenstherapie 128, 286
Verlangsamung 164
Verletzung 170
Verletzungsangst 298
Vermeidung 158, 172, 182, 192, 280
– kognitive 154, 198
Vermeidungsverhalten 76, 158, 159
Versorgungsqualität 114
VEV **212**
Vigilanz 154, 256
Vigilität 136
Vitalität 84, 136
Vorstellungsvermögen, soziales 94

W
Wachheit 150
Wachsamkeit 44
Wahrnehmen, visuelles 245
Wahrnehmungsstörung 116

WAIS 20, 245
WAS 128
Waschzwang 122
Wertlosigkeit 164
WHOQOL **86**
Wiederholungszwang 122
Willensstärke 132
WIP 249
WMS-R **260**
Wohlbefinden 62, 76, 84, 90, 106, 118, 132, 138, 194, 196, 230, 294
Wohlbehagen 142
Wohnung 78
Wortschatz 20, 28, 32
WST 28, **32**

Z
Zählzwang 122
Zahnmedizin 95, 287
Zärtlichkeit 290
Zeitdruck 194
z-Norm 9
Zugehörigkeitsgefühl 80
Zumutbarkeit 14
Zuneigung 296
Zustandsangst 174
ZVT 24, 257, **262**
Zwang 92, 122
Zwanghaftigkeit 90, 102
Zwangsbeschwerden 110
Zwangsgedanken 122